Anne G. Fisher

OTIPM
Occupational Therapy Intervention Process Model
Prozessmodell ergotherapeutischer Intervention

Ein Modell zum Planen und Umsetzen von klientenzentrierter, betätigungsbasierter Top-down-Intervention

übersetzt von Barbara Dehnhardt

Herausgeber

DVE

Deutscher Verband
Ergotherapie

Die Übersetzerin

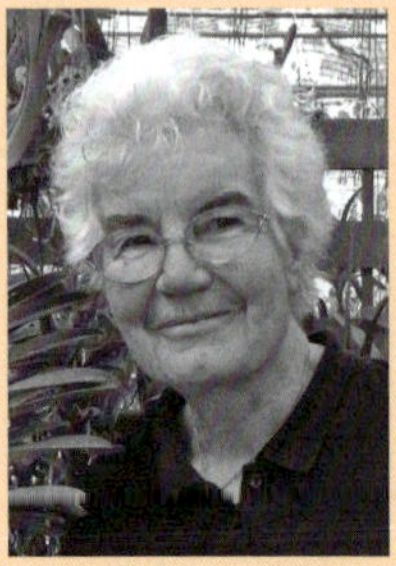

Barbara Dehnhardt
Ergotherapeutin, war von 1980-1999 Ausbildungsleiterin der Ergotherapieschule am Annastift Hannover. Von 1986 bis 1996 vertrat sie als Delegierte den DVE im Weltverband der Ergotherapeuten. Sie hat bereits mehrere Assessments ins Deutsche übersetzt, wie z.B. ACIS, COPM und OPHI-II.

Anne G. Fisher

OTIPM
Occupational Therapy Intervention Process Model
Prozessmodell ergotherapeutischer Intervention

Ein Modell zum Planen und Umsetzen von klientenzentrierter, betätigungsbasierter Top-down-Intervention

übersetzt von

Barbara Dehnhardt

Schulz-Kirchner Verlag

Bibliografische Information der Deutschen Nationalbibliothek
Die Deutsche Nationalbibliothek verzeichnet diese Publikation in der Deutschen Nationalbibliografie; detaillierte bibliografische Daten sind im Internet über http://dnb.d-nb.de abrufbar.

Besuchen Sie uns im Internet: www.schulz-kirchner.de

3., unveränderte Auflage 2022
2., geringfügig überarb. Auflage 2018 – erschienen unter der ISBN 978-3-8248-1179-3
1. Auflage 2014 – erschienen unter der ISBN 978-3-8248-1179-3
ISBN 978-3-8248-1302-5
eISBN 978-3-8248-0968-4

Mollweg 2, D-65510 Idstein
Vertretungsberechtigte Geschäftsführer: Dr. Ullrich Schulz-Kirchner, Martina Schulz-Kirchner
Umschlagfoto: Bernhard Ferber
Fachlektorat: Reinhild Ferber
Lektorat: Doris Zimmermann, Tanja Bangert
Umschlagentwurf und Layout: Petra Jeck
Druck und Bindung:
medienhaus Plump GmbH, Rolandsecker Weg 33, 53619 Rheinbreitbach
Printed in Germany

© **Originalausgabe dieses Werkes:**
Fisher, A. G. (2009). Occupational Therapy Intervention Process Model. A Model for Planning and Implementing Top-down, Client-centered, and Occupation-based Interventions. Fort Collins, CO (USA): Three Star Press.

Mit freundlicher Genehmigung zur Übersetzung durch Anne Fisher.

Inhaltsverzeichnis

Danksagung

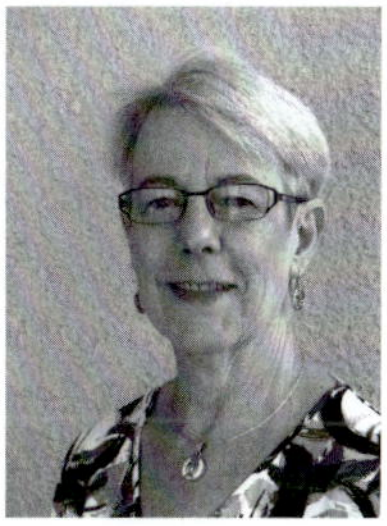

Anne G. Fisher

All den Teilnehmern an OTIPM-Kursen in der ganzen Welt möchte ich meinen Dank und meine Anerkennung aussprechen für die kritischen Kommentare und Fragen. Sie waren eine nie versiegende Quelle der Stimulation – ihre Probleme und Überlegungen und die unterschiedlichen Situationen in der Praxis bildeten seit der ersten Veröffentlichung des OTIPM 1998 eine wichtige Grundlage für die vielen Änderungen (Fisher, 1998).

Ich freue mich auch, dass die Übersetzung ins Deutsche Wirklichkeit geworden ist. Die Arbeit mit Barbara Dehnhardt, mit der mich die Wertschätzung von Betätigung und präziser Sprache verbindet, war eine wunderbare Erfahrung. Aber vor allem war es die inspirierende Verbindung zu meinen deutschsprachigen Kolleginnen und Kollegen in der Schweiz, in Deutschland und in Österreich, die diese Übersetzung ermöglicht hat. Sie alle bemühen sich um die Weiterentwicklung der Ergotherapie und fördern betätigungsfokussierte und betätigungsbasierte Evaluation und Intervention.

Anne G. Fisher, 2014

Anmerkungen zur Übersetzung

Mein besonderer **Dank** gilt der Autorin Anne Fisher für die großzügige Genehmigung zur Übersetzung des Buches und für ihre ständige Bereitschaft, aus allen Teilen der Welt meine unendlich vielen Fragen zum Text zu beantworten, dank E-Mail meist von einem Tag auf den anderen. Ohne ihre Unterstützung wäre das Erscheinen dieses Buches nicht möglich gewesen. Ebenso bedanken möchte ich mich bei zahlreichen Kolleginnen für die umfangreichen Diskussionen zur Übersetzung vieler Fachbegriffe, allen voran Daniela Senn und Barbara Aegler aus Zürich, die durch die Verwendung des Modells an der Zürcher Hochschule für Angewandte Wissenschaften (ZHAW) bereits Erfahrung in der deutschsprachigen Verwendung des Modells gewonnen haben, und bei meinem Mann für Formulierungshilfen. Ebenso hilfreich war Almut Späth, bisher Zürich, seit kurzem Hamburg, beim letzten Schliff und der endgültigen Überarbeitung sämtlicher Kapitel. Auch Melanie Hessenauer trug als AMPS-Dozentin wesentlich zur Formung der einzelnen Begriffe im Deutschen bei.

Für mich hat die Übersetzung dieses Buches eine große, aber schöne Herausforderung dargestellt. Durch Teilnahme an AMPS-Kursen (Assessment of Motor and Process Skills), einem ESI-Kurs (Evaluation sozialer Interaktion) und durch die Übersetzung von AMPS- und ESI-Handbüchern zu umfangreichen Teilen konnte ich schon Erfahrung mit Literatur von Anne Fisher sammeln, die mir hier zugutekam.

Erläuterung zu einigen Begriffen:

Hinweisen möchte ich auf den Gebrauch des Wortes **Evaluation**. In englischsprachiger Fachliteratur ist es üblich, Evaluation nicht nur für die abschließende Erhebung des Ergebnisses zu benutzen, sondern auch für die Anfangserhebung. Dies habe ich auch für die deutsche Version übernommen.

Den Begriff **Intervention** habe ich auch im Deutschen beibehalten, weil er meines Erachtens deutlicher als „Therapie" das benennt, was Ergotherapeuten tun. Von vielen Kolleginnen und Kollegen (und auch Klienten) werden bei uns die umfangreichen Erhebungen zu Beginn, sowie Beratung und Informieren nicht als „Therapie" angesehen („Wann fangen wir endlich mit der Therapie an?"). Das, was gemeinhin unter Therapie verstanden wird, ist aber nur ein Teil von Intervention.

Wegen der besseren Lesbarkeit wurde **the occupational therapist** mit **die Ergotherapeutin** wiedergegeben und **the client** mit **der Klient**. Dabei sind mit diesen Begriffen (und mit weiteren Personen- oder Berufsbezeichnungen) natürlich immer jeweils beide Geschlechter gemeint.

Die Autorin verwendet an den meisten Stellen, an denen im Deutschen „**oder**" steht, die Bezeichnung „**und/oder**". Meiner Meinung nach schließt die Bezeichnung „oder" ein, dass sowohl das Eine ODER das Andere, aber auch das Eine UND das Andere gemeint sein kann. Deshalb habe ich das sperrige „**und/oder**" ausschließlich durch „**oder**" wiedergegeben.

Die Verwendung des Begriffs „**Modell**" mag manchmal etwas ungewöhnlich anmuten, besonders in der Grafik auf Seite 28/29 (Abb. 5a und 5b). Das Wort „Ansatz" kann an manchen Stellen einleuchtender erscheinen. Dies ist auch durchaus legitim, aber Anne Fisher zieht nun mal „Modell" vor.

Für Leser, die sich für die in diesem Buch benutzte Übersetzung einzelner Fachbegriffe interessieren, ist am Ende ein kleines **Vokabelverzeichnis** angefügt, und zwar sowohl Englisch/Deutsch als auch Deutsch/Englisch. Mir ist durchaus bewusst, dass die Übersetzung so mancher Begriffe noch weiter diskutiert werden könnte. Vielleicht kristallisieren sich im Lauf der Zeit noch andere Übersetzungen heraus.

Wenn nachfolgend im Buch von „ich", „wir" oder „mein" die Rede ist, ist damit stets die Autorin Anne Fisher gemeint. Meine Anmerkungen als Übersetzerin sind jeweils gesondert gekennzeichnet.

Ich habe mich um eine möglichst enge Übersetzung bemüht. Um die Lesbarkeit zu erhöhen, habe ich an manchen Stellen eine abweichende Formulierung gewählt. Auch entspricht das Layout nicht immer ganz der Originalausgabe von 2009, sondern ist den aktuellen europäischen Lesegewohnheiten und der Buchreihe angepasst.

Barbara Dehnhardt, März 2014

Kapitel 1

Einführung

Der Sinn dieses Buches besteht darin, das Occupational Therapy Intervention Process Model (OTIPM) als einen Weg darzustellen, wie Betätigung und Ergotherapie zu verstehen sind. Es soll Ergotherapeuten in die Lage versetzen, Betätigung als den ganz besonderen Schwerpunkt ihrer Arbeit hervorzuheben. Aus Sicht der Ergotherapie bedeutet „im Alltag zu funktionieren" **die Fähigkeit unserer Klienten, alltägliche Aufgaben, die sie tun möchten, tun müssen oder die von ihnen erwartet werden, so auszuführen, dass sie erwünschte Lebensrollen übernehmen und an der Gesellschaft partizipieren können.**

Das OTIPM geht davon aus,

- dass jeder Mensch einzigartig ist und den Willen hat, sich mit Aktivitäten zu befassen, die für ihn Bedeutung und einen persönlichen Zweck haben,
- dass das Sich-Befassen mit Betätigungen eines Klienten (bedeutungsvolles und zweckdienliches Tun) den zentralen Schwerpunkt unseres Berufes bildet,
- dass der therapeutische Einsatz von Betätigung das vorrangige „Mittel" darstellt, um Betätigung unserer Klienten zu fördern und
- dass unser wichtigstes „Ziel"[1] darin besteht, dass Klienten die Fähigkeit erlangen, für sie bedeutungsvolle und zweckdienliche Betätigung auszuführen.

Mein Ziel bei der Entwicklung des OTIPM bestand darin, Ergotherapeuten eine **Struktur** anzubieten, die **das berufliche Reasoning** beim Planen und Umsetzen von ergotherapeutischen Dienstleistungen **begleitet**. Das OTIPM ist ein Modell, mit dem das berufliche Reasoning so geleitet wird, dass wir den **klientenzentrierten, betätigungsbasierten Top-down-Ansatz bei Assessment und Intervention hervorheben.**

In diesem Kapitel werde ich diese Konzepte vorstellen – Ansätze für Assessment und Intervention, die klientenzentriert, top-down- und betätigungsbasiert sind. Außerdem werde ich die Schlüsselterminologie, wie sie im OTIPM verwandt wird, darstellen. Dann gebe ich einen knappen Überblick über das OTIPM und vergleiche kurz theoriegeleitetes mit prozessgeleitetem Reasoning. Am Schluss folgt ein Überblick über den Zweck und den Inhalt der übrigen Kapitel.

1.1 Klientenzentrierte Ergotherapie

Das Konzept der Klientenzentrierung hat seinen Ursprung in der Arbeit von Carl Rogers (1951). In jüngerer Zeit ist Klientenzentrierung auch zu einem zentralen Konzept in der Ergotherapie geworden (Canadian Association of Occupational Therapists [CAOT], 1997, 2002; Fearing & Clark, 2000; Fisher, 1998; Kielhofner, 2002,

---

1 Die Verwendung der Begriffe „Mittel" und „Ziel" (means and end) geht auf Trombly Latham zurück (2008a, 2008c; Trombly 1995a) – sie benutzte die Begriffe Betätigung-als-Mittel und Betätigung-als-Ziel.

2008). Unseren kanadischen Kollegen ist es zu verdanken, dass sie als Erste aus ergotherapeutischer Sicht das Konzept der klientenzentrierten Praxis formuliert haben (CAOT, 1997, 2002).

Klientenzentrierte Praxis bedeutet, eine therapeutische Beziehung aufzubauen und mit unseren Klienten zusammen so zu arbeiten, dass deren eigene Sichtweise im Vordergrund steht. Das bedeutet, dass wir auf jeden Fall alles unternehmen müssen, um unsere Klienten zu verstehen und sie mit ihren eigenen Augen zu betrachten. **Außerdem müssen wir uns auf die Zusammenarbeit mit unseren Klienten einlassen, um ihnen zu ermöglichen, ihre Ziele zu erreichen.** Ein wichtiger Aspekt besteht darin, dass **wir unseren Blick immer auf die Bedürfnisse und Wünsche unseres Klienten richten und sicherstellen, dass er aktiv an Entscheidungen über die Art der Therapie, über die Art der Durchführung und an der Formulierung seiner Ziele und am Interventionsplan beteiligt ist.** (American Occupational Therapy Association [AOTA], 2005; Fisher & Nyman, 2007; Förbundet Sveriges Arbetsterapeuter [FSA], 2005).

1.1.1 Den Klienten da abholen, wo er steht

Um klientenzentriert zu arbeiten, muss man den Klienten da abholen, wo er steht bezüglich

- seiner selbst geäußerten Bedürfnisse und Wünsche,
- seiner Motivation und
- seines Verständnisses und seiner Kenntnis, welche Probleme er derzeit mit seiner Betätigungsperformanz hat oder in Zukunft haben wird.

Merke

> Es ist von besonderer Bedeutung, die Sichtweise und Ziele des Klienten zu respektieren und zu würdigen und ihm nicht seine Träume zu nehmen.

Früher habe ich einmal mit einem jungen Mann gearbeitet, der eine hohe Querschnittlähmung erlitten hatte. Er saß im Rollstuhl, da er natürlich nicht laufen konnte; er konnte zwar seine Ellbogen aktiv beugen und seine Handgelenke strecken, aber seine Finger konnte er nicht aktiv steuern. Als ich ihn kennenlernte, erzählte er mir, dass es sein Ziel sei, wieder in die Firma seiner Familie zurückzukehren und als Dachdecker zu arbeiten. Seine Prognose bezüglich des aktiven Gebrauchs seiner Arme und Beine war ungünstig; der Arzt hatte ihn über seinen Zustand und darüber informiert, dass er nie wieder würde laufen können. Vielleicht hatte er das nicht gehört, oder vielleicht verleugnete er seine Probleme. Egal – ich wusste, dass es wichtig war, ihm nicht seine Träume zu nehmen, weil sie die Quelle seiner Motivation darstellten. Statt zu sagen, „das werden Sie nie können, weil Sie nicht laufen können", respektierte ich seine Träume und nutzte sie, um mit ihm relevante Kurzzeitziele zu entwickeln, die realistischer waren und ihn dem Langzeitziel einer festen Anstellung näher bringen könnten. Selbst wenn er niemals gehen konnte, wusste ich, dass er in den Familienbetrieb in einer anderen Funktion (z.B. in einer Managerrolle statt als Dachdecker) zurückkehren könnte, sofern das sein Interesse war. Das Wichtige beim Aufbau der Beziehung und der verlässlichen Zusammenarbeit war, dass er die Führung übernahm und dass ich ihm nicht meine eigene Sicht, was ich für realistisch hielt, überstülpte. Schließlich war ich keine Hellseherin, die in die Zukunft sehen konnte.

1.1.2 Wer ist der Klient?

Um wirklich zu verstehen, was es bedeutet, klientenzentriert zu arbeiten, muss man sich fragen: Wer ist der Klient? Ich benutze den Begriff **Klient** im weitesten Sinne für die Person, Familie, Organisation oder andere Konstellationen oder Gruppen von Personen, für die Intervention stattfinden könnte. Genauer gesagt benutze ich drei unterschiedliche Begriffe für „Klient" (Fisher & Nyman, 2007):

Übersetzer

Der Begriff der „Person, der Ergotherapie verordnet wurde oder die sich darum bemühte" taucht häufig im Buch auf. Da der Begriff sehr sperrig erscheint, wird im weiteren Verlauf der Übersetzung von der „primären Person" oder vom „primären Klienten" gesprochen.

1) **Person** – meistens die Person, der Ergotherapie verordnet wurde oder die sich darum bemühte (z.B. Patient, Kunde, Verbraucher, Schüler), auch gesunde Personen, die um präventive Ergotherapie ersuchen.

In den USA ist es auch möglich, dass Klienten von sich aus zur Ergotherapie gehen, ohne dass der Arzt dies verordnen muss.

2) **Klientenkonstellation** – sowohl die primäre Person als auch weitere Personen, die mit ihr zusammen wohnen, arbeiten oder sonst wie eng mit ihr verbunden sind, sofern sie von deren Betätigungsproblemen betroffen sind. Das könnten sein:
   - ein Mann nach Schlaganfall und seine Familie, mit der er eng zusammenlebt,
   - eine Frau mit Demenz, die ein Tageszentrum besucht, und die Angestellten, die regelmäßig mit ihr arbeiten, oder
   - ein Schüler einer Grundschulklasse und sein Lehrer.

Merke

Es werden nur die Menschen zur Klientenkonstellation gerechnet, die selbst ein Performanzproblem in Bezug auf Arbeit oder Interaktion mit einer primären Person haben.

3) **Klientengruppe** – eine Gruppe von Personen, die ähnliche Probleme bei der Ausführung von Betätigung haben, die aber nicht verwandt sind und auch sonst nicht miteinander in Beziehung stehen. Beispiele für Klientengruppen sind:
   - das Personal, das für die Versorgung von Personen im Heim zuständig ist, egal ob für eine einzelne Person oder für alle in dem Heim;
   - eine Gruppe von geistig behinderten Personen, die gemeinsam an einem Interventionsprogramm in einer Tagesstätte teilnehmen;
   - eine Gruppe von Schülern, die alle zusammen im Klassenraum Ergotherapie bekommen;
   - eine Firma (d.h. eine Klientengruppe aus Personen der Firmenleitung und Arbeitnehmern) oder
   - die Bewohner einer bestimmten geografischen Region (z.B. gesunde ältere Menschen in einer großen Stadt).

Ich werde den Begriff **Klient** verwenden, wenn die Person oder die Personen, von denen ich spreche, einer der drei „Arten" von Klienten entsprechen – die primäre Person, die Klientenkonstellation oder die Klientengruppe. Zum Beispiel habe ich von der „Fähigkeit unserer Klienten gesprochen, die alltäglichen Aufgaben auszuführen, die sie ausführen möchten oder müssen." Dabei lege ich Wert darauf zu betonen, dass es sich um die primäre Person handeln kann oder um andere Menschen aus der Klientenkonstellation oder um mehrere Personen, die zusammen eine Klientengruppe bilden.

Die **Festlegung, wer der Klient ist, geschieht dadurch, dass ich weiß, wer Probleme mit der Ausführung alltäglicher Betätigung hat oder wer sich diesbezüglich Sorgen macht oder wer Performanzprobleme im Zusammenhang mit der primären Person hat.** Wenn eine Person mit Behinderung zum Beispiel nicht für die Ausführung von Betätigung motiviert ist oder aus anderen Gründen nicht die Bedeutung und den Zweck von Betätigung für sich erkennen kann (auch nicht die soziale Relevanz der betreffenden Betätigung), ist es wahrscheinlich, dass jemand anderes aus ihrem Umfeld dafür verantwortlich ist, sie zu versorgen. In seiner Rolle als Versorger hat er selbst Bedürfnisse, die mit den Betätigungen der Person zusammenhängen. Es ist daher unsere Rolle festzustellen, ob der Versorger Schwierigkeiten oder Sorgen beim Ausfüllen seiner Rolle hat. Wenn er sich keine Sorgen macht und keine Probleme hat, könnte Ergotherapie für ihn nicht angezeigt sein, und diese Person wird **nicht** zum Mitglied der Klientenkonstellation. Wenn aber beim Versorger Probleme auftauchen, die mit der Betätigung des primären Klienten im Zusammenhang stehen, dann muss auch er in unsere Intervention eingeschlossen werden. Diese muss dann auch auf Versorgungsaufgaben ausgerichtet werden, die für den Versorger Bedeutung und Zweck haben.

In diesem Prozess dürfen wir jedoch **nicht vergessen, dass die primäre Person immer im Mittelpunkt der Personen steht, die wir als Klienten definieren**. Selbst wenn die Person sich nicht ausdrücken kann, müssen wir doch so gut wie irgend möglich das berücksichtigen, was für sie Bedeutung und Zweck hat und dies den Informationen von Menschen entnehmen, die mit der Person vertraut sind und ihre derzeitigen (und möglicherweise zukünftigen) Lebensumstände, Wünsche und Bedürfnisse gut kennen.

1.1.3 Einige „warnende Worte" zu klientenzentriertem Arbeiten

Wirklich klientenzentriert zu arbeiten ist nicht immer einfach. Zum einen müssen wir versuchen, die Bedürfnisse und Wünsche unserer Klienten in den Mittelpunkt zu stellen und sie aus der Klientenperspektive zu verstehen. Wenn wir mit Klienten arbeiten, die nicht fähig sind, ihre Sorgen, Sichtweise und Ziele zu äußern, müssen wir uns immer bewusst sein, dass wir Gefahr laufen, selbst Entscheidungen für diese Personen zu treffen, die aber möglicherweise nicht dem entsprechen, was der Klient selbst äußern würde, wenn er es könnte. Das gilt nicht nur für uns, sondern auch für andere Berufsgruppen oder andere Personen der Klientenkonstellation. Zum anderen tragen wir die Verantwortung, keine unethischen Bedürfnisse und Wünsche von Klienten zu unterstützen.

Klientenzentriert zu arbeiten heißt nicht, alles zu machen, was der Klient möchte.

Unsere Arbeit könnte auch durch das Setting eingeschränkt werden (wenn wir z.B. in den USA in einer öffentlichen Schule angestellt sind, dürfen wir nach dem Gesetz Schülern nur die Interventionen anbieten, die diese in schulischen Angelegenheiten unterstützen) (Individuals with Disability Education Improvement Act of 2004 [IDEA]).

Vorsicht ist auch wegen unserer **ethischen Verpflichtung geboten, unsere praktische Arbeit auf Betätigung auszurichten.** Oft begegne ich Ergotherapeuten, die mir erzählen, dass die Ziele auf die Verbesserung von Handfunktionen ausgerichtet sind, auf Gehfähigkeit oder andere zugrunde liegende Körperfunktionen. Sie fragen mich dann: „Wenn ich klientenzentriert arbeiten soll und die Klienten haben das Ziel, Körperfunktionen zu verbessern, warum ist es dann nicht richtig, dass ich Verbesserung der Handkraft oder Ähnliches als Ergotherapie anbiete?" In einem solchen Fall müssen wir unsere Rolle klären; wenn wir wirklich klientenzentriert arbeiten wollen, müssen wir unsere Klienten auf Betätigungen aufmerksam machen, die durch die mangelnde Handfunktion beeinträchtigt sind. Wenn wir dabei erfolgreich sind und die Klienten ihr Augenmerk auf diese Betätigungen richten, dann können wir mit restitutiver Betätigung (siehe unter 1.4) die Sorgen der Klienten angehen, wie von ihnen angestrebt. **Wenn der Klient aber seinen Fokus auf zugrunde liegende Störungen weiterhin beibehält und die Dienste, die wir ihm aus ethischen Gründen anbieten, ablehnt, haben wir die berufliche Verpflichtung, unser Angebot zurückzuziehen (zumindest so lange, bis der Klient Betätigungsbedürfnisse nennt). In diesem Fall sollten wir ihn auf andere Berufsgruppen verweisen, die bestens qualifiziert sind, Störungen in der Form zu behandeln, die der Klient akzeptiert (z.B. Physiotherapie).**

1.2 Ergotherapeutische Top-down-Evaluation

Wenn das OTIPM bei der Befunderhebung unsere professionellen Überlegungen leitet, verwenden wir einen **wirklichen Top-down-Ansatz**. Der Grund für die Anwendung des OTIPM besteht darin, zu vermeiden,

- dass wir einen Top-to-Bottom-up-Ansatz benutzen und uns zu schnell auf das Interpretieren der Gründe für die Probleme stürzen, und
- dass wir mit einem Bottom-up-Ansatz zuerst auf die Störungen bei Körperfunktionen sehen, die vermutlich die Betätigungsausführung einschränken.

Ich werde dies näher begründen.

1.2.1 Top-down-Ansatz

Bei einem Top-down-Ansatz beginnt die Ergotherapeutin mit offener Sicht auf den Klienten: Wer ist der Klient, was sind seine Bedürfnisse und Wünsche, welche Alltagsaufgaben möchte der Klient erledigen können, um seine erwünschten Lebensrollen, die ihm die gewünschte Partizipation ermöglichen, zur Zufriedenheit auszufüllen. In diesem Prozess ist es auch wichtig festzustellen, bei welchen Aufgaben der

Klient die Ausführung als für seine Lebensrollen und für seine Partizipation an der Gesellschaft einschränkend erlebt (Abb. 1).

Sobald die Ergotherapeutin ein umfassendes Bild von der Sicht des Klienten gewonnen hat, konzentriert sie sich als Nächstes darauf, den Klienten bei der Ausführung einer Aufgabe, die der Klient als Problem genannt hat, zu beobachten. Dabei will sie herausfinden, welche Performanzfertigkeiten (das sind Aktionen, kleinste beobachtbare Einheiten von Betätigung) effektiv waren und welche nicht. Erst wenn sie das festgestellt hat, geht sie dazu über, die Gründe oder die Ursachen für die verminderte Ausführungsqualität zu überdenken (z.B. personbezogene Faktoren, Körperfunktionen, Umweltfaktoren) (Abb.1). Wenn die Ergotherapeutin wirklich top-down arbeitet, formuliert sie dann aufgrund der Ergebnisse der Aufgabenbeobachtung mit dem Klienten zusammen Ziele. Schließlich arbeiten Ergotherapeutin und Klient, wiederum aufgrund der Ergebnisse, gemeinsam einen Aktionsplan aus und setzen ihn in betätigungsbasierter Intervention um.

1.2.2 Bottom-up-Ansatz

Im Gegensatz zum Top-down-Ansatz **beginnt die Ergotherapeutin beim Bottom-up-Ansatz mit dem Fokus auf der Erhebung der personbezogenen Faktoren, Körperfunktionen oder Umweltfaktoren des Klienten.** Diejenigen, die als irgendwie „vermindert" empfunden werden, werden dann als Ursachen für die Probleme bei der Ausführung von Alltagsaufgaben des Klienten angesehen (Abb. 2). Eine Gefahr bei dieser Art von Vorgehensweise besteht darin, dass die Ergotherapeutin die Intervention auf personbezogene Faktoren, Körperfunktionen oder Umweltfak-

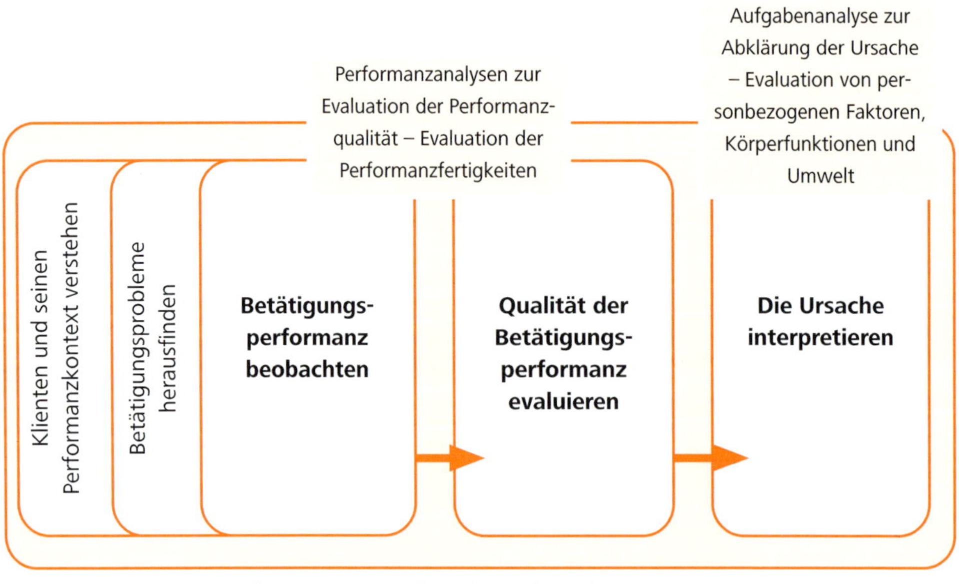

Abb. 1: Top-down-Reasoning: Anfangsphasen des Evaluationsprozesses

toren hin plant und umsetzt, ohne zu berücksichtigen, wer der Klient ist und welche Bedürfnisse und Wünsche der Klient bezüglich besserer Betätigungsausführung hat.

Ein weiteres Problem besteht darin, dass die Ergotherapeutin nicht die Qualität der Aufgabenperformanz erhebt, sondern personbezogene Faktoren (z.B. Gewohnheiten, Alltagsablauf, Werte) und die zugrunde liegenden neuromuskulären, biomechanischen, kognitiven oder psychosozialen Körperfunktionen. Die beste verfügbare Evidenz hat jedoch ergeben, dass Intervention, die auf personbezogenen Faktoren und Besserung von Störungen der Körperfunktionen aufbaut, nicht nur zeitraubend ist, sondern nur begrenzte Auswirkung auf verbesserte Betätigungsperformanz hat. Das bedeutet, dass es der Forschung nicht gelungen ist, einen starken Zusammenhang zwischen Körperfunktionen und Betätigungsperformanz nachzuweisen. Damit ist die Grundannahme nicht gestützt, dass der Effekt von erkannten und behandelten Ursachen für eingeschränkte Betätigungsperformanz sich allgemein in besserer Betätigungsperformanz zeigt (Bernspång, Asplund, Eriksson & Fugl-Meyer, 1987; Jongbloed, Brighton & Stacey, 1988; Judge, Schechtman, Cress & the FICSIT Group, 1996; Lichtenberg & Nanna, 1994; Pincus et al., 1989; Reed, Jagust & Seab, 1989; Skurla, Rogers & Sunderland, 1988; Teri, Borson, Kiyak & Yamagishi, 1989; Trombly Latham, 2008c). Weitere Evidenz bieten Studien, die darauf hindeuten, dass die Effektivität des restitutiven Ansatzes begrenzt sein könnte (Benedict et al., 1994; Fetters & Kluzik, 1996; Hutzler, Chacham, Bergman & Szeinberg, 1998; Kaplan, Polatajko, Wilson & Faris, 1993; Law et al., 1997; Nakayama, Jørgensen, Raaschou & Olsen, 1994; Neistadt, 1992). Es gibt noch viele weitere Studien, auch Metaanalysen, die hier nicht genannt sind, nach denen Ergotherapeuten suchen und sie kritisch studieren sollten, entsprechend ihrer eigenen Forschungsfragen. Diejenigen, die ich hier aufgezählt habe, sollen nur andeuten, in welcher Breite die vorhandene Evidenz von der allgemeinen Annahme abweicht.

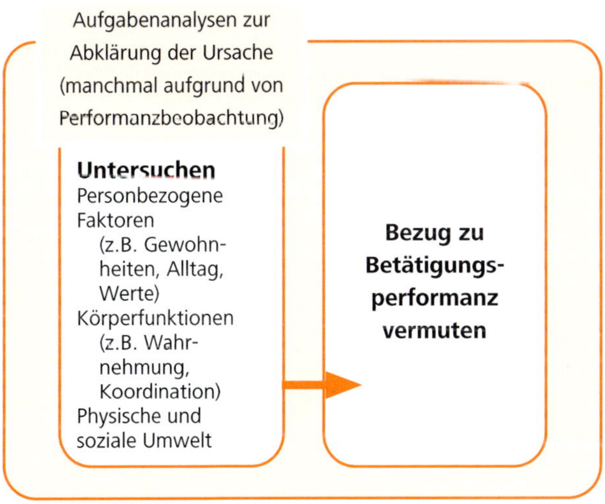

Abb. 2: Reasoningprozess bei Bottom-up-Evaluation

1.2.3 Top-to-Bottom-up-Ansatz

Einen weiteren Ansatz, der häufig in der Ergotherapie benutzt wird, nenne ich Top-to-Bottom-up-Ansatz. In der Literatur wird er oft als Top-down-Ansatz bezeichnet, weil die Ergotherapeutin den Evaluationsprozess damit festzulegen beginnt, wer der Klient ist oder welches seine betätigungsbezogenen Bedürfnisse bzw. Wünsche sind (CAOT, 2002; Fearing & Clark, 2000; Kielhofner, 2008). Bei diesem Ansatz verlässt sich die Ergotherapeutin zu sehr darauf, dass der Klient auch tatsächlich die Fähigkeit hat, zu berichten, was er effektiv tun kann und was nicht. Außerdem nimmt sich die Ergotherapeutin nicht die nötige Zeit, durch Beobachtung die genannten Probleme zu überprüfen und Performanzfertigkeiten, die tatsächlich ineffektiv sind, herauszufinden. Stattdessen – und daher der Name, den ich diesem Ansatz gegeben habe – **geht die Ergotherapeutin direkt vom Bericht des Klienten (d.h. top) über zur Feststellung, welche personbezogenen Faktoren, Körperfunktionen oder Umweltfaktoren (d.h. bottom) die Ursache für die Probleme bei der Alltagsperformanz des Klienten sein könnten (d.h. wieder zurück zu top)** (Abb. 3).

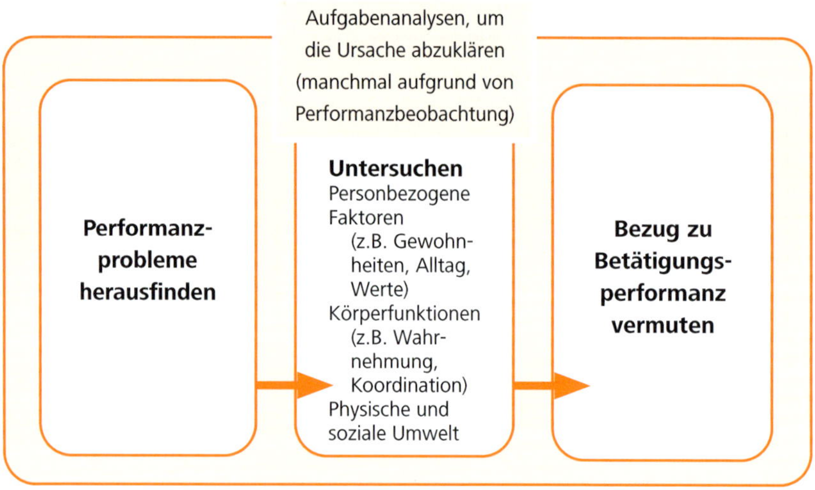

Abb. 3: Reasoningprozess bei Top-to-Bottom-up-Evaluation

Obwohl Trombly Latham (2008a) sagt, dass sie für das Assessment den Top-down-Ansatz benutzt – und wahrscheinlich kommt ihr Modell auch einem echten Top-down-Reasoningprozess äußerst nah – enthüllt sorgfältige Analyse doch, dass sogar ihr Ansatz ein Top-to-Bottom-up-Ansatz bleibt. Sie beschreibt, dass die Ausführung von Lebensrollen von der zugrunde liegenden Fähigkeit abhängt, und sie hält Performanzfertigkeiten für gleichbedeutend mit zugrunde liegenden Körperfunktionen wie Kraft und Gedächtnis. Es scheint da also keine Performanzanalyse zu geben (wie sie das OTIPM definiert), ehe man sich auf die Ursachen festlegt.

1.3 Betätigungsbasierte Evaluation und Intervention

Wie schon gesagt, liegt der zentrale Fokus unseres Berufes auf der Einbindung unserer Klienten in Betätigung (bedeutungsvolle und zweckgerichtete Aktivität), und die therapeutische Anwendung von Betätigung ist das vorrangige Mittel, um die Fähigkeit unserer Klienten, sich zu betätigen, zu fördern. **Wenn der Fokus unserer praktischen Arbeit Betätigung sein soll, müssen wir dafür sorgen, dass nicht nur das Ergebnis (Ziel), sondern auch der Fokus unserer Evaluation, Intervention und Dokumentation die Betätigung ist.** Außerdem sollten sich unsere Evaluation und Dokumentation nicht nur auf Betätigung konzentrieren, sondern beide müssen auch die Anwendung betätigungsbasierter Methoden hervorheben. Viele Ergotherapeuten rechtfertigen ihr Tun mit der Behauptung, dass ihre Methoden unser Ziel, dass die Klienten ihre Betätigungen bewältigen, fördern. Meine Prämisse ist, dass wir als **Ergo**therapeuten (und nicht als **Physio**therapeuten, **Psycho**therapeuten etc.) auch unsere Klienten im Kontext von Betätigungsperformanz evaluieren müssen und dann unsere primäre Therapieform einsetzen – wir müssen **Ergo**therapie umsetzen. Wenn wir wissen wollen, ob unsere Klienten Probleme bei der Einbindung in für sie bedeutungsvolle und zweckdienliche Aktivitäten und bei der Ausführung ihrer Alltagsaufgaben haben, müssen wir sowohl die Qualität der Betätigungsperformanz als auch den Grad ihrer Zufriedenheit damit evaluieren (z.B. Zufriedenheit mit der Qualität und Zufriedenheit mit dem Grad an Einbindung in Betätigungsperformanz).

Merke

> Beide Sichtweisen sind wichtig: die des „Insiders", also des Klienten, und auch die des „Outsiders", der die Einbindung in Betätigung beobachtet.

1.3.1 Definition einiger Schlüsselbegriffe

Um das Konzept von betätigungsbasierter Evaluation und Intervention richtig zu verstehen, ist es wichtig, den Sinn einiger von mir benutzter Begriffe genauer zu untersuchen. a) **Betätigung, Aufgabe, Aktivität** und b) **Bedeutung** und **Zweck**. Das ist deshalb wichtig, weil wir in unserer Alltagssprache die Begriffe so verwenden, dass sie leicht zu Verwirrung führen. So denken wir üblicherweise, dass Aktivität und Aufgabe dasselbe ist. Die Definitionen überschneiden sich zwar zu einem geringen Teil, zu einem viel größeren unterscheiden sie sich jedoch.[2] In ergotherapeutischer

---

2 Wenn ich in Ländern, deren Muttersprache nicht Englisch ist, unterrichte, argumentieren Ergotherapeuten oft: „Aber in unserer Sprache sind es wirklich Synonyme." Wenn ich aber im Wörterbuch nachsehe, finde ich immer, dass dasselbe Problem ausnahmslos auch in anderen Sprachen existiert, genau wie im Englischen. Für meine skandinavischen Kollegen benutze ich als Beispiel den schwedischen Begriff uppgift (Aufgabe) und aktivitet (Aktivität). Genauere Untersuchung der Kernbedeutung dieser beiden Begriffe ergibt, dass eigentlich mehr Unterschiede als Gemeinsamkeiten bestehen, trotz der ungenauen Verwendung in unserer schwedischen Alltagssprache.

Literatur ist es ebenfalls üblich, die Begriffe Aufgabe und Aktivität gleichzusetzen oder sie austauschbar zu verwenden (CAOT, 2002), obwohl sie sich grundlegend unterscheiden (Fisher, 2006b). In einigen Sprachen muss der Begriff Aktivität als Synonym für Betätigung benutzt werden (z.B. skandinavische Sprachen) (Fisher & Nyman, 2007). Wenn dies geschieht, ohne gleichzeitig Adjektive wie „bedeutungsvoll" oder „zweckdienlich" hinzuzufügen, verwischt sich der Unterschied von Aktivität (einfach nur etwas tun, aber ohne Sinn für den eigenen Alltag) und Betätigung (in etwas eingebunden sein, das Bedeutung und Zweck hat für denjenigen, der es tut).

1.3.2 Betätigung (occupation)

Im Oxford English Dictionary (1989) wird occupation definiert als die **Aktion des Belegens, Besitzergreifens oder Besetzens von Raum oder Zeit.**[3] Es wird auch definiert als das **Halten einer Position** – wie das Halten einer Rolle. Und schließlich wird es definiert als eine **Serie von Aktionen, in die man eingebunden ist**. Wenn der Begriff occupation also richtig benutzt wird, bezieht er sich eindeutig auf das Ausführen von Aktionen, etwas tun und Eingebundensein in dieses Tun. Dieses Tun, in das jemand eingebunden ist, kann Vieles sein: einen Brief schreiben, einen Bus fahren, Fußball spielen, Radio hören oder ein Hemd anziehen. Im OTIPM benutze ich deshalb den Begriff Betätigung – occupation (und Betätigungsperformanz – occupational performance), um mich auf das **Eingebundensein** einer Person in einen **Prozess** zu beziehen – in den Prozess des Briefschreibens, des Busfahrens, des Fußballspielens, des Radiohörens oder des Hemdanziehens. Eingebundensein (engagement) geschieht, weil das, was die Person tut, für sie Bedeutung und Zweck hat.

Ich nenne es Eingebundensein in einen Prozess, weil die Person dabei eine Serie von zielgerichteten Aktionen ausführen muss, wenn sie Betätigungsperformanz umset-

---

3 Der Begriff *occupation* wurde von Anfang an in den USA für unsere Berufsbezeichnung benutzt, in andern Ländern wurden andere Begriffe für *occupation* gewählt. In Europa werden Begriffe genutzt, die sich auf Arbeit beziehen (z.B. *ergo, arbete*). Das könnte daran liegen, dass im Englischen mit occupation allgemein Arbeit, Job oder Berufstätigkeit gemeint ist, ein Sinn, der nicht das Wesentliche unseres Berufes trifft. Es könnte sein, dass dies der Grund war, für die Übersetzung aus dem Englischen einen Begriff aus dem Umfeld Arbeit zu wählen. Es könnte aber auch sein, dass es der ausdrückliche Wunsch war, den Begriff *occupation* zu vermeiden, weil in einigen Sprachen der Begriff fast ausschließlich für militärische Besetzung benutzt wird (z.B. eindringen, besetzen, Land anderer besetzen), und daher könnte er eine negativere Konnotation haben als erwünscht. Dennoch ist es genau dieser Sinn von *occupation*, an den wir denken, wenn wir uns auf unseren Beruf beziehen und auf das, was Leute tun. Leute belegen, ergreifen Besitz oder besetzen Zeit (occupy time), Raum und Rollen im aktiven, aber neutralen (nicht militärischen) Sinne (z.B. to occupy a room – einen Raum besetzen). Welcher Begriff auch immer in anderen Ländern benutzt wird – es ist wichtig, sich der Wurzel und Kraft (power) des Namens unseres Berufes bewusst zu sein – *occupational* therapy (Ergotherapie).

zen will. Im OTIPM nenne ich diese Aktionen **Performanzfertigkeiten**.[4] Sie werden Fertigkeiten genannt, weil sie die **kleinsten beobachtbaren Einheiten von Betätigung** sind. Jede Aktion, bei der wir eine Person beobachten, kann mehr oder weniger geschickt ausgeführt werden.

Wenn wir uns mit der Vorstellung genauer beschäftigen, dass Betätigung (occupation) sich auf die Aktion des Belegens, des Besetzens, in Besitz-Nehmens oder **Raum**-Besetzens (occupying space) bezieht, können wir dabei an die Aktionen (und Aufgabenausführung) denken, die unsere Klienten ausführen müssen, um ihr Heim in Besitz zu nehmen (occupy), und ebenso ihre Schule, ihren Arbeitsplatz und die Orte, an denen sie sich erholen und ihre Freizeit verbringen. Ähnlich verhält es sich mit der Aktion des Belegens, in Besitz-Nehmens oder **Zeit**-Besetzens (occupying time). Hierbei können wir an das Bedürfnis der Klienten denken, die Zeit auszufüllen (occupying time) – nicht nur im Sinne von „beschäftigt sein", sondern in der Bedeutung, alltägliche Aufgaben auszuführen, die aus Sicht der Klienten für sie bedeutungsvoll und zweckdienlich sind. Wenn wir also Zeit besetzen, sind wir in etwas eingebunden. Selbst wenn wir es gern als „Nichtstun" (z.B. Radio hören, unter einem Baum sitzen und den Wolken zusehen) ansehen möchten, sind wir in einen Ablauf von Aktionen – einen Prozess – eingebunden, der sich allmählich entwickelt (z.B. hinüber gehen und das Radio anstellen, den Sender auswählen, die Lautstärke regeln, dann zurück gehen, sich in einen bequemen Stuhl setzen und dem Radio lauschen). Und schließlich, wenn wir von der Aktion des Belegens, in Besitz-Nehmens oder **Rollen**-Besetzens (also sie ausfüllen) sprechen, können wir dabei an die Aufgaben denken, die unsere Klienten für ihre Lebensrollen umsetzen müssen, damit sie die erwünschte Ebene an Partizipation in der Gesellschaft erreichen.

1.3.3 Aktivität versus Aufgabe

Im Wörterbuch steht der Begriff **Aktivität** mit Aktion in Zusammenhang (d.h. der Zustand des Tätig-Seins, aktives Tun) (Merriam-Webster, 1996). In der Ergotherapie wird solche Aktion meist im Kontext der Ausführung von Alltagsaufgaben beobachtet. Im Gegensatz dazu wird der Begriff **Aufgabe** richtig verwendet, wenn er für ein spezifiziertes oder definiertes Stück Arbeit, das getan werden muss, benutzt wird (Merriam-Webster, 1996). Auch wenn wir die Begriffe Aufgabe und Aktivität oft so verwenden, als ob sie Synonyme seien, ist doch Aufgabe das, was getan wird; Aktivität hingegen bezieht sich auf die Aktionen, die wir bei Personen beobachten können, wenn sie die Aufgabe ausführen. In etwas anderen Worten: **der Begriff Aktivität gehört zu den Aktionen, die wir beobachten (d.h. Tun, Aufgabenperformanz); der Begriff Aufgabe hingegen bezieht sich auf das, was die Person tun wird oder was sie getan hat, nachdem die Aktivität aufhört.** Wenn Aktivität bedeutungsvoll und zweckdienlich ist, nennen wir sie Betätigung (Fisher, 1998).

---

4 Der Begriff Performanzfertigkeiten wurde erstmalig verwendet, um beobachtbare Performanzaktionen zu beschreiben; er entstand bei der Entwicklung des Assessment of Motor and Process Skills (Fisher, 1989) und begann mit einem Dialog zwischen Gary Kielhofner und mir. Dieser Prozess wird in Kapitel 6 näher beschrieben.

Wenn wir also wissen, dass das, **was getan werden wird (oder was getan worden ist), die Aufgabe** und das, **was wir beobachten, Aktion oder Aktivität ist,** können wir uns ein Beispiel überlegen. Eine Person könnte zu uns sagen: „Heute Morgen habe ich mich angezogen und gefrühstückt. Heute Abend werde ich Freunde besuchen gehen und im Fernsehen Fußball angucken." Die Person sagt etwas und redet darüber, aber wir können nicht sehen, wie sie sich anzieht, frühstückt, Freunde besucht oder Fußball guckt, weil alles passiert ist, bevor wir sie getroffen haben oder später am Tag stattfinden wird. Die Aktion oder Aktivität sehen wir also eindeutig nicht. Darum ist der richtige Begriff dafür Aufgabe. Wenn ich andererseits beobachte, wie diese Person sich anzieht, dann beobachte ich Aktion oder Aktivität – ich sehe, wie sie es **tut** – ich kann **die Kette von Aktionen, die sie ausführt**, beobachten und sehen, wie die Person den Prozess des Anziehens vollzieht.

1.3.4 Bedeutung und Zweck

Rufen wir uns in Erinnerung, dass die Definition von Betätigung die Vorstellung von Eingebunden-Sein in Aktion betont. Eingebunden-Sein entsteht durch ein Gefühl von Bedeutung oder Zweck, entstanden oder erfahren durch das Tun. **Bedeutung** gehört zum Stellenwert der Aufgabe für diese Person und zu den Erfahrungen, die die Person mit der Ausführung dieser Aufgabe assoziiert. **Zweck** gehört zum Ziel der Person oder zum Grund für das Tun; ein Gefühl für den Zweck hilft, die Betätigungsperformanz zu ordnen (Trombly, 1995a). Dabei leitet sich die Bedeutung oft erst durch den Zweck ab und umgekehrt (Fisher, 1998) (Abb. 4). Diese Sichtweise, dass Bedeutung und Zweck sich gegenseitig begünstigen und dass nicht „das Eine" immer zuerst da ist, ist ein besonderes Merkmal des OTIPM.

Wenn wir Bedeutung und Zweck auf diese Weise betrachten, können wir leicht akzeptieren, dass die **Bedeutung des Tuns von extrinsischen Quellen (Ziele, Endprodukte) oder von intrinsischen (Erfahrungen) stammen kann.** Wenn die Betätigungsperformanz darin besteht, ein Gourmet-Mahl zuzubereiten, ist ein Beispiel für

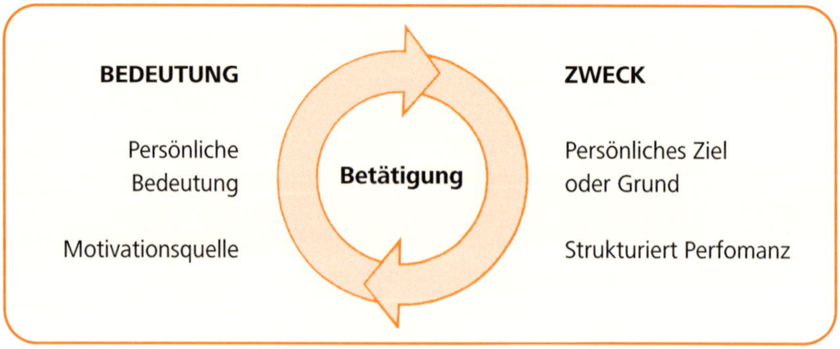

Abb. 4: Wechselbeziehung zwischen Bedeutung und Zweck von Betätigung

die **extrinsische** Quelle der Motivation das Ziel der Person, das Essen zuzubereiten, um es dann mit einem Freund gemeinsam einzunehmen. Beispiele für **intrinsische** Quellen können die Freude am Zubereiten sein und das Erfahren von Freude beim gemeinsamen Essen mit einem Freund. Wenn wir sagen, dass der Zweck aus der Bedeutung entstehen kann und umgekehrt, können wir erkennen, dass der Wunsch, ein Mahl zuzubereiten und das Erfahren von Freude beim Essen, beides sowohl Bedeutung als auch Zweck sein kann. Was zuerst da war, hängt von der primären Quelle der Motivation ab. Ging also die Bedeutung voran, oder kam der Zweck vor der Bedeutung? In anderen Worten: Hatte die Person zuerst die Idee, dass es doch nett wäre, mit einem Freund zusammen eine Mahlzeit zu essen, und dass dies dann zur Freude beim Zubereiten der Mahlzeit führte; oder hatte sie aus reiner Freude am Kochen zuerst den Wunsch, ein Festmahl zuzubereiten, und entschied sich dann, einen Freund zum Essen einzuladen?

Wenn wir uns zu Bedeutung und Zweck Gedanken machen, müssen wir auch an jene Personen denken, denen die Motivation für Betätigungsperformanz fehlt oder die verminderte Einsicht in ihre Behinderung haben. Es könnte sein, dass diese Personen keine Bedeutung und keinen Zweck mehr in der Ausführung von Aufgaben finden, die sie früher gemacht haben oder die die Gesellschaft von ihnen erwartet. Wie binden wir solche Personen in Betätigung ein – Aufgabenperformanz, die eine Person als für sich bedeutungsvoll und zielgerichtet empfindet –, wenn die Person keine Bedeutung und keinen Zweck darin sieht? Es gibt keine einfache Antwort auf diese Frage; es kann zu unseren größten Herausforderungen gehören, festzustellen, welche Aktivitäten für den Klienten von Interesse sind und in welchen er Sinn und Zweck erkennen kann. Aber gerade diesen „Funken von Motivation" zu finden, kann entscheidend sein (Fortmeier & Thanning, 1998 als Beispiel).

1.4 Überblick über das OTIPM

Wenn uns das OTIPM durch eine echte Top-down-Evaluation leitet und wir dann betätigungsbasierte Intervention planen, müssen wir gleichzeitig den **klientenzentrierten Performanzkontext** erstellen[5] und mit dem fortlaufenden Aufbau der therapeutischen Beziehung beginnen (Abb. 5a und 5b). Die **therapeutische Beziehung** bildet die Grundlage für unsere weitere **Zusammenarbeit** mit unseren Klienten. Das bedeutet, dass wir uns als Erstes darauf konzentrieren, den Klienten und den Kontext der Betätigungsperformanz des Klienten zu verstehen sowie dessen Fähigkeit, seine Alltagsaufgaben so auszuführen, dass er seine Lebensrollen

Diese Abbildung des Modells ist die Version aus der Entstehungszeit des Buches (2009). Seitdem gibt es eine weiterentwickelte Version, die in Abb. 5b dargestellt ist.

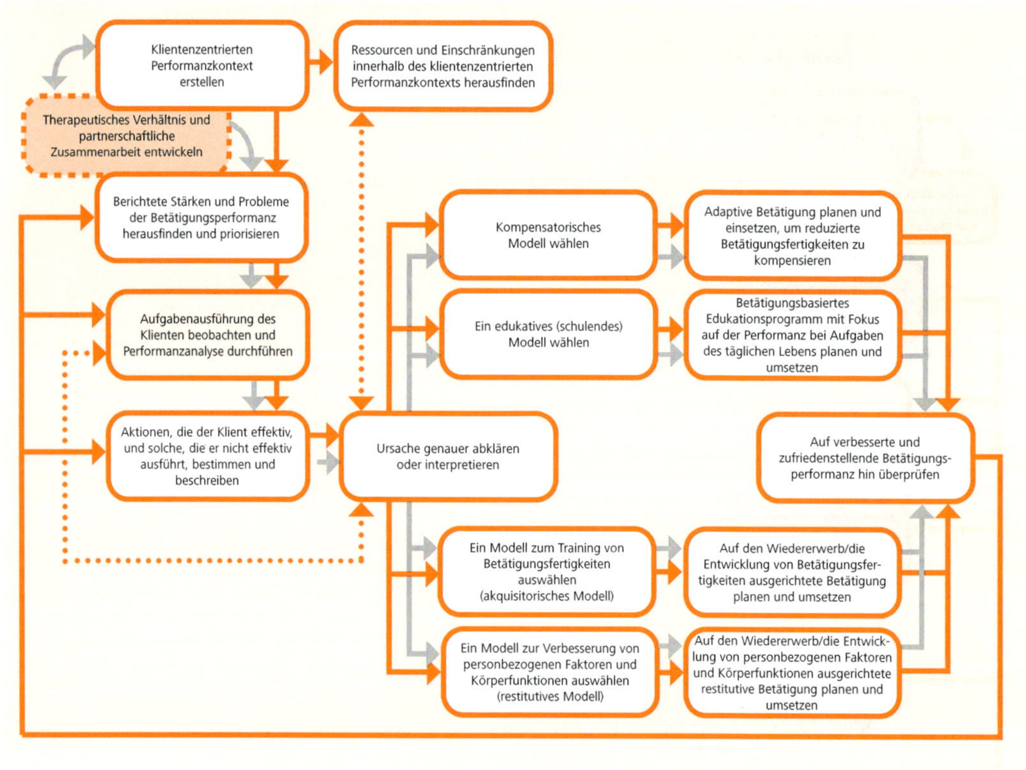

Abb. 5a: Occupational Therapy Intervention Process Model (OTIPM) (Modell des ergotherapeutischen Interventionsprozesses)

---

5 In Kapitel 4 wird genauer beschrieben, dass zum Kontext nicht nur externe Faktoren im Zusammenhang mit der Aufgabe und der physischen und sozialen Umwelt gehören; der Kontext schließt auch interne Faktoren der Person wie personbezogene Faktoren und Körperfunktionen ein.

kompetent und zu seiner Zufriedenheit ausfüllen kann. Ein Ziel der Erstellung des klientenzentrierten Performanzkontexts besteht darin, so viel wie möglich über den Klienten herauszufinden (z.B. relevante Rollen und darauf bezogene Aufgaben, Ausmaß der Motivation, Interessen, Alltagsabläufe, Alter), die physische und soziale Umwelt, in der seine Betätigungsperformanz stattfindet, über relevante gesellschaftliche Faktoren usw. Nachdem wir diese Informationen gesammelt haben (also die **Ressourcen und Einschränkungen beim klientenzentrierten Performanzkontext),** können wir zusammenfassen und dokumentieren, welche Kontextfaktoren seine Betätigungsperformanz unterstützen oder erleichtern und welche sie behindern oder einschränken. Wenn wir eine ergotherapeutische Intervention zu Prävention und Wohlbefinden erwägen, überlegen wir auch, welche Faktoren in Zukunft auftreten könnten, die die Betätigungsperformanz einschränken.

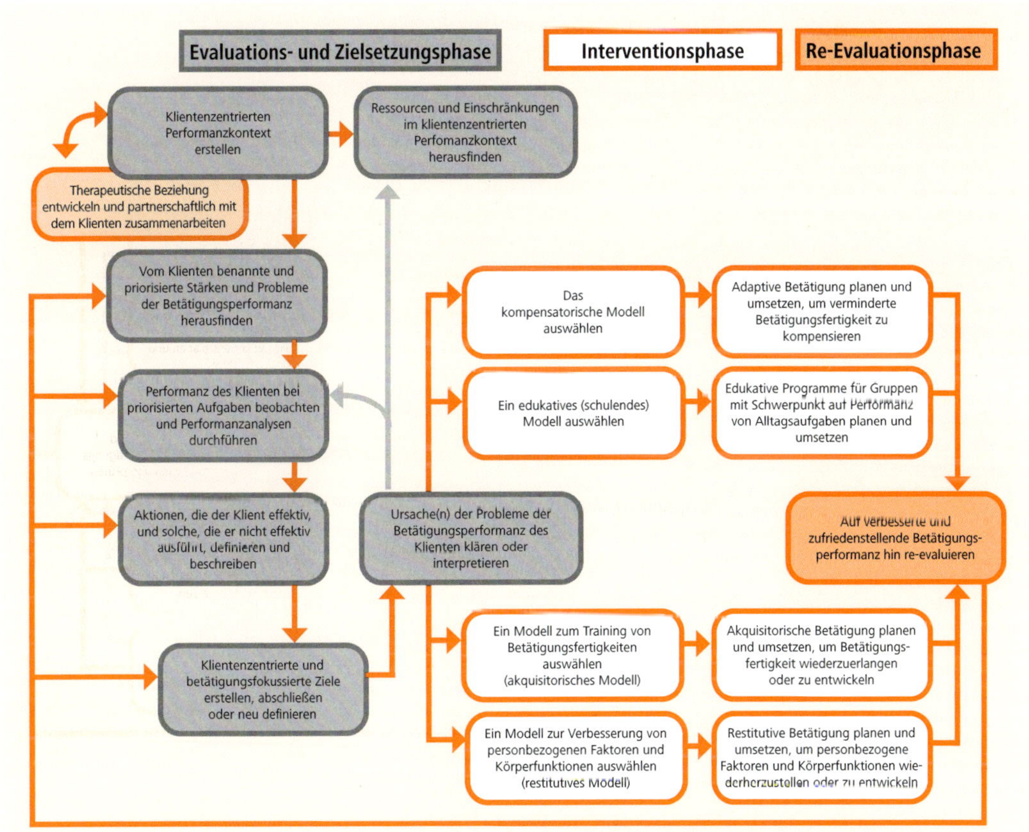

Abb. 5b: Übernommen aus Fisher, A. G. (2009). Occupational Therapy Intervention Process Model: A model for planning and implementing top-down, client-centered, and occupation-based interventions. (Ein Modell zur Planung und Umsetzung von top-down, klientenzentrierter und betätigungsbasierter Intervention) (offizielle Übersetzung angenommen Juni 2013)

Ein weiteres Ziel, den klientenzentrierten Performanzkontext zu erstellen, besteht darin, festzustellen, welche Aufgaben für den Klienten bedeutungsvoll und zweckdienlich sind. Welche davon kann der Klient nach eigenen Aussagen (oder nach Aussagen einer Bezugsperson) kompetent und zufriedenstellend oder nicht kompetent ausführen? In Bezug auf Prävention und Wohlbefinden überlegen wir auch wieder, bei welchen Aufgaben des Klienten die Gefahr besteht, dass er sie weniger kompetent oder mit verminderter Zufriedenheit wird ausführen können.

Bei den Aufgaben, von denen der Klient sagt, dass er sie nicht kompetent und zufriedenstellend ausführt, stellt die Ergotherapeutin fest, welche davon der Klient als Erstes evaluieren möchte und daher als möglichen Fokus für die Therapie ansieht (d.h. sie **findet heraus und priorisiert benannte Stärken und Probleme bei Betätigungsperformanz)**. Aufgrund dieser Informationen dokumentiert die Therapeutin, welche Betätigungsausführungen, die die Person (oder andere aus der Klientenkonstellation) angegeben hat, **selbst benannte Stärken** und welche **selbst benannte Probleme** darstellen. Diejenigen Probleme, die der Klient vorrangig zur weiteren Evaluation nennt, werden nicht nur zum Fokus für die Intervention, sondern sie werden wahrscheinlich auch als Ziele des Klienten avisiert werden, da sie gemeinsam mit der Therapeutin entwickelt wurden.

Zunächst beginnt die Ergotherapeutin also damit, die therapeutische Beziehung und die Zusammenarbeit aufzubauen (schematisch durch die grauen Pfeile dargestellt, die sich durch den gesamten Interventionsprozess ziehen). Wenn sie weiß, welche Aufgabenausführung der Klient für die weitere Evaluation benannt hat und welche Aufgaben somit einen möglichen Fokus für die Intervention bilden, **beobachtet sie den Klienten bei der Aufgabenausführung und setzt die Performanzanalysen** ein. Performanzanalysen sind ein ganz wesentliches und besonderes Merkmal des OTIPM. Eine Performanzanalyse ist die beobachtende Evaluation der Betätigungsperformanz einer Person.

Für das Ergebnis einer Performanzanalyse muss die Ergotherapeutin

- die zielgerichteten Aktionen der Betätigungsperformanz definieren und beschreiben (also motorische, prozessbezogene oder soziale Interaktionsfertigkeiten), die die Person effektiv bzw. nicht effektiv ausgeführt hat, und
- die Betätigungsperformanz der Person bezüglich Qualität der zielgerichteten Aktionen der Betätigungsperformanz dokumentieren.

Dabei ist zu betonen, dass die Ergotherapeutin bei der Performanzanalyse die Qualität der zielgerichteten Aktionen beobachtet, während die Person innerhalb ihres Kontexts eine natürliche Alltagsaufgabe ausführt, die von ihr als relevant und vorrangig angesehen wird. Wenn es um Programme zu Prävention und Wohlbefinden für Bevölkerungsgruppen geht, können repräsentative Personen in der Zielgruppe interviewt und beobachtet werden. Je nachdem, für welche Zielgruppe das Programm zu Prävention oder Wohlbefinden vorgesehen ist, sollten Personen dabei sein, die diejenigen Probleme schon haben oder Ansätze dazu zeigen, für die das Programm gedacht ist.

In der echten Top-down-Evaluation des OTIPM **definiert, klärt oder interpretiert** die Ergotherapeutin die **Ursache** für die Betätigungsprobleme der Person erst, nachdem sie die Qualität von zielgerichteten Aktionen einer bestimmten Aufgabe (d.h. das Ausmaß an Anstrengung, Effizienz, Sicherheit, Selbstständigkeit und sozialer Angemessenheit) definiert und beschrieben hat. Die „Ursache" (oder vermutete Ursache) kann zusammenhängen mit

- persönlichen Merkmalen der Person (z.B. Schädigungen und eingeschränkte Körperfunktionen, personbezogene Faktoren),
- der physischen oder sozialen Umwelt oder
- gesellschaftlichen Faktoren.

Wie bei jedem vorhergehenden Schritt kann unsere Interpretation der Ursache in die Dokumentation eingetragen werden, aber erst **nachdem** wir die Betätigungsperformanz dokumentiert haben. Wir möchten also die „Betätigung-zuerst"-Dokumentation hervorheben.

Merke

Diese Schritte der Performanzanalyse und der Beschreibung der Qualität zielgerichteter Aktionen bei der Aufgabenperformanz sind unbedingt notwendig, **bevor** man die Ursache der Performanzprobleme definiert/beschreibt oder interpretiert, weil sie die wirkliche Top-down- und betätigungsbasierte Evaluation und Intervention sicherstellen.

Dies sind Schritte, die in anderen sogenannten Top-down-Ansätzen in der Literatur nicht vorkommen (CAOT, 2002; Fearing & Clark, 2000). Wenn sie überhaupt erwähnt werden, sollen sie gleichzeitig mit der Evaluation der Ursache umgesetzt werden (z.B. personbezogene Faktoren, Körperfunktionen, Umwelt) (AOTA, 2002; Kielhofner, 2008; Trombly Latham, 2008a).

Erst **nachdem** die Ergotherapeutin

- eine oder mehrere Performanzanalysen eingesetzt,
- die zielgerichteten Aktionen, die der Klient effektiv bzw. nicht effektiv ausgeführt hat, beschrieben und
- die Ursache für die Performanzprobleme des Klienten definiert/beschrieben hat,

ist die anfängliche Evaluationsphase des Interventionsprozesses komplett. Während der Evaluationsphase müssen auch die Ziele des Klienten festgelegt werden. Sobald diese festliegen und die Evaluationsphase abgeschlossen ist, wählt die Ergotherapeutin aus, **welches Praxismodell oder welche Praxismodelle sie benutzen will, um die betätigungsbasierte Intervention zu planen und umzusetzen.** Diese Vorgehensweise steht im Gegensatz zu den meisten prozessorientierten Modellen, die vorsehen, dass die Ergotherapeutin ein Modell für die Intervention auswählen soll, **bevor** sie mit dem Evaluationsprozess beginnt (CAOT, 2002; Pedretti & Zoltan, 1990; Reed & Sanderson, 1999).

Das Modell bzw. die Modelle für die Planung und Umsetzung der Intervention könnte(n) als Ziel die Kompensation, Akquisition (Erwerb von Fertigkeiten), Wiederherstellung (Restitution) oder Edukation (Schulung) und Beratung haben (Abb. 5a und 5b, S. 28/29 und Anhang). In Kapitel 2 werden betätigungsbasierte Aktivitäten, die man dafür einsetzen kann, näher erläutert. Die damit einhergehenden Prinzipien werden in Kapitel 3 ausführlich besprochen. Hier ein kurzer Überblick über die Modelle und die zugehörigen Interventionsstrategien:

1) **Adaptive Betätigung** – therapeutisches Nutzen von Betätigung, wozu Folgendes gehört: adaptierte Methoden, adaptierte Geräte und technische Hilfsmittel sowie Modifikation der physischen und sozialen Umwelt zur Förderung der Ausführungsqualität von Alltagsaufgaben und Partizipation. Zu adaptiver Betätigung gehören immer gemeinsame Absprachen und edukative Strategien a) mit Beratung und Festlegung, welche Adaptationen eingeführt werden sollen, und b) mit Training zu deren sicherer und effektiver Anwendung.

2) **Akquisitorische Betätigung** – therapeutisches Nutzen von Betätigung, wodurch Klienten Betätigungsfertigkeit wiedererlernen oder erstmalig entwickeln können (d.h. Training von Betätigungs- oder Aktivitätsfertigkeiten). Dabei gilt es,
   - Betätigungsfertigkeit wiederherzustellen bei Klienten, die die Fähigkeit, ihre Alltagsaufgaben zu erledigen, verloren haben;
   - Betätigungsfertigkeit überhaupt erst zu entwickeln bei Klienten, die noch nie diese Fähigkeit erworben haben, oder
   - Betätigungsfertigkeit zu erhalten, sie zu fördern oder deren Verlust zu verhindern bei Klienten, bei denen diese Fähigkeit gefährdet ist.

   Akquisitorische Betätigung **richtet sich direkt darauf, die Qualität der Betätigungsperformanz eines Klienten wiederherzustellen, sie zu entwickeln, zu erhalten, deren Verlust zu verhindern oder sie zu fördern.** Dazu gehören immer gemeinsame Absprachen und edukative Strategien mit a) Beratung und Festlegung oder Empfehlungen, welche Art von Betätigungsfertigkeiten oder welches Aktivitätstraining eingesetzt werden soll, und b) dem dazugehörigen Training.

3) **Restitutive Betätigung** – therapeutisches Nutzen von Betätigungen, die
   - die Wiederherstellung von personbezogenen Faktoren (z.B. Gewohnheiten, routinemäßigen Abläufen, Werten) und verlorenen Körperfunktionen (einschließlich Motivation) erleichtern;
   - personbezogene Faktoren oder Körperfunktionen, die nie erlernt wurden, entwickeln; oder
   - personbezogene Faktoren und verlorene Körperfunktionen bei Klienten, bei denen sie gefährdet sind, erhalten, deren Verlust verhindern oder sie verbessern.

   Restitutive Betätigung **richtet sich auf die Wiederherstellung, den Erhalt, die Vermeidung von Verlust oder die Verbesserung jener personbezogenen Faktoren und Körperfunktionen, von denen vermutet**

wird, dass sie Betätigung zugrunde liegen. Immer gehören einerseits Beratung und der Einsatz edukativer Strategien mit Empfehlungen und der Festlegung dazu, welche personbezogenen Faktoren und Körperfunktionen behandelt werden sollen, und andererseits das entsprechende Training.

4) **Betätigungsbasierte Edukations-/Schulungsprogramme** – Planung und Umsetzung von Schulungsprogrammen (also von Seminaren, Vorträgen, Workshops) für größere Gruppen, in denen es um tägliches Leben und dazugehörige Betätigungsperformanz geht. Beispielsweise könnte man ein Programm für Familien/Betreuer von Personen mit Demenz organisieren, das Probleme mit Alltagshandlung dieser Personen zum Inhalt hat und das Anregungen gibt, wie diese Familien/Betreuer mehr Struktur und Unterstützung in den Alltag bringen können. Anders als bei adaptiver, akquisitorischer und restitutiver Betätigung könnten die Klienten hier mögliche Strategien diskutieren. Aber da das Ganze mehr als Gruppendiskussion abläuft, gibt es in solch einem Programm nicht die Möglichkeit zum Üben und zum Erlernen. Dies bedeutet aber nicht, dass diese Klienten nicht ermuntert werden, später die neuen Strategien auszuprobieren, die sie im Kurs gelernt haben.

Nachdem solche Interventionen umgesetzt wurden, besteht der letzte Schritt in einer Follow-up-Intervention und in der **Re-Evaluation, ob die Betätigungsausführung verbessert wurde und die Zufriedenheit größer geworden ist.** Das festgestellte und dokumentierte Ausgangsniveau der Performanz (die beobachtete Qualität der Betätigungsperformanz), die Klientenziele und die Ergebnisse der Intervention bilden zusammen die Basis für die **Evaluation der Effektivität eines Ergotherapieprogramms und evidenzbasierter Praxis.**

1.5 Theoriegeleitetes versus prozessgeleitetes Reasoning

Hagedorn (1995) unterscheidet zwischen theoriegeleitetem und prozessgeleitetem Planen und Umsetzen von ergotherapeutischer Intervention. Wenn ein **theoriegeleitetes** Reasoningmuster benutzt wird, wählt man zu Anfang des Prozesses ein Modell (einen Bezugsrahmen), das dann „als konzeptionelle Linse genutzt wird, die alle folgenden klinischen Reasoningprozesse und therapeutischen Aktionen verändert und färbt" (ebd. S. 40). Der Vorteil eines solchen Ansatzes besteht darin, dass er das professionelle Reasoning vereinfacht und der Interventionsprozess beschleunigt werden könnte. Als Nachteil wirkt, dass die Ergotherapeutin naturgemäß eine engere Sichtweise einnimmt und als Ergebnis Informationen oder Methoden ignorieren könnte, die zwar von Vorteil wären, aber nicht zum gewählten Praxismodell passen.

Benutzt man ein **prozessgeleitetes** Reasoningmuster, wird die Entscheidung, welches Modell eingesetzt wird, „hinausgeschoben, bis genügend Informationen gesammelt und evaluiert sind, um eine Entscheidung bezüglich der Art des Problems, der nötigen Intervention und der Auswahl passender Behandlungsmethoden und -medien zu treffen" (Hagedorn 1995, S. 40). Ein prozessgeleiteter Ansatz ist dem

Reasoningmuster näher, das wir im OTIPM benutzen. Wie in Kapitel 4 noch näher ausgeführt wird, muss die Ergotherapeutin eine Verbindung zu anderen konzeptionellen Praxismodellen herstellen, während sie den klientenzentrierten Performanzkontext erstellt, während sie den Grund für die Probleme des Klienten definiert/klärt oder interpretiert oder während sie die Intervention plant und umsetzt. Dies alles tut die Ergotherapeutin jedoch nicht mit der speziellen Absicht, immer das gleiche Modell z.B. zur Planung oder Umsetzung der Intervention zu benutzen.

1.6 Zusammenfassung

Adaptive, akquisitorische und restitutive Betätigungen sind, wenn sie auf der Performanzanalyse und einem wirklichen Top-down- und betätigungsbasierten Ansatz aufbauen, das **ganz Besondere der Ergotherapie**. Wenn wir Evaluations-, Interventions- und Dokumentationsstrategien einsetzen, die unseren besonderen Fokus auf Betätigung widerspiegeln, so machen wir damit unseren Klienten und Kostenträgern im Gesundheitswesen[6] **die ganz spezielle Kompetenz auf der Bühne der Gesundheitsversorgung deutlich, die wir besitzen.**

Wenn Ergotherapeuten als besonders qualifiziert anerkannt sein sollen, um den Funktionsstatus und die Lebensqualität unserer Klienten zu erhalten, so müssen wir bereit sein, Methoden der Erhebung, Intervention und Dokumentation zu verwenden, die die ganz besondere Perspektive der Ergotherapie widerspiegeln. Unsere Methoden der Erhebung, Intervention und Dokumentation müssen daher das Tun betonen und müssen das Tun in einen Kontext stellen, der klientenzentriert und wirklich top-down ist. Das fängt mit einem vollständigen Verstehen des Klienten, seines Performanzkontexts und seiner sozial und kulturell relevanten Betätigungen an, die er für sich als bedeutungsvoll und zweckdienlich ansieht. Schließlich muss sich unser Fokus von „etwas, das wir tun werden" (Ergebnis), auf das verlagern, „was wir im Moment gerade tun" (Prozess).

Merke

Wir müssen das Tun von Klienten beobachten, um Betätigung zu evaluieren, und wir müssen intervenieren, um sowohl die Effektivität des Tuns unserer Klienten als auch ihre Zufriedenheit mit dem Tun – eben die Betätigungsperformanz des Klienten – zu fördern.

Das OTIPM bietet der Ergotherapeutin eine konzeptionelle Struktur, um Bezugswissen und Praxismodelle mit dem Kern unseres Berufes zu verbinden. Außerdem leitet das OTIPM unser professionelles Reasoning, wenn wir ergotherapeutisches Assessment und Intervention planen und umsetzen. Zu diesem Zweck stelle ich in Kapitel 2 einen Überblick über die unterschiedlichen Aktivitäten vor, die man bei Er-

6 Ich benutze das Wort Kostenträger im Gesundheitswesen als allgemeinen Begriff, gemeint sind Versicherungen, Pflegebereitsteller, Behörden oder sonstige Organisationen, die Gesundheitsversorgung oder Ergotherapie finanzieren.

gotherapeuten beobachten kann, wenn sie mit Klienten arbeiten. Im selben Kapitel gibt es auch ausführlichere Definitionen für adaptive, akquisitorische und restitutive Betätigung. Sie sind legitime Aktivitäten für ergotherapeutische Intervention.[7] In Kapitel 3 beschreibe ich die dazugehörigen Interventionsprinzipien und das Menschenbild, von dem wir ausgehen, wenn wir das OTIPM benutzen. Spezielle Prinzipien für die Anwendung von kompensatorischen, akquisitorischen und restitutiven Modellen oder Ansätzen und betätigungsbasierten Edukationsprogrammen, ebenso für verwandte Prinzipien zur Edukation und Beratung werden beschrieben. In den Kapiteln 4 und 5 beschreibe ich das OTIPM ausführlicher mithilfe von zwei Klientenbeispielen, die die Anwendung in der Praxis verdeutlichen. In Kapitel 6 schließlich stelle ich eine Taxonomie von motorischen, prozessbezogenen und sozialen Interaktionsfertigkeiten vor, die die zielgerichteten Aktionen der Betätigungsperformanz umfassen, welche man bei der Betätigungsanalyse evaluieren kann. Jede Performanzfertigkeit wird definiert, und qualitative Skalen zum Beurteilen der beim Klienten beobachteten Fertigkeitsebene werden zusammengefasst.

7 Wie in Kapitel 2 genauer beschrieben wird, sollte mein Begriff *legitime Aktivitäten* nicht mit dem verwechselt werden, was Mosey (1986) als *legitime Werkzeuge* der Ergotherapie bezeichnet hat.

Kapitel 2

Von Ergotherapeuten eingesetzte Interventionsarten

Von Beginn an wurde Betätigung sowohl als Mittel als auch als Ziel unseres Berufes angesehen (Clark, 1917; Dunton, 1928; Gritzer & Arluke, 1985; „Occupational Therapy", 1917; Quiroga, 1995; Upham, 1917). Unser einzigartiger Beitrag bestand also zum einen im Einsatz von Betätigung als heilende oder wiederherstellende Kraft (das Mittel) und zum anderen in unserer Sichtweise, dass verbesserte Betätigungsperformanz das erwünschte Ziel der Therapie ist (das Ergebnis).

Trotzdem wurde ich im Gespräch mit Ergotherapeuten in Nordamerika, in Europa und in anderen Regionen der Welt mit einem offensichtlichen Paradoxon konfrontiert – mit Ergotherapeuten, die eigentlich wissen, dass sie einzigartige und wichtige Kompetenz besitzen, die es aber trotzdem schwierig finden, diese Einzigartigkeit zu benennen. Außerdem benutzen sie oft Evaluations- und Interventionsmethoden, die denen von Kollegen aus Berufen wie Physiotherapie, Neuropsychologie, Pädagogik, Sozialarbeit und Pflege so ähnlich sind, dass alle Unterschiede zwischen Ergotherapie und diesen Berufen verwischt und sogar abgeschafft werden. Daraus folgt, dass **unser ganz besonderer Fokus in der Praxis nicht immer offenkundig ist**.

2.1 Übliche Interventionsmethoden

Um klarzustellen, was ich damit meine, will ich die Interventionsmethoden beschreiben, die ich bei Ergotherapeuten in ihrer täglichen Praxis gesehen habe. Der Fokus liegt hier auf den Arten von Aktivität, die als therapeutische Mittel in ergotherapeutischen Settings angewandt werden – **das, was Ergotherapeuten ihre Klienten als Teil der Therapie tun lassen.**

So wie ich hier den Begriff Aktivität gebrauche, stimmt er nicht mit dem Gebrauch in der International Classification of Functioning, Disability and Health (ICF) überein und sollte nicht damit verwechselt werden. In der ICF können sowohl Aktivität als auch Partizipation als Betätigung angesehen werden, da es bei beidem um **Eingebundensein der Person in aktives Tun** geht. Genauer sagt die ICF, dass mit dem Begriff Aktivität das „Ausführen einer Aufgabe durch einen Menschen" gemeint ist (WHO, 2001, S. 123). Also gehört Aktivität zum „Tun", sowohl im Einzelnen bei Aktionen (z.B. Performanzfertigkeiten, die kleinsten beobachtbaren Einheiten von Betätigung) als auch auf dem allgemeineren Niveau der Gesamt-Aufgabenperformanz.[8] Partizipation meint aus gesellschaftlicher Sicht die Einbindung einer Person in Lebenssituationen innerhalb des natürlichen Kontexts des täglichen Lebens (WHO) (siehe Tab. 10 im Anhang und Fisher, 2006b für weitere Einzelheiten). In diesem Kapitel gebrauche ich den Begriff Aktivität für beides: Eingebundensein in ein Tun (bedeutungsvolle und zweckdienliche Aktivität, Betätigung) und für „einfach machen" (Aktivität ohne Einbindung und ohne Bedeu-

8 Zur Beachtung: Die ICF benutzt *Aufgabe* als Begriff für eine Art von Aktivität; dort wird er für große Einheiten von Aktionen oder „Tun" (z.B. Aufgabenperformanz) benutzt und nicht für das, was die Person tun wird oder getan hat.

tung und Zweck aus Sicht der Person). **Leider gehört das Eingebundensein in Betätigung nicht immer zu den Aktivitäten, die von Ergotherapeuten eingesetzt werden.**

2.1.1 Vier Kontinua, mit denen als Therapie eingesetzte Aktivitäten evaluiert werden können

Wenn ich jetzt eine breit angelegte Methode zur Kategorisierung der allgemeinen Aktivitätsarten einführe, die wir in der ergotherapeutischen Praxis beobachten können, so wird der kluge Leser zweifellos an Aktivitäten denken, die nicht exakt in eine dieser Gruppen fallen. Es könnte weiterhelfen, sich erst einmal vier Kontinua vorzustellen (Abb. 6).

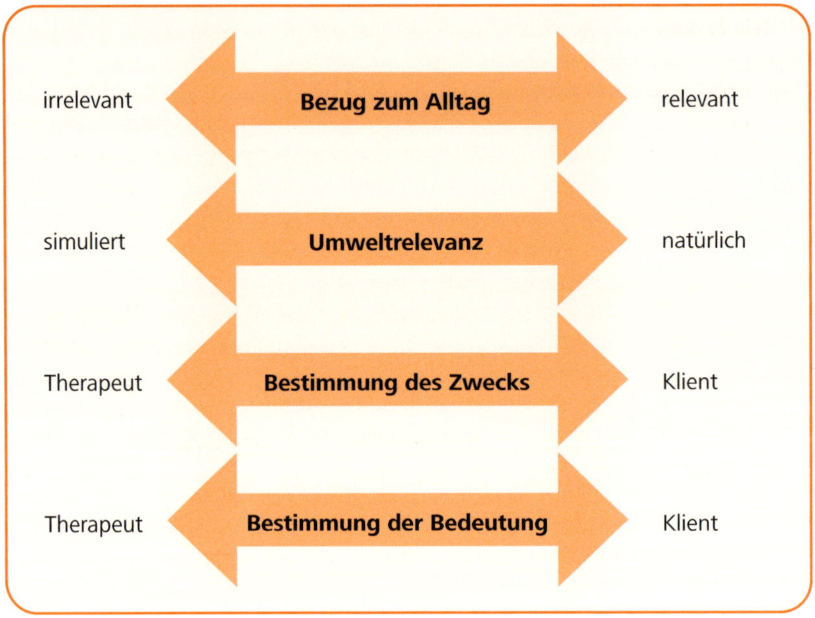

Abb. 6: Vier Kontinua, mit denen man die Merkmale von Aktivitäten, die im ergotherapeutischen Praxissetting zu beobachten sind, evaluieren kann

Das erste Kontinuum zeigt an, dass eine Aktivität mehr oder weniger **relevant für den Alltag** sein kann. Sich anziehen ist zum Beispiel relevant; Stecker in ein Steckbrett zu stecken, ist im Allgemeinen irrelevant für den Alltag. **Wenn wir planen, den Klienten in Betätigung einzubinden, ist es verständlicherweise wichtig, dass die Aktivität so relevant wie möglich für seinen Alltag ist.** Im Kontext dieser vier Kontinua soll **das erste Kontinuum nicht unbedingt bedeuten, dass diese Aktivität notwendigerweise relevant für diese eine Person ist, die man beobachtet.** Relevanz bedeutet nur, dass die Aktivität überhaupt in Bezug zum Alltag steht. Um für diese eine Person relevant zu sein, muss die Aktivität auch von der Person selbst für ihren eigenen Alltag als bedeutungsvoll und zweckdienlich empfunden werden. Bedeutung und Zweck stehen im Zentrum des dritten und vierten Kontinuums, nicht hier im ersten.

Das zweite Kontinuum betrifft die Umweltrelevanz der Aktivität. Die Aktivität kann eher simuliert oder eher natürlich sein. Simulierte Aktivitäten haben eine oder mehrere Komponenten, die konstruiert, künstlich oder verbunden sind mit „so tun als ob" – etwas, das nicht eigentlich Teil der Aktivität ist. Simulierte Aktivitäten sind nicht echt, sie sollten aber nicht mit Spielen verwechselt werden, wo „so tun als ob" wichtiger integraler Bestandteil der Aktivität ist – wenn sie denn wirklich Spiel ist. Idealerweise sollte die **Aktivität, die wir in der Ergotherapie beobachten, in natürlicher Umwelt stattfinden, und es sollte dabei Werkzeug und Material benutzt werden, das normalerweise zu dieser Alltagsaufgabe gehört.** Wenn das geschieht, ist die Aufgabe umweltrelevant, beispielsweise wenn ein Klient in der Küche des Rehazentrums kocht. Die ideale Küche ist natürlich die eigene des Klienten. Wenn aber die Krankenhausküche so ähnlich ist, wie man sie im häuslichen Umfeld findet, ist die Kochaktivität immer noch umweltrelevant.

Das dritte und das vierte Kontinuum machen deutlich, dass Bedeutung und Zweck der Aktivität entweder mehr vom Therapeuten bestimmt werden oder mehr vom Selbstverständnis des Klienten. Wenn also die Therapeutin festlegt, dass der Klient von der Ausführung einer Aufgabe profitieren wird, um ein Ziel zu erreichen, werden Bedeutung und Zweck von der Therapeutin bestimmt. Dabei kommt es nicht darauf an, ob die Therapeutin entscheidet, dass der Klient an Fertigkeiten fürs Anziehen arbeitet oder zur Verbesserung der Hand-Auge-Koordination Stecker in ein Steckbrett steckt, sondern darauf, dass die Therapeutin die Entscheidung getroffen hat. **Wenn die Person aber die Möglichkeit hat, in einem gemeinsamen Prozess mit der Therapeutin festzulegen, welche Aktivitäten die therapeutisch wirksamsten sind, dann ist es die Person, die diejenigen Aktivitäten auswählt, die nach ihrem Verständnis Bedeutung und Zweck in ihrem Leben haben.**

Mithilfe dieser vier Kontinua können die Merkmale jeder Aktivität, die wir beobachten oder als Therapiemedium erwägen, beurteilt werden. Der Leser sollte nicht das Gefühl haben, dass es hier um Entweder-oder geht. Nein, für mich betonen die Kontinua, dass es **Abstufungen gibt bezüglich des Ausmaßes, in dem eine Aktivität diese Kriterien erfüllt. Idealerweise sollte jede Aktivität, die als Intervention angeboten wird, eine Betätigung sein.** Das heißt also, dass die Aktivität für das Leben relevant und natürlich ist. Und wenn es wirklich eine Betätigung ist, so sollten Bedeutung und Zweck so weit wie irgend möglich aus dem Inneren des Klienten kommen, unter Einbeziehung seiner Einschränkungen, seines Motivationsgrades und seines Bewusstseins. Unser Ziel besteht also darin, den Klienten in therapeutische Betätigung einzubinden.

Wenn ich diesen Punkt anspreche, wird meist Folgendes über Klienten geäußert: „Klienten wollen gar nichts tun", „Klienten wissen nicht, was sie wirklich brauchen" oder „Klienten möchten, dass ich entscheide, was sie tun sollen". Solche Kommentare müssen wir verantwortungsbewusst beurteilen, und unser Verantwortungsbewusstsein sollte durch zwei grundsätzliche Überlegungen geleitet werden:

- Wir müssen immer bedenken, dass es unsere ethische Verpflichtung ist,
  - klientenzentriert zu arbeiten und den Klienten in den Entscheidungsprozess einzubeziehen und
  - alles zu versuchen, um den Klienten in eine Aktivität einzubeziehen, in der er für sich Bedeutung und einen Zweck sieht (d.h. in eine Betätigung).
- Wir müssen sorgsam vermeiden, selbst die Aktivitäten für unsere Klienten auszuwählen,
  - weil wir meinen, dass der Klient sie braucht oder
  - weil jemand anders, der nicht zur Klientenkonstellation gehört, meint, dass der Klient sie braucht.

2.1.2 Drei Schwerpunkte der Intervention

Eine andere Möglichkeit, über Aktivitäten als Therapie nachzudenken, besteht darin, den Fokus der Intervention abzuwägen. Wie aus Abb. 7 ersichtlich, kann der Fokus liegen auf

- Kompensation für mangelnde Betätigungsfertigkeit;
- Wiedererwerb, Entwicklung oder Aufrechterhalt von Betätigungsfertigkeit, oder
- Wiederherstellung, Entwicklung oder Aufrechterhalt von personbezogenen Faktoren oder Körperfunktionen.

Wenn die Ergotherapeutin festlegt, ob eine Aktivität zum Zweck der Kompensation, des Wiedererwerbs oder der Wiederherstellung eingesetzt wird, wendet sie ihr professionelles Reasoning in Bezug auf den beabsichtigten Zweck der Intervention an. **Alle drei Schwerpunkte sind angemessen für ergotherapeutische Interventionen.**

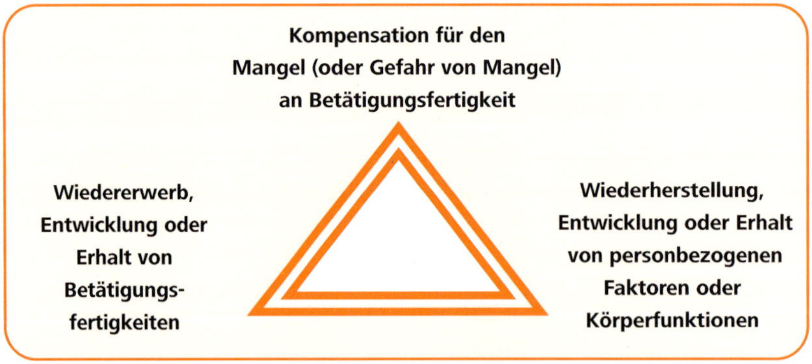

Abb. 7: Fokus betätigungsbasierter Aktivitäten in der Ergotherapie

2.1.3 Sechs verschiedene Aktivitäten als Intervention

Wenn ich jetzt die sechs Hauptaktivitätsgruppen beschreibe, werden sich bestimmte Schlüsselmerkmale der Aktivitäten in einem oder mehreren der Kontinua aus Abb. 6 von links nach rechts bewegen. Ich möchte Ergotherapeuten ermutigen, mit diesen Kontinua, mit den Kernschwerpunkten aus Abb. 7 und mit den folgenden ausführlich beschriebenen Aktivitätsgruppen zu arbeiten, die als **Basis dienen, um die praktisch eingesetzten Aktivitäten dahin gehend zu evaluieren, ob sie angemessen für ergotherapeutische Intervention sind.**

Vorbereitung

Die erste Gruppe von Aktivitäten habe ich Vorbereitung genannt. Beispiele dafür sind physische Mittel (z.B. Anwendung von Wärme, Kälte, transkutaner elektrischer Nervenstimulation, Ultraschall), Massage und Faszienlockerung. Obwohl sich die Anwendung solcher Ansätze mehr und mehr in der Ergotherapie ausbreitet (Bracciano, 2008), sind sie meiner Ansicht nach besser bei anderen Berufen aufgehoben. Passive Übungen zur Erweiterung des Bewegungsausmaßes und Einsatz sensorischer Stimulation wie a) Berührung/Druck durch die Hand des Therapeuten oder b) Drehen eines Klienten im Netz (ohne aktive Bewegung des Klienten oder dessen aktives Eingebundensein) sind weitere Beispiele für vorbereitende Aktivitäten. Zu den „traditionellsten" Vorbereitungsaktivitäten in der Ergotherapie gehören positionierende Techniken wie Schienenbau und Sitzadaptationen.

Das deutlichste Zeichen für eine Vorbereitungsaktivität ist ein **passiver Empfänger** unserer Intervention. Aus Sicht des Klienten können wir daher Vorbereitungs-„Aktivitäten" überhaupt nicht als solche bezeichnen, weil der Klient dabei meistens gar nichts tut und man keine Klientenaktion beobachten kann.

Wenn wir die vier Kontinua aus Abb. 6 in Bezug auf Vorbereitungsaktivitäten überdenken, können wir erkennen, dass es ihnen meist an Relevanz für den Alltag und für die Umwelt mangelt. Da es die Therapeutin ist, die die Aktivität ausführt, hat die Aktivität keine Bedeutung und keinen Zweck für den Klienten außer dem, was der Klient von dem verstanden hat, was die Therapeutin ihm über den therapeutischen Zweck erklärt hat.

Wenn wir Abb. 7 ansehen, wird klar, dass der Fokus der Vorbereitungsaktivität auf Wiederherstellung ausgerichtet ist, speziell auf Besserung von Schädigung oder auf Wiederherstellung oder Entwicklung von Körperfunktionen. Manchmal handelt es sich sogar um Aktivitäten, die vor den wiederherstellenden Aktivitäten durch die Ergotherapeutin ausgeführt werden, zur Vorbereitung auf spätere Teilnahme an einer anderen Form von therapeutischer Aktivität.

Mechanisches Üben

Die zweite Gruppe von Aktivitäten habe ich mechanisches Üben genannt. Beispiele für solch mechanisches Üben sind, wenn Klienten zur Verbesserung der Hand-Hand-Koordination mit beiden Händen Kreise auf eine Tafel malen, Übungen mit elastischen Bändern oder Gewichtheben als Krafttraining durchführen oder Türme bauen, um das Greifen nach etwas zu üben. Auch Heimprogramme sind oft genau das – eine Art von mechanischer Übung. Dazu gehören auch kognitiv-perzeptive Übungsaktivitäten (auch am Computer) sowie verhaltenstherapeutische Übungen, die die Einsicht in das eigene soziale Verhalten verbessern sollen.

Das hervorstechendste Merkmal dieser Art von Aktivität ist repetitives Üben, um Körperfunktionen zu entwickeln, wieder herzustellen oder zu erhalten. Wenn wir uns wieder die vier Kontinua anschauen, sehen wir, dass Übungsaktivitäten wenig oder keine Relevanz für den Alltag haben, selbst wenn sie mit alltäglichen Gegenständen durchgeführt werden (z.B. Tafel und Kreide, Computer). Die Tatsache, dass wiederholendes Üben außerhalb des Performanzkontexts realer oder simulierter Alltagsaufgaben stattfindet, bedeutet, dass dessen Umweltrelevanz eher simuliert als natürlich ist. Die Aktivität kann einen Zweck oder ein Ziel haben, aber in den meisten Fällen stammt die Bedeutung von der Therapeutin und nicht vom Klienten. Mit größter Wahrscheinlichkeit hat mechanisches Üben daher wenig oder keine Bedeutung für den Klienten außer den Erklärungen der Therapeutin oder die Ansicht des Klienten, dass mechanisches Üben „wirklich Therapie" ist. **Wenn der Klient glaubt, dass „mechanisches Üben wirklich Therapie" ist, erhalten die Konzepte von Bedeutung und Zweck einen verdrehten und künstlichen Sinn, weil Bedeutung und Zweck vom Bottom-up-Reasoning stammen und von Überzeugungen, die tief in der westlichen Kultur verankert sind.** Sie stammen nicht aus der Sichtweise des Klienten, welche Alltagsaufgaben er ausführen können möchte oder muss, um seine Lebensrollen auszufüllen und an der Gesellschaft zu partizipieren. Wenn wir schließlich Übungsaktivitäten in Bezug zu Abb. 7 evaluieren, sehen wir, dass der Fokus dabei auf Wiederherstellung, Entwicklung oder Erhalt von personbezogenen Faktoren und Körperfunktionen liegt.

Simulierte Betätigung

Die dritte Gruppe von Aktivitäten habe ich simulierte Betätigung genannt. Zu simulierter Betätigung gehören alle Aktivitäten, bei denen entweder der Zweck oder das Werkzeug und Material simuliert, konstruiert, künstlich sind. Oder es ist zumindest ein Element enthalten, das So-tun-als-ob beinhaltet, das nicht auf natürliche Weise Teil der Aufgabe ist, **aber die Ergotherapeutin bemüht sich, dass die Aufgabe der Ausführung im Alltag nahe kommt.**

In einer Form simulierter Betätigung fügt die Ergotherapeutin eine mechanische Übung in eine Aktivität ein, in der einige Gegenstände der Aufgabe und die potenzielle Bedeutung oder der Zweck konstruiert sind. Ein Beispiel für eine solche Aktivität: Die Therapeutin lässt ein Kind Knetgummi mit Messer und Gabel schneiden oder Bohnen auf einen Löffel füllen und sagt ihm, es solle so tun, als ob es esse. Ein weiteres Beispiel: einen Klienten bitten, Kegel in ein Regal zu stellen und dabei so zu tun, als ob es Gläser seien und als ob er das Geschirr wegräume. Die Schlüsselelemente hier sind, dass die Kegel wenig Relevanz für die tatsächliche, hier nur simulierte Aufgabe haben und dass die Ergotherapeutin sich den Zweck und die Bedeutung für den Klienten „wie im echten Leben" ausgedacht hat.

In anderen Fällen sind die Gegenstände echt und nicht simuliert, aber dafür ist eine Komponente konstruiert. Z.B. sagt die Ergotherapeutin zu einer Frau: „Es ist wichtig, dass Sie üben, die Greifzange zu benutzen. Stellen wir uns vor, Sie wollen Ihr gebrauchtes Taschentuch wegwerfen." Und dann bittet die Therapeutin die Klientin, einige Taschentücher aus der Box zu ziehen und sie in den nahen Abfalleimer zu werfen. Die Aktivität versucht zwar, den Alltag abzubilden, und Greifzange und Taschentücher sind real, aber die Ergotherapeutin hat sich die Aktivität ausgedacht und den Zweck vorgegeben.

Ein Kind Nägel in ein Brett schlagen zu lassen und ihm zu sagen, es soll sich vorstellen, dass es ein Vogelhaus baut, ist ein weiteres Beispiel. Wieder sind die Gegenstände echt und für den von der Ergotherapeutin angegebenen Zweck relevant, aber es gibt kein reales Vogelhaus. Oder die Ergotherapeutin lässt ein Kind einen oder mehrere Buchstaben immer wieder schreiben, um feinmotorische Koordination zu üben, oder sie lässt einen Erwachsenen immer wieder Knöpfe schließen, um das Zuknöpfen zu üben. Solche Aktivitäten bleiben simulierte Betätigungen, weil sie außerhalb des natürlichen Kontexts von echten, natürlichen Aufgaben ausgeführt werden. In all diesen Beispielen sind Bedeutung und Zweck konstruiert; sie werden eher vom Therapeuten als vom Klienten bestimmt. Ein natürlicher Kontext wäre z.B.: einen Satz zur Beschreibung eines vom Lehrer gemalten Bildes schreiben; das Hemd morgens beim Anziehen zuknöpfen.

Wie man aus allen obigen Beispielen erkennen kann, variiert das Ausmaß an Simulation und auch das Ausmaß an Realität. **Im besten Falle unternimmt die Ergotherapeutin jegliche Anstrengung, die Aufgabe jenen realen Alltagsaufgaben anzunähern, die für den Klienten Bedeutung und Zweck haben.** Rollenspiel – eine simulierte Betätigung – rangiert oft mehr zur natürlichen Seite des zweiten Kontinuums. So könnte z.B. eine Gruppe junger Erwachsener sich überlegen, ein Jobinterview als Rollenspiel durchzuführen oder im Rollenspiel Essen im Restaurant zu bestellen als Vorbereitung für eine tatsächliche, natürliche Aktivität. In Situationen, in denen die Klienten noch nicht so weit sind, Angst haben oder die reale Aktivität nicht ausführen können (z.B. Klienten, die eine geschlossene Station nicht verlassen dürfen), sind solche simulierten Betätigungen die „bestmögliche Alternative". **Im schlimmsten Fall** jedoch, wie beim Essenüben mit Knetgummi oder mit getrockneten Bohnen oder beim Kegel-„Geschirr"-Wegräumen, **baut die Ergotherapeutin lediglich mechanisches Üben in Aktivitäten ein, die sie sich selbst überlegt hat.** Wenn wir die diversen Beispiele in Bezug zu Abb. 7 untersuchen, sollte es offensichtlich werden, dass simulierte Betätigung auf Wiederherstellung, Entwicklung oder Erhalt personbezogener Faktoren oder Körperfunktionen ausgerichtet sein kann; oder sie kann auf Wiedererwerb, Entwicklung oder Erhalt von Betätigungsfertigkeit gerichtet sein.

Zwischen mechanischem Üben und simulierter Betätigung unterscheiden

Der Unterschied zwischen mechanischem Üben und simulierter Betätigung zwecks Wiederherstellung kann recht subtil sein. Stellen Sie sich zum Beispiel eine Klientin vor, die auf einer Liege sitzt und ihr Körpergewicht teilweise auf dem rechten, plegischen Arm abstützt. Die Ergotherapeutin bittet sie dann, mit ihrer linken Hand Stecker aus einer Schüssel zu nehmen, die links von ihr steht, und diese Stecker in ein Solitärbrett auf der rechten Seite zu stecken. Ist dies ein Beispiel für mechanisches Üben oder für simulierte Betätigung? Wenn die Frau nur die Stecker in das Brett stecken soll, um ihre Haltung zwecks besserem Haltungshintergrund anzupassen, können wir dies klar dem mechanischen Üben zuordnen. Wenn die Klientin dabei aber wirklich Solitär spielt, dann wird es eine simulierte Betätigung – es ist schließlich nicht üblich, Solitär auf diese Art zu spielen, egal ob die Klientin daran interessiert ist oder nicht.

Wenn wir weiterhin mithilfe der vier Kontinua aus Abb. 6 mechanisches Üben und simulierte Betätigung vergleichen, so kommen wir zu dem Ergebnis, dass die Alltags- und Umweltrelevanz im Allgemeinen größer bei simulierter Betätigung als bei mechanischem Üben ist. Aber da Teile der Aktivität simuliert sind, bleiben Alltags- und Umweltrelevanz begrenzt. Anders als bei Übungen, bei denen Bedeutung und Zweck meist von der Therapeutin und nicht vom Klienten bestimmt werden, variiert deren Quelle bei simulierter Betätigung. Das heißt, dass simulierte Betätigung im besten Falle einer realen Alltagsaufgabe, die für den Klienten von Bedeutung ist und einen Zweck hat, sehr nahe kommt. Wenn jedoch der Zweck von der Ergotherapeutin bestimmt wird, bleibt auch die Bedeutung für den Klienten minimal. Anders als bei mechanischem Üben liegt der Fokus von simulierter Betätigung nicht nur auf Besserung von Schädigungen, auf Wiederherstellung, Entwicklung oder Erhalt von Körperfunktionen, sondern es kann auch um Wiedererwerb, Entwicklung oder Erhalt von Betätigungsfertigkeit gehen.

Restitutive (wiederherstellende) Betätigung

Die vierte Aktivitätsgruppe habe ich restitutive Betätigung genannt. Wie der Name schon sagt, liegt der Fokus hier auf Besserung zugrunde liegender Schädigungen oder auf Wiederherstellung, Entwicklung oder Erhalt personbezogener Faktoren und Körperfunktionen (Abb. 7). Ich habe mich entschlossen, den Begriff restitutiv zu verwenden und möchte betonen, dass ich ihn benutze, um mich auf Aktivitäten und Praxismodelle zu beziehen, die eingesetzt werden:

- zur **Besserung** zugrunde liegender Schädigungen oder zur **Wiederherstellung** personbezogener Faktoren und Körperfunktionen, die durch Krankheit oder Verletzung verloren wurden;
- zur **Entwicklung** personbezogener Faktoren und Körperfunktionen bei Personen, die bisher noch nicht altersentsprechende Betätigungsperformanz erreicht haben; oder
- zum **Erhalt** oder zur **Förderung** personbezogener Faktoren und Körperfunktionen bei Personen, die derzeit Alltagsaufgaben (fast) so ausführen, wie man es bei diesem Alter erwartet.

Bei der letzten Personengruppe geht es meist um restitutive Interventionen zur Steigerung des *Wohlbefindens* oder zur *Prävention* von funktionellem Abbau (auch um den *Erhalt* des derzeitigen Performanzniveaus).[9]

---

9 Die beiden Begriffe, Besserung (remediation) und Wiederherstellung (restoration) werden für Praxismodelle benutzt, die zur Heilung von Schädigungen oder zur Wiederherstellung von Körperfunktionen eingesetzt werden (mit dem sekundären Ziel, Betätigungsperformanz zu verbessern). Beim Begriff Heilung schwingt wegen seiner

Ein wesentliches Merkmal von restitutiver Betätigung besteht darin, dass der Klient aktiv an der Betätigung beteiligt ist. Das bedeutet, dass es um Aktivitäten geht, die der **Klient** als für sich bedeutungsvoll und zweckgerichtet **ansieht**, und dass die Ausführung so weit wie irgend möglich für den Alltag relevant und natürlich ist. Der Klient führt im Alltag relevante Aktivitäten aus, mit echten Gegenständen in natürlicher Umwelt. Deshalb ist ein definierendes Merkmal für restitutive Betätigung, dass sie sich auf dem oder nahe am rechten Ende aller vier Kontinua aus Abb. 6 befindet.

Ein Beispiel für restitutive Betätigung wäre der Einsatz von **abgestufter Betätigung** (d.h., die Anforderungen einer Aufgabe werden allmählich gesteigert, indem die Aufgabe modifiziert oder adaptiert wird), um Schwierigkeiten mit dem Gleichgewicht oder beim Greifen nach einem Gegenstand zu behandeln. Stellen Sie sich zum Beispiel eine Klientin vor, die gerne liest. Sie hat gesagt, dass es ihr schwerfällt, das Gleichgewicht zu halten, wenn sie nach Gegenständen langt, etwa wenn sie Bücher aus dem Regal holen will. Gemeinsam entscheiden Ergotherapeutin und Klientin, in ihre Wohnung zu gehen und an dem Problem zu arbeiten. Indem die Anforderungen an das Gleichgewicht oder an die notwendige Reichweite allmählich gesteigert werden, führt das Einbinden in eine Aktivität, die für die Klientin von Bedeutung ist und einen Zweck hat, zur Besserung der zugrunde liegenden Schädigungen, die die Betätigungsperformanz einschränken. Wenn ihre Fähigkeiten allmählich größer werden, kann sie immer schwerere Bücher auf immer höhere Regalbretter stellen oder sie von dort holen.

In einem anderen Beispiel für restitutive Betätigung könnte die Ergotherapeutin versuchen, Aufmerksamkeitsdefizite zu behandeln, indem sie mit der Person ein von ihr geliebtes Kartenspiel spielt. Allmählich abgebaute verbale Hinweise oder andere Arten von Abstufungen, die zu den erwünschten Reaktionen führen, können zum therapeutischen Erfolg der Intervention führen. Das Ziel dabei ist die Entwicklung oder Wiederherstellung von Aufmerksamkeitsmechanismen, die für die Ausführung dieses Spiels gebraucht werden.

Assoziation mit reduktionistischen oder Bottom-up-Modellen (z.B. das medizinische Modell) oft eine negativere Konnotation mit. Der Begriff restitutiv ist zwar weniger negativ, impliziert aber immer noch, dass der Fokus des entsprechenden Modells auf Wiedererwerb verlorener Körperfunktionen liegt. Daraus folgt, dass mein Gebrauch des Wortes Wiederherstellung nicht gerade unsere wichtige Rolle in Habilitation und Wohlbefinden hervorhebt. Ich habe nach einem besseren Begriff für solche Praxismodelle gesucht, es ist mir jedoch leider nicht gelungen, einen Begriff zu finden, der allgemein von Ergotherapeuten verstanden würde. [Anm. d. Übers.: Habilitation ist als erstmaliger Aufbau von Funktionen oder Faktoren zu verstehen, analog zu Rehabilitation]

Zwischen simulierter und restitutiver Betätigung unterscheiden

Der Unterschied zwischen besseren Arten von simulierter Betätigung zur Wiederherstellung und restitutiver Betätigung kann ebenfalls subtil sein. Das folgende Klientenbeispiel aus Schweden mit einem Mann, der eine Handverletzung erlitten hatte, zeigt uns sehr anschaulich, wie wir diese beiden Aktivitätsarten unterscheiden können.

Als die Ergotherapeutin ihren Klienten nach seinen Interessen fragte, sagte er, dass eine seiner Lieblingsbeschäftigungen Klettern am Felsen sei. Er befürchte aber, diese nicht mehr ausüben zu können, weil ihm die Kraft in den Fingern fehle. Der erste Gedanke der Therapeutin war, dass es keinen Felsen gab, an der der Klient zur Kräftigung der Fingermuskulatur das Klettern hätte üben können (vielleicht hatte sie auch gedacht, dass sie selbst nicht klettern konnte). Dann fiel ihr ein, dass es eine Kletterwand in der Turnhalle der Schule für Ergo- und Physiotherapie neben der Ambulanz gab, in der sie arbeitete. Sie konnten in die Turnhalle gehen, und der Klient arbeitete an der Kraftentwicklung direkt im Kontext des Kletterns.

Wenn wir uns dieses Beispiel noch einmal unter dem Gesichtspunkt der vier Kontinua aus Abb. 6 ansehen, erkennen wir, wie sich simulierte Betätigung von restitutiver unterscheidet. Die dabei zu beantwortende, entscheidende Frage lautet: Ist dieses Klettern simulierte oder restitutive Betätigung? Eine Kletterwand ist kein Felsen, also ist es ein bisschen künstlich. Aber letztendlich kommt die Entscheidung vom Klienten. Übt er normalerweise an einer Kletterwand, oder ist es nur „echt" (natürlich), wenn er in den Bergen an Granitwänden klettert? Wenn es nur echt ist, wenn er in den Bergen ist, würden wir es als simulierte wiederherstellende Betätigung ansehen, weil wir diese Aktivität auf dem zweiten Kontinuum irgendwo in der Mitte, nur ein bisschen weiter rechts ansiedeln würden. Das Klettern ist jedenfalls sehr viel weniger konstruiert, als wenn ihn die Therapeutin zur Fingerstärkung hätte Übungen mit Therapieknete oder einem Gummiball ausführen lassen (mechanisches Üben). Wenn er jedoch normalerweise an einer Kletterwand übt (echte Alltagsbetätigung), würden wir es restitutive Betätigung nennen, weil sie natürlich und im Kontext stattfindet, vorausgesetzt dass das Üben an einer Kletterwand in der Turnhalle eine normale Umwelt ist, in der er das Klettern übt. Dann würden wir die Aktivität ganz am rechten Ende des Kontinuums einordnen.

Akquisitorische Betätigung

Die fünfte Gruppe bezeichne ich als akquisitorische Betätigung. Deren direktes Ziel besteht darin, Klienten zu befähigen, effektive Aktionen wiederzuerwerben, zu entwickeln oder zu erhalten, damit sie Alltagsaufgaben so ausführen können, wie es für Personen dieses Alters, dieses Geschlechts und dieser kulturellen Gruppe normal ist. Genauso wie bei restitutiver Betätigung beteiligt sich der Klient aktiv an der Betätigung, an Aktivitäten, die für den Alltag relevant und natürlich sind und denen er Bedeutung und Zweck beimisst. Das heißt, das entscheidende Merkmal von akquisitorischer Betätigung ist die Ansiedlung nahe oder ganz am rechten Ende aller vier Kontinua aus Abb. 6. **Der einzige Unterschied zu restitutiver Betätigung besteht darin, dass der Fokus bei akquisitorischer Betätigung auf Wiedererwerb, Entwicklung oder Erhalt von Betätigungsfertigkeit und nicht von personbezogenen Faktoren oder Körperfunktionen liegt** (Abb. 7). Ähnlich wie restitutive Betätigung und restitutive Praxismodelle können akquisitorische Betätigung und akquisitorische Praxismodelle mit folgendem Ziel eingesetzt werden:

- zum **Wiedererwerb** von Performanzfertigkeiten bei Personen, die sie verloren haben;
- zur **Entwicklung** von Performanzfertigkeiten bei Personen, die noch keine altersentsprechende Betätigungsperformanz erreicht haben;
- zum **Erhalt** und zur **Förderung** von Performanzfertigkeiten bei Personen, die derzeit Alltagsaufgaben (fast) auf dem Niveau ausführen, das von deren Altersgruppe erwartet wird, die aber in Gefahr sind, ihre Betätigungsperformanz zu verlieren.[10]

Ein typisches Beispiel für akquisitorische Betätigung wäre es, wenn die Ergotherapeutin mit einer Gruppe Jugendlicher, die ihre Interaktionsfertigkeiten verbessern möchten, diese Interaktion beim Backen eines Kuchens für die Mutter eines der Jugendlichen fördern würde; oder wenn die Ergotherapeutin den Lebensmitteleinkauf als therapeutische Betätigung bei einem Mann einsetzt, der wieder die Einkäufe für seine Familie erledigen können möchte. In beiden Fällen steigert die Ergotherapeutin die Anforderungen der Aufgaben mit den sich allmählich verbessernden Fertigkeiten des Klienten. Im Zentrum der Intervention steht, dass die Person oder jemand aus der Klientenkonstellation in **die Performanz einer progressiv gestuften Aufgabe eingebunden ist, um die Ausführung dieser oder einer sehr ähnlichen Aufgabe zu verbessern.** Immer handelt es sich um Aufgaben, die der Klient ausführen möchte oder muss und die er selbst als vorrangiges Ziel der Intervention benannt hat.

Akquisitorische und restitutive Betätigung vergleichen

Restitutive und akquisitorische Betätigung haben viele Merkmale gemeinsam. Beide nutzen beratende Zusammenarbeit und Edukation und wenden progressiv abgestufte Aufgaben an (indem modifiziert oder angepasst wird). Außerdem können beide als direkte oder als indirekte Intervention eingesetzt werden (Abb. 8).

In Kapitel 3 wird die **beratende Zusammenarbeit** näher erläutert. Sie dient dazu, gemeinsam mit dem Klienten

- festzulegen, welche Aufgabenperformanz er als primäres Ziel der Intervention auswählt,
- das von ihm gewünschte Ergebnis zu bestimmen (d.h. die Ziele) und
- auszuwählen, welche Intervention umgesetzt wird und wie dies geschieht.

Das **Abstufen** (durch Modifizieren und Anpassen) wird eingesetzt, um die Schwierigkeit der Aufgabe so zu verändern, dass sie zunächst zur Eingangsfähigkeit des

10 Wohlbefinden, Prävention und Erhalt können letztendlich als das Gleiche angesehen werden, da alle drei auf der Vorstellung basieren, die Performanzqualität einer Person „aufzubauen" (d.h. zu fördern), um jeglichem Abbau, der entstehen könnte, entgegenzuwirken.

Klienten passt – und dann allmählich die Anforderungen zu steigern, wenn die Performanzqualität des Klienten zunimmt. **Edukative Prinzipien** werden beim theoretischen Unterrichten des Klienten und beim praktischen Lernen benutzt. Wenn edukative Prinzipien zusammen mit restitutiver Betätigung angewandt werden, liegt der Fokus auf dem Erlernen zugrunde liegender Fähigkeiten (z.B. verbesserte motorische Steuerung, größere Einsicht und Bewusstheit, Einsatz verhaltenstherapeutischer Techniken zur Reduzierung von Stress und Schmerz). Wenn edukative Prinzipien zusammen mit akquisitorischer Betätigung eingesetzt werden, liegt der Fokus direkt auf Betätigungsfertigkeiten und auf der Qualität der Ausführung von Alltagsaufgaben (z.B. bessere Fertigkeiten beim Anziehen, bessere soziale Interaktionsfertigkeiten). Als **direkte Intervention** bezeichnet man es, wenn die Ergotherapeutin direkt mit dem Klienten arbeitet, und als **indirekte Intervention,** wenn die Ergotherapeutin jemand anderen schult (z.B. den Lehrer, ein Elternteil, einen Helfer eines Klienten), die betätigungsbasierte Intervention umzusetzen.

Für den unbeteiligten Beobachter könnte der Fokus nicht erkennbar sein. In beiden Fällen wird die Einbindung des Klienten in Betätigung beobachtet. Der Fokus der Intervention liegt jeweils darauf, dass der Klient allmählich gesteigerte Aufgaben ausführt. Auf diese Weise lernt er, genau diese oder ähnliche Aufgaben besser auszuführen. In beiden Fällen sind die ausgeführten Aufgaben diejenigen, die der Klient als vorrangiges Ziel der Intervention benannt hat, weil er oder jemand in der Klientenkonstellation sie ausführen möchte oder muss.

Der Unterschied zwischen akquisitorischer und restitutiver Betätigung liegt hauptsächlich im professionellen Reasoning der Ergotherapeutin. Oft geht der tatsächliche Fokus erst aus Diskussionen mit der Ergotherapeutin hervor. So habe ich zum Beispiel kürzlich eine Ergotherapeutin beobachtet, die mit einer Gruppe von Klienten mit psychischen Erkrankungen arbeitete. Die Gruppe war mit einer sozialen Aktivität beschäftigt, bei der sie einen Ausflug plante; die Teilnehmer sollten entschei-

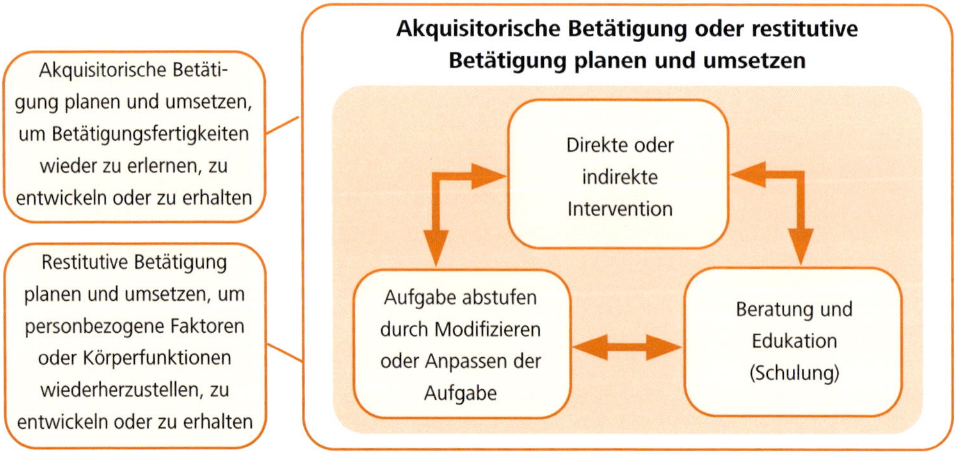

Abb. 8: Schematische Darstellung akquisitorischer und restitutiver Betätigung

den, wann und wohin sie fahren wollten. Die Ergotherapeutin saß bei der Gruppe und griff – wenn nötig – ein, um die soziale Interaktion zu erleichtern. Ich nahm daher an, dass die Gruppenaktivität eine akquisitorische sei – um soziale Interaktionsfertigkeiten zu fördern. Entgegen meiner Erwartung erfuhr ich später, als ich die Therapeutin interviewte, dass sie mit der Aktivität bezweckte, dass die Teilnehmer sich ihrer Behinderung bewusst wurden. Für die Therapeutin war es also eine restitutive Gruppenaktivität – es ging darum, eine zugrunde liegende Körperfunktion, nämlich Einsicht, zu entwickeln.

Adaptive Betätigung

Die letzte Aktivitätsgruppe habe ich adaptive Betätigung genannt. Wie bei restitutiver und akquisitorischer Betätigung ist ein wesentliches Merkmal die aktive Teilhabe des Klienten an Betätigungen, die von ihm selbst gewählt wurden. Die Aktivitäten sind also relevant für seinen Alltag, natürlich und für ihn bedeutungsvoll und zweckgerichtet (Abb. 6). Der einzige Unterschied zwischen adaptiver und akquisitorischer oder restitutiver Betätigung besteht darin, dass **adaptive Betätigung sich unmittelbar auf die Kompensation von ineffektiven Betätigungsfertigkeiten und nicht auf Wiederherstellung, Entwicklung oder Erhalt personbezogener Faktoren oder von Betätigungsfertigkeiten bezieht** (Abb. 7). Wenn jemand Hilfsmittel benutzt, Hilfe erhält oder Alltagsaufgaben auf alternative Weise erledigt, um ineffektive Aktionen auszugleichen oder sie zu kompensieren – dann handelt es sich um adaptive Betätigung (Abb. 9). Dahinter steht die Intention, **dass der Klient Aktivitäten auf eine neue Art ausführt, die sich von der unterscheidet, wie es Menschen üblicherweise tun.** Genauer gesagt: Liegt der Fokus der Intervention auf Kompensation, so wird davon ausgegangen, dass Wiedererwerb oder Entwicklung effektiver Aktionen für die „normale" Ausführung (d.h. indirekt über restitutive oder direkt über akquisitorische Betätigung) derzeit kein realistisches Ziel ist. Das direkte Ziel ist deshalb, Adaptationen vorzustellen, um verminderte Betätigungsfertigkeiten zu kompensieren. In solcher Situation **wird erwartet, dass die Person ihre Alltagsaufgaben irgendwie anders ausführt**, als man es normalerweise tut. Mit einer Greifzange einen Socken vom Boden aufzuheben (adaptiertes Gerät), die Schnürsenkel mit einer Hand zu binden (alternative oder kompensierende Technik) oder sich mit verbaler Hilfe eines Betreuers anzuziehen (modifizierte soziale Umwelt), sind für einen jungen Erwachsenen **keine** normale Art, sich anzuziehen.

Eine Klientin mit geringer körperlicher Belastbarkeit beispielsweise möchte die Wäsche für ihre Familie waschen. Eine adaptive Betätigung wäre hier, dass die Ergotherapeutin ihr vorschlägt, wie sie auf andere Art die Wäsche zum und vom Waschkeller bringen, die Waschmaschine und den Trockner be- und entladen kann. Eine Strategie könnte dabei sein, dass die Klientin öfter kleinere Mengen wäscht, sodass im Wäschekorb immer nur wenige Teile sind. Oder sie könnte einen kleinen Wagen benutzen, um die Wäsche zu transportieren.

Das Schlüsselmerkmal von adaptiver Betätigung ist die Veränderung der Aktivität durch Adaptation, damit der Klient sie erfolgreich ausführen kann (Mosey, 1986).

Dabei ist die **angewandte Methode nicht mehr die übliche.** Obwohl das Ziel der Frau zwar nicht primär in der Erhöhung ihrer Belastbarkeit besteht, ist es trotzdem möglich, dass die Belastbarkeit sich sekundär durch die verstärkte Einbindung der Frau in Betätigung im Laufe der Zeit ebenfalls erhöht.

Man muss sich auch klarmachen, dass **Beratung und Edukation** (Schulung) ebenfalls wichtige Komponenten adaptiver Betätigung sind (Abb. 9). Im obigen Beispiel hatte die Ergotherapeutin mit der Frau bereits eine kooperierende, beratende Beziehung aufgebaut. Außerdem war der Ergotherapeutin bewusst geworden, dass sie schon vor dem Einsatz der adaptiven Betätigung die Familienmitglieder in die beratende Partnerschaft und die Erörterung möglicher Adaptationen einbeziehen sollte, weil sie davon betroffen sein würden. Als sie mit einbezogen wurden, schlugen sie vor, dass jeder seinen Wäschekorb selbst in den Waschkeller tragen könnte. In diesem Fall war nur minimale Schulung notwendig. In anderen Fällen kann die edukative Komponente mehr Raum einnehmen (z.B. einem Helfer beizubringen, eine Person nach Schlaganfall zur und von der Toilette oder zur Badewanne zu bringen und dem Helfer zu zeigen und mit ihm zu üben, wie der Transfer sicher gestaltet werden kann).

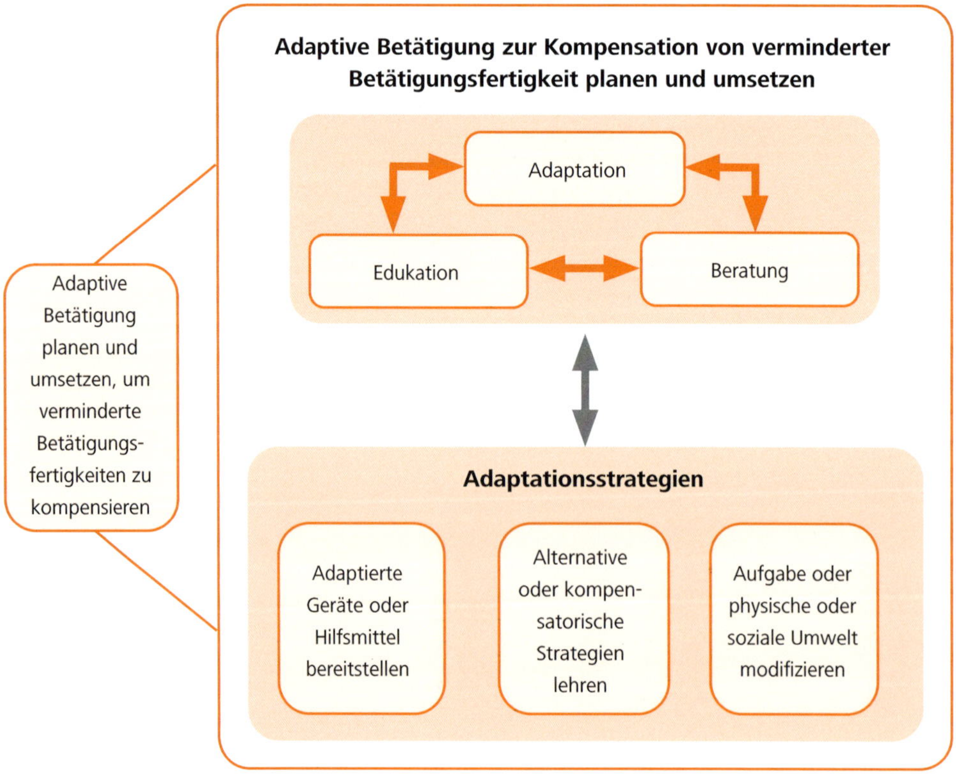

Abb. 9: Schematische Darstellung adaptiver Betätigung

Zwischen akquisitorischer oder restitutiver Betätigung und adaptiver Betätigung unterscheiden

Genauso wie der Unterschied zwischen akquisitorischer und restitutiver Betätigung wird **auch der Unterschied zwischen akquisitorischer oder restitutiver und adaptiver Betätigung erst durch das professionelle Reasoning der Ergotherapeutin** durch das erkennbar, was sie als primäres Ziel der Intervention ansieht. Der Unterschied wird klarer, indem man folgende Frage beantwortet: Ist die Aktivität so adaptiert, dass der Klient sie auf modifiziertem Niveau über längere Zeit ausführen kann (adaptive Betätigung; Kompensation von verminderter Betätigungsfertigkeit). Oder bestehen die Adaptationen in sich allmählich verändernden Stufen der Aufgabenschwierigkeit, die schrittweise wegfallen, wenn sich personbezogene Faktoren, Körperfunktionen oder Betätigungsfertigkeiten (restitutive bzw. akquisitorische Betätigung) bessern? Die Frau, die jetzt einen Wagen zum Transport ihrer Wäsche benutzt, hat eine neue Art des Tuns gelernt, und sie wird diese neue, adaptierte Methode eine Zeit lang einsetzen. Im Gegensatz dazu hat die Frau, die gern liest, vor, ihre Bücher auf die normale Art zu holen und wegzulegen, sobald sie mehr Kraft hat. Im ersten Fall soll die Adaptation relativ dauerhaft eingesetzt werden. Im zweiten werden die Abstufungen dynamisch verändert, wenn es der Klientin im Laufe der Therapie besser geht. Die Schwierigkeit der Aufgabe wird fortlaufend abgestuft, modifiziert und angepasst.

2.2 Legitime Aktivitäten für die Ergotherapie

Was sind nun die legitimen Aktivitäten für die Ergotherapie?[11] Nach Kielhofner (1997) erfordert das sich entwickelnde Paradigma der Ergotherapie, dass wir ausschließlich **Betätigung** als Intervention anerkennen. Meiner Meinung nach ist das richtig, gleichgültig ob man bei der Intervention die Person einbindet in

- restitutive Betätigung als ersten Schritt zur Förderung der Betätigungsperformanz,
- akquisitorische Betätigung, um direkt Betätigungsfertigkeit zu verbessern und die Performanz zu fördern, oder
- adaptive Betätigung zur direkten Förderung der Performanz durch Kompensation.

> Wenn wir unsere derzeitige praktische Arbeit mit unserem beruflichen Selbstverständnis verbinden (nämlich dass wir für Betätigung zuständig sind), dann muss der Schwerpunkt unserer Intervention eindeutig auf restitutiver, akquisitorischer und adaptiver Betätigung liegen und nur dann ist unsere Intervention betätigungsbasiert.

Merke

11 Wie schon in Kapitel 1 angemerkt, sollte der von mir benutzte Begriff *legitime Aktivitäten* nicht mit dem verwechselt werden, was Mosey (1986) als *legitime Werkzeuge* der Ergotherapie bezeichnet.

Dass ich mich für restitutive, akquisitorische und adaptive Betätigung starkmache, begründet sich auf der Prämisse, dass „Betätigung nicht einfach nur jede Aktivität ist, nicht einmal jede zweckdienliche Aktivität, sondern ... Aktivität ist für die ausführende Person sowohl bedeutungsvoll als auch zweckdienlich" (Fisher, 1998, S. 511). Ein wesentliches Merkmal aller drei Arten von Betätigung (also restitutiver, akquisitorischer und adaptiver) ist, dass sie vom Klienten **ausgewählt** wurden und dass der Klient sie für sich als bedeutungsvoll und zweckdienlich **ansieht**. Hinzu kommt, dass die Betätigungsperformanz so weit wie irgend möglich **natürlich** und **im Kontext** stattfindet. Der Klient führt die Aktivitäten mit den realen Gegenständen in der natürlichen Umwelt aus.

Ich glaube auch, dass es **teilweise gerechtfertigt ist, gelegentlich simulierte Betätigung einzusetzen**, besonders mit Klienten, denen die Motivation, das Selbstbewusstsein fehlt, oder die Angst haben, Aktivitäten auszuführen, die eigentlich relevanter für ihre täglichen Bedürfnisse sind. In diesem Fall kann simulierte Betätigung oder Rollenspiel zu Anfang der Intervention eingesetzt werden, um die aktive Partizipation des Klienten zu erleichtern und die Motivation oder das Selbstvertrauen zu steigern. Wenn der Person (oder jemandem aus ihrer Klientenkonstellation) die Motivation fehlt, wenn sie nicht willens oder nicht fähig ist, die eigentliche Aufgabe auszuführen, kann es nötig sein, dass die Ergotherapeutin eine Aktivität für den Klienten aussucht, die – entsprechend ihrem Wissensstand – für den Klienten Bedeutung und Zweck haben könnte. Im Ergebnis macht der Klient anfangs vielleicht einfach mit, aber sein Empfinden für Bedeutung und Zweck der Aktivität könnte minimal sein. Man hat die Hoffnung, dass Bedeutung und Zweck sich ergeben werden. **Wenn solche Aktivitäten keinen erkennbaren therapeutischen Nutzen für den Klienten haben und der Klient weiterhin nicht willens ist, sich auf Betätigung einzulassen, dann sollten wir vielleicht besser den Klienten an eine andere Berufsgruppe weiterleiten, deren Methoden und Fokus besser passen.**

In anderen Situationen, in denen simulierte Betätigung gerechtfertigt ist, könnte der Klient zwar für bedeutungsvolle und von ihm ausgewählte Betätigung motiviert sein, aber aus irgendeinem Grund schafft er es nicht, sich daran zu beteiligen. Obwohl die Aktivitäten immer noch teilweise konstruiert bleiben, kommen die Klienten im Idealfall darauf, eine simulierte Aktivität auszuwählen, die sie als relevant für ihr Leben ansehen (z.B. Rollenspiel als Vorbereitung auf die tatsächliche Betätigung, in ein Restaurant zu gehen). **Wann immer wir uns für simulierte Betätigung entscheiden, müssen wir bedenken, dass solche Methoden nicht immer so effektiv sind wie die Ausführung der realen Aufgabe, mit realen Gegenständen, im natürlichen Kontext** (Ma, Trombly & Robinson-Podolski, 1999; Mathiowetz & Wade, 1995; Wu, Trombly, Lin & Tickle-Degnen, 2000).

Die Vorbereitungsaktivitäten Schienenbau und Sitzadaptation wurden traditionell als legitime Instrumente für Ergotherapeuten angesehen. Sonst sind Vorbereitung und mechanisches Üben selten gerechtfertigt. Wir dürfen daher nicht zu schnell unsere Anwendung von Vorbereitung und mechanischem Üben rational erklären, statt **berufliche Grenzen und die Realität zu akzeptieren, dass es andere Berufsgruppen gibt, deren Fachkompetenz für die Bedürfnisse des Klienten größer und relevanter ist.** Sind wir der Ansicht, dass ein angemessenes ergotherapeutisches Programm für einen Klienten oft von Vorbereitung oder mechanischem Üben zu einer Betätigung führt (sei es innerhalb von Betätigungseinheiten oder dazwischen), müssen wir bereit sein, die Validität dieser Sichtweise infrage zu stellen.

Wir geben nicht gern zu, dass das, was wir tun, vielleicht keine legitime Ergotherapie ist. Aber ob wir es uns eingestehen oder nicht – es gibt immer noch viele Ergotherapeuten in den USA, in Europa und anderen Gegenden der Welt, die weiterhin den Einsatz von Vorbereitung oder mechanischem Üben **betonen**, als Besserung der zugrunde liegenden Schädigungen und zur Wiederherstellung oder Entwicklung von personbezogenen Faktoren und Körperfunktionen. Sie rechtfertigen ihr Programm vor sich selbst und vor anderen, indem sie behaupten, dass ihr **letztendliches** Ziel verbesserte Betätigungsperformanz ist. Andere benutzen oft simulierte Betätigung, selbst wenn die Einbindung des Klienten in Betätigung möglich wäre; sie rechtfertigen diesen Einsatz mit Faktoren wie Zeit, Raum oder sonstigen Rahmenbedingungen in ihrem Arbeitssetting. Jeder von uns ist deshalb aufgerufen, drei sehr wichtige Fragen zu beantworten.

1) ***Wenn ich die Aktivitäten, die ich derzeit bei meinen Klienten einsetze, überprüfe: Ist dann ein großer Teil der Zeit Aktivitäten gewidmet, die man am besten als Vorbereitung, mechanisches Üben oder simulierte Betätigung definiert, oder ist der größte Anteil Aktivitäten gewidmet, die am besten als restitutive, akquisitorische und adaptive Betätigung definiert werden?***

   Dies soll keine magische Regel sein, aber ich empfehle als Leitlinie, dass nur ein kleiner Prozentsatz der Therapiezeit des Klienten mit Vorbereitung, mechanischem Üben oder simulierter Betätigung verbracht werden sollte. Außerdem sollte Vorbereitung, mechanisches Üben oder simulierte Betätigung nur bei jenem kleinen Prozentsatz unserer Klienten eingesetzt werden, der sich nicht an restitutiver, akquisitorischer oder adaptiver Betätigung beteiligen kann oder will. Simulierte Betätigung, wenn sie gut durchdacht und auf die Bedürfnisse und Wünsche des Klienten zugeschnitten ist, ist immer der Vorbereitung und dem mechanischen Üben vorzuziehen.

2) ***Wenn ich mich in meiner ergotherapeutischen Arbeitsumgebung umsehe: Sehe ich Gegenstände, die für Betätigung in natürlichem Kontext relevant sind, oder sehe ich Gewichte, Kegel, Steckbretter, physische Übungsgeräte, Therapieliegen, Sitzrollen oder andere Gegenstände, die für meine Klienten keine Bedeutung und keinen Zweck haben?***

   Lindstrom und Westropp (1999, S. 2) haben sehr deutlich gemacht, dass die physischen Gegebenheiten der Klinikräume ein größeres Hindernis für restitutive, akquisitorische oder adaptive Betätigung darstellen können. Als sie ihre eigene Klinik untersuchten, stellten sie fest:

- Erstens war die physische Einrichtung der Abteilung selbst ein Hindernis. Die Geräte, die am ehesten zu bedeutungsvollen Betätigungen führen (z.B. Handwerkszeug, Gärtnervorräte, Besteck, Nagelpflegeetui) waren in Schränken und Abstellräumen eingeschlossen.
- Zweitens waren Gegenstände für betätigungsbasierte Therapie „unsichtbar". Künstliche Aktivitäten wie Ringebäume, Stecker mit erhöhtem Widerstand und Wäscheklammern waren in offenen Regalen leicht erreichbar angeordnet. Beweise für mechanisches Üben (Flaschenzüge, Gewichte für Hand und Handgelenk, ...) waren deutlich sichtbar in der Abteilung ausgestellt. Kein Wunder, dass es einfacher war, Kegel zu benutzen.

Nachdem Lindstrom und Westropp ihre Räume in der Abteilung neu arrangiert und mehr betätigungsbasierte Aktivitätsgruppen installiert hatten, stellten sie fest, dass ihre Interventionen sowohl kreativer als auch kostengünstiger geworden waren und dass ihre Klienten sich mehr in ihren jeweiligen Interventionsprogrammen engagierten.

3) Wie unterscheiden sich meine Evaluationsmethoden und Interventionsprogramme von denen der Physiotherapeuten, der Neuropsychologen und weiterer Therapeuten?

Wenn wir versuchen, diese Frage zu beantworten, sollten wir nicht nur an die Aktivitäten und Werkzeuge denken, die wir einsetzen, sondern auch an das professionelle Reasoning, das unserer Intervention zugrunde liegt. Argumentieren wir wie ein Ergotherapeut oder eher wie ein Physiotherapeut, Kunsttherapeut, Neuropsychologe, Pädagoge oder ein anderer Beruf? All diese Berufsgruppen haben als oberstes Ziel besser funktionierende Performanz; **keine von ihnen zielt direkt auf Betätigung** oder auf die Fähigkeit ihrer Klienten, Alltagsaufgaben auszuführen, die die Klienten für sich als bedeutungsvoll, zweckgerichtet und relevant für ihr tägliches Leben ansehen.

Kapitel 3

Annahmen über Menschen und Prinzipien der Intervention

Zu jedem Praxismodell gehören theoretische Annahmen, von denen Ergotherapeuten ausgehen, wenn sie dieses Modell anwenden. Diese Annahmen sagen etwas über die Betätigungsnatur von Menschen aus und wie sich Menschen verändern. Sie sagen uns auch etwas darüber, welche therapeutischen Maßnahmen diese Veränderungen beeinflussen. Die Interventionsprinzipien klären die Art der Intervention, die mit der Anwendung des Modells einhergeht.

Eingeschlossen in das OTIPM ist a) eine Darstellung des kompensatorischen Modells und b) die Betonung, dass Ergotherapeuten, die das OTIPM verwenden, nicht nur das kompensatorische Modell einsetzen, sondern auch Verbindung zu den vielen restitutiven und akquisitorischen Modellen herstellen, die uns für die Anwendung zur Verfügung stehen. Alle diese Modelle, auch das kompensatorische, können aber auch unabhängig vom OTIPM gelehrt und angewendet werden.

Die therapeutische Anwendung der verschiedenen Modelle innerhalb des OTIPM garantiert, dass diese wirklich top-down, klientenzentriert und betätigungsbasiert eingesetzt werden. Der Vorteil der Anwendung restitutiver und akquisitorischer Modelle im Kontext des OTIPM liegt darin, dass ein ergotherapie-spezifischer Einsatz dieser Modelle möglich wird. Fast alle restitutiven und akquisitorischen Modelle (und ihre dazugehörigen Evaluations- und Interventionsstrategien) wurden nämlich für andere Berufsfelder erdacht (z.B. biomechanische, verhaltenstherapeutische, entwicklungspsychologische, neuronale und humanistische Modelle).

Das in diesem Kapitel vorgestellte kompensatorische Modell stellt eine neue, erweiterte Version des ursprünglich von Trombly (1995c) formulierten Konzepts dar. Daher werden die theoretischen Annahmen und Interventionsprinzipien hier ausführlich erläutert, obwohl das kompensatorische Modell schon als eigenständiges Modell beschrieben wurde. Im Gegensatz zum Modell von Trombly sind die hier vorgestellten theoretischen Annahmen und Interventionsprinzipien für restitutive und akquisitorische Modelle allgemein gültig und sollen die Aussagen der Autoren der Originalmodelle ergänzen.

3.1 Theoretische Annahmen

Folgende theoretische Annahmen gelten für das OTIPM:

1) Betätigungsperformanz entwickelt sich durch die Wechselbeziehung zwischen einer Person[12], die eine Aufgabe ausführt, und der Umwelt.
2) Betätigungsperformanz findet innerhalb eines klientenzentrierten Kontexts statt, der den Rahmen für das Verstehen, Evaluieren und Interpretieren der Betätigungsperformanz der Person bildet.

12 In diesem Teil benutze ich den Begriff Person für Menschen im Allgemeinen, egal ob es die primäre Person ist, ob sie zur Klientenkonstellation gehört oder Mitglied einer Klientengruppe ist.

3) Der klientenzentrierte Performanzkontext wird aus 10 aufeinander bezogenen Dimensionen gebildet – Umweltdimension, Rollendimension, Motivationsdimension, Aufgabendimension, kulturelle, soziale und gesellschaftliche Dimension, Körperfunktionsdimension, zeitliche Dimension und Adaptationsdimension.
4) Die Fähigkeit einer Person zur Ausführung von Alltagsaufgaben wird durch alle 10 Dimensionen beeinflusst.
5) Verlust der Kompetenz, Alltagsaufgaben auszuführen, kann auftreten, wenn sich eine der 10 Dimensionen des klientenzentrierten Performanzkontexts verändert oder wenn sie gestört wird, einschließlich der Veränderung personbezogener Faktoren und Körperfunktionen, „Verlust der Motivation, drastische Veränderung in der Umwelt oder kultureller Unzugänglichkeit" (Trombly, 1995d, S. 23). Betätigungsdysfunktion kann auch auftreten, wenn es dem Mensch nicht gelingt, Kompetenz in der Betätigungsperformanz zu entwickeln.
6) Ausreichende Motivation, neuromuskuläre, biomechanische, kognitive und psychosoziale personbezogene Faktoren und Körperfunktionen werden sowohl für das Erlernen als auch für das mühelose, effiziente, sichere, selbstständige, sozial angemessene und zufriedenstellende Ausführen von Alltagsaufgaben benötigt.
7) Wenn eine Person keine Kompetenzen in der Betätigungsperformanz hat oder die Gefahr besteht, dass sie diese verliert, wird sie als Lernende betrachtet, die diese Kompetenz erlangen, wiedererlangen oder erhalten muss.
8) Menschen können die Fähigkeit, Alltagsaufgaben auszuführen, entwickeln (durch Habilitation [Ersterwerb, analog zu Rehabilitation]), wiedererwerben bzw. wiedererlangen (durch Rehabilitation), fördern oder erhalten (mithilfe von Wohlbefinden oder Verhinderung von Abbau) durch Teilnahme an restitutiver, akquisitorischer oder adaptiver Betätigung.
9) Betätigungsbasierte Schulungsprogramme können angewandt werden, wenn der Fokus der Intervention darauf liegt, Edukation für große Gruppen anzubieten (in Seminaren, Vorträgen und Workshops), in der dann das Alltagsleben und die damit zusammenhängende Ausführung von Betätigungen diskutiert wird.
10) Das vorrangige Ziel von restitutiver Betätigung ist die Besserung der zugrunde liegenden Schädigungen oder die Wiederherstellung, Entwicklung oder der Erhalt von personbezogenen Faktoren und Körperfunktionen, die geschickter Ausführung von Betätigung zugrunde liegen oder dafür erforderlich sind.
11) Das vorrangige Ziel von akquisitorischer Betätigung ist Wiedererwerb, Entwicklung oder Erhalt von Betätigungsfertigkeit, um effektive zielgerichtete Aktionen von Betätigungsperformanz unmittelbar wiederzuerlangen, zu entwickeln oder zu erhalten.
12) Das vorrangige Ziel von adaptiver Betätigung besteht darin, ineffektive zielgerichtete Aktionen der Betätigungsperformanz (oder solche, die ineffektiv zu werden drohen) durch adaptierte Geräte oder Hilfsmittel, durch Schulung

in alternativen oder kompensierenden Techniken oder durch Modifikation der Aufgabe, der physischen oder der sozialen Umwelt zu kompensieren.

13) Das vorrangige Ziel von betätigungsbasierten Edukationsprogrammen besteht darin, großen Gruppen im Unterricht die Gelegenheit zu geben, Interventionen, Wohlbefinden und präventive Strategien zu diskutieren. Statt der Möglichkeit, während des Unterrichts zu üben und praktisch zu lernen, werden Informationen und Diskussionen zu Strategien angeboten, die die Personen nach Ende des Programms ausprobieren sollten.

14) Ist die Person nicht in der Lage, sich an restitutiver, akquisitorischer oder adaptiver Betätigung zu beteiligen, kann zeitweise simulierte Betätigung angezeigt sein.

15) Vorrangige Ziele von simulierter Betätigung können wie bei restitutiver, akquisitorischer oder adaptiver Betätigung sein:
   - Besserung zugrunde liegender Schädigungen,
   - Wiederherstellung, Entwicklung oder Erhalt von personbezogenen Faktoren und Körperfunktionen oder
   - Wiedererwerb, Entwicklung oder Erhalt von Betätigungsfertigkeit, um direkt oder indirekt effektive Betätigungsperformanz wiederherzustellen, zu entwickeln oder zu erhalten.

16) Wenn die Person dauerhafte Einschränkungen von personbezogenen Faktoren oder Körperfunktionen hat, die nicht in angemessener Zeit und unter Berücksichtigung der Kosteneffizienz durch Partizipation an restitutiver (oder simulierter) Betätigung wiederhergestellt oder entwickelt werden können, oder wenn die Person nicht ihre Betätigungsfertigkeit durch Training (sofern Zeit und Ressourcen vorhanden sind) wiedererwerben oder entwickeln kann – dann bringt die Ergotherapeutin der Person bei, ihre Methoden, ihre Werkzeuge und ihre Umwelt anzupassen, damit sie ihre Alltagsaufgaben mithilfe von Kompensation ausführen kann.

17) Wenn irgend möglich, wird eine Person mit dauerhafter Behinderung als jemand gesehen, der ein effektiver Problemlöser werden kann, der fähig ist zu lernen und zu verallgemeinern und der neue Adaptationen vornehmen kann, wo diese erforderlich sind.

18) Ist diese Person mit dauerhafter Behinderung aber nicht in der Lage, ein effektiver Problemlöser zu werden oder neue Adaptationen zu lernen, dann sollte die Intervention sich auf Modifizierung der physischen oder sozialen Umwelt konzentrieren, die zur Unterstützung der Person notwendig ist.

19) Können Adaptationen die bleibende Behinderung der Person nicht kompensieren, muss die Person die Aufgabe möglicherweise aus ihrem Alltag ausklammern. Sie kann die Aufgabe dann erledigen, indem sie anderen sagt, was gemacht werden soll, oder indem sie einfach die Hilfe von jemand anderem akzeptiert.

20) Wird als Teil der Intervention ein Helfer geschult, wird der Helfer zum Lernenden.

3.2 Interventionsprinzipien

In diesem Teil möchte ich allgemeine Prinzipien für die Intervention vorstellen, die für den gesamten ergotherapeutischen Interventionsprozess gelten. Diese **allgemeinen Prinzipien für die Intervention** erläutern auch die Beziehung zwischen den Phasen des OTIPM und den Komponenten, die oft als ergotherapeutischer Prozess bezeichnet werden (z.B. Verordnung, Überblick, Assessment, Zielsetzung, Intervention, Re-Evaluation, Entlassung) (siehe Anhang; Reed & Sanderson, 1999). Daran schließt sich die Erläuterung der **speziellen Prinzipien in Bezug auf den therapeutischen Einsatz von adaptiver, akquisitorischer und restitutiver Betätigung und auf betätigungsbasierte Edukationsprogramme** an.

3.2.1 Allgemeine Prinzipien

Gleichgültig, ob die Ergotherapeutin adaptive, akquisitorische oder restitutive Betätigung oder ein betätigungsbasiertes Schulungsprogramm einsetzt, für alle gibt es allgemeine Prinzipien, die in hoch qualifizierter Ergotherapie angewandt werden können. Diese Prinzipien sind unter anderem:

1) **Therapeutisches Verhältnis und eine Beziehung der Zusammenarbeit aufbauen:** Für den ergotherapeutischen Prozess wesentlich ist Aufbau und Erhalt einer Beziehung, die von gegenseitigem Vertrauen und Respekt zwischen der Ergotherapeutin und dem Klienten geprägt ist. Solch eine Beziehung braucht den offenen Austausch zwischen Gleichberechtigten – Ergotherapeutin und Klient.[13] Die Ergotherapeutin bringt fachliche Kenntnisse in diese zusammenarbeitende (beratende) Partnerschaft ein hinsichtlich verfügbarer Interventionsstrategien und Kenntnisse bezüglich möglicher Ergebnisse. Der Klient bringt Kenntnisse bezogen auf seine Werte, Interessen, Ziele und seine Prioritäten ein. Eine mögliche Gefahr beim Aufbau dieser Partnerschaft besteht darin, dass es uns nicht gelingt, unsere eigenen Ziele für den Klienten auszublenden und stattdessen die Ziele des Klienten zu beachten.

2) **Eine Anfangsevaluation durchführen:** Der Prozess der ergotherapeutischen Anfangsevaluation beinhaltet die Erstellung des klientenzentrierten Performanzkontexts, das Herausfinden der vom Klienten selbst benannten Probleme und der zugehörigen Dringlichkeitsrangfolge (Priorität), die Definition und Beschreibung der Aktionen, die der Klient effektiv oder ineffektiv

---

13 Noch einmal, da ich gerade den Begriff benutze: Ein Klient kann eine Person sein, der ET verordnet wurde oder die selbst um Ergotherapie ersucht hat (primärer Klient), eine Klientenkonstellation (z.B. eine Person mit Behinderung und ihr Betreuer, Angehörige, Mitglieder des therapeutischen Teams) oder eine Klientengruppe (z.B. eine Gruppe Hirnverletzter, eine Organisation mit Personen aus der Verwaltung und Angestellten, eine Gruppe gesunder Senioren einer großen Stadt), abhängig davon, an wen sich unser Angebot richtet.

ausführt, und die Definition/Abklärung oder Interpretation der Ursachen der Probleme. Im Falle einer präventiven oder auf Wohlbefinden ausgerichteten Intervention ist der Fokus meist auf solche Probleme gerichtet, die der Klient in Zukunft entwickeln könnte.

3) **Die Ergebnisse der Anfangsevaluation dokumentieren:** Jegliche Dokumentation sollte einem Top-down- und „Betätigung-zuerst"-Schema folgen. Dies bedeutet eine Zusammenfassung:

- der Hintergrundinformationen zum Klienten (Zusammenfassung der Ressourcen und Einschränkungen im globalen, klientenzentrierten Performanzkontext),
- des Verordnungsgrundes,
- der vom Klienten genannten Probleme und Prioritäten bezüglich Betätigungsperformanz,
- des beobachteten **allgemeinen Eingangs**-Performanzniveaus des Klienten (mithilfe der sechs vorgeschlagenen Kontinua aus Kapitel 6 – Ebene der Anstrengung, Grad der Effizienz, Grad der Sicherheit, Ebene der benötigten Hilfe, Grad sozialer Angemessenheit und Grad der Zufriedenheit mit Betätigungsperformanz),
- des **spezifischen Eingangs**niveaus der beobachteten Performanz (Performanzaktionen, die effektive Betätigung unterstützen bzw. einschränken) und
- der Ursache bzw. den Gründen für die verminderte Performanz des Klienten (siehe Anhang, Tab. 11 und Abb. 18).

Die Dokumentation des beobachteten Eingangsniveaus der Performanz steht immer **vor** unserer Interpretation der Ursache für die Performanzeinschränkungen.

> Die Dokumentation eines beobachtbaren und messbaren Eingangsniveaus ist der **erste** wesentliche Schritt effektiver Dokumentation zur Programmevaluation und zu evidenzbasierter Praxis.

Merke

Zu dieser Eingangserhebung kann auch die selbst geäußerte Zufriedenheit mit Betätigungsperformanz, der Grad empfundener Schmerzen und dergleichen bei Performanz gehören.

4) **Die erwarteten Ergebnisse festlegen und die Ziele des Klienten dokumentieren:** In diesem Schritt werden zusammen mit dem Klienten die Ziele für die **nächste, vom Klienten erwünschte Ebene der Betätigungsperformanz** festgelegt. Wenn wir mit Klienten zusammen die klientenzentrierten Ziele erarbeiten, haben wir es oft mit Personen zu tun, die nicht die primäre Person sind. Wie schon in der Fußnote 14 erläutert, können dies alle möglichen Arten von Klienten sein. In diesem Prozess **müssen wir ganz besonders darauf achten, unsere Ziele oder die anderer Personen nicht dem primären Klienten aufzudrängen.**

Beim Dokumentieren der Klientenziele benutzen wir wieder die sechs qualitativen Kontinua aus Kapitel 6. Dabei sollte **in den Zielen des Klienten nicht aufgeführt werden, welche Methoden wir dafür in der Intervention anwenden werden** (z.B. Beratung, Edukation, adaptive Betätigung). Wir notieren nur, was der Klient machen wird, und nicht, was die Ergotherapeutin tut. Unsere Interventionsmethoden, die unten aufgeführten allgemeinen Strategien, werden später im Interventionsplan dokumentiert.
Eventuell könnten wir im Ziel mit aufnehmen, welche adaptierten Geräte (z.B. Rollstuhl, Handläufe, Badebrett) oder Strategien der Klient anwenden wird, weil sie als Teil der Performanz des Klienten angesehen werden. Das kann aber einen wesentlichen Nachteil haben. Eine Ergotherapeutin könnte zum Beispiel die Ziele eines Klienten so aufschreiben: *Frank wird am Waschbecken stehen und selbstständig seine Morgentoilette ausführen (z.B. Zähne putzen, rasieren)*. Sollte es so kommen, dass Frank zwar selbstständig seine Morgentoilette ausführen kann, aber nur im Sitzen, wird er sein Ziel nicht erreicht haben. Wenn aber sein Ziel so aufgeschrieben worden wäre: *Frank wird selbstständig seine Morgentoilette ausführen (z.B. Zähne putzen, rasieren),* dann könnten Frank und die Ergotherapeutin jetzt gemeinsam in den Prozess einsteigen und festlegen, welche Strategien für Frank akzeptabel und welche davon am effektivsten sind.
Wenn schließlich ein Klient zur Ergotherapie kommt oder Ergotherapie verordnet bekommt, die über die Anfangsevaluation hinaus fortgeführt werden soll (z.B. Evaluation und Intervention, wenn nötig), werden die Ziele des Klienten zusammen mit den Ergebnissen der Anfangsevaluation dokumentiert. Dies geschieht auch, wenn der Klient zu einer anderen Ergotherapieabteilung weiterüberwiesen wird (siehe Anhang, Tab. 11 und Abb. 17 bis 19).

Merke

Beobachtbare und messbare Ziele zu dokumentieren, ist der **zweite** wesentliche Schritt effektiver Dokumentation zu Programmevaluation und evidenzbasierter Praxis.

5) **Therapeutische Strategien bestimmen und den Interventionsplan dokumentieren:** Dies sind allgemeine (globale) Strategien zur Implementierung von Intervention. Dabei kann es um abgestufte restitutive oder akquisitorische Betätigung, um Beratung, Edukation sowie Adaptationsstrategien gehen, die die Ergotherapeutin für ihre Intervention plant (also adaptierte Geräte oder Hilfsmittel bereitstellen, alternative oder kompensatorische Techniken beibringen oder Aufgabe bzw. physische oder soziale Umwelt modifizieren). Diese allgemeinen Strategien werden im Interventionsplan dokumentiert.

6) **Interventionen entwickeln, denen beide Seiten zustimmen:** Die speziellen Interventionen (z.B. dem Klienten eine Greifzange geben oder den Klienten in eine Kochgruppe integrieren, um soziale Fertigkeiten zu fördern) werden von der Ergotherapeutin und dem Klienten partnerschaftlich entwickelt. Die-

se Partnerschaft beruht auf der therapeutischen Beziehung (Tickle-Degnen, 2008). Den speziellen Interventionen liegen die allgemeinen therapeutischen Strategien zugrunde, die im Interventionsplan stehen. Die spezifischen Interventionen werden üblicherweise nicht im Interventionsplan dokumentiert.

7) **Prinzipien von restitutiver, akquisitorischer, adaptiver Betätigung oder von betätigungsbasierten Edukationsprogrammen implementieren:** Diese Prinzipien sind in Abschnitt 3.2.2 bis 3.2.4 aufgeführt.

8) **Re-Evaluieren, um nachzuweisen, dass die Intervention effektiv war, und die erreichten Ergebnisse dokumentieren:** Da es bei ergotherapeutischen Zielen um verbesserte und zufriedenstellende Performanz geht, gehört zur Re-Evaluation nicht nur – aber auch – Betätigungsanalysen bei denjenigen Aufgaben durchzuführen, die ursprünglich in den Zielen des Klienten angestrebt wurden, und Aktionen zu definieren, die der Klient jetzt effektiv und die er nicht effektiv ausführt. Da zu verbesserter Betätigungsperformanz auch größere Zufriedenheit des Klienten gehört, könnte eine Überprüfung von Veränderungen in der Zufriedenheit des Klienten auch Teil der Re-Evaluation sein.

> Das neue Eingangsniveau der Betätigungsperformanz (Re-Evaluations-Eingangsniveau) in beobachtbarer und messbarer Form zu dokumentieren, stellt den **dritten** wesentlichen Schritt effektiver Dokumentation zur Programmevaluation und evidenzbasierter Praxis dar.

Merke

9) **Ergebnisse der Intervention dokumentieren:** Das bedeutet, das Eingangsniveau der Performanz mit den Zielen des Klienten und dem erreichten Ergebnis zu vergleichen. Dieser Vergleich ermöglicht der Ergotherapeutin zu beurteilen, ob der Klient die Ziele erreicht oder zumindest Fortschritte in Richtung der Ziele gemacht hat. Die Dokumentation der Ergebnisse liefert uns die Evidenz, die wir brauchen, um die Wichtigkeit der Ergotherapie für das Leben unserer Klienten darzustellen. Sie hilft uns auch, Kosten gegenüber den Kostenträgern zu rechtfertigen.

> Die Dokumentation der Ergebnisse – Veränderung durch ergotherapeutische Intervention – kann ohne die Dokumentation des Eingangsniveaus der Performanz, der Ziele und der Interventionsergebnisse nicht geleistet werden.

Merke

10) **Neue Prioritäten des Klienten als Ziele dann aufnehmen, wenn sie auftreten:** Wenn der Klient Veränderungen in seiner Betätigungsperformanz erreicht hat, könnten weitere Aufgaben zur Priorität der Intervention werden. Dann müssen für jede neue Aufgabe wieder das Eingangsniveau, Ziele, erwartete Ergebnisse und allgemeine therapeutische Strategien erarbeitet und an passender Stelle dokumentiert werden (z.B. in der wöchent-

lichen Verlaufskontrolle). Nachdem gemeinsam vereinbarte Interventionen umgesetzt worden sind und ihre Effektivität re-evaluiert wurde, sollte auch diese Intervention im **Verlaufsbericht** oder im **Entlassungsbericht** dokumentiert werden.

Wie bereits angesprochen, sollte in der Dokumentation immer eine „Betätigung-zuerst"-Sprache sowie eine Top-down-Abfolge benutzt werden. Betätigungsperformanz ist also immer vor zugrunde liegenden Schädigungen oder personbezogenen Faktoren und Körperfunktionen zu nennen. Eine Empfehlung, wie die Dokumentation einer ergotherapeutischen Anfangsevaluation zu strukturieren ist, findet sich in Tabelle 1 (siehe auch Dokumentationsbeispiele in Kap. 4 und 5 und im Anhang, Tab. 11 und Abb. 17 bis 19).

3.2.2 Prinzipien adaptiver Betätigung

Beratende Zusammenarbeit

Beratende Zusammenarbeit ist ähnlich wie die therapeutische Beziehung von einvernehmlicher und zusammenarbeitender Beziehung unter Gleichberechtigten geprägt (Tickle-Degnen, 2008). Ein effektiver Beratungsprozess verlangt von der Ergotherapeutin, eine Partnerschaft nicht nur mit der primären Person und ihrer Klientenkonstellation einzugehen, sondern möglicherweise auch mit weiteren Menschen, die mit dem Klienten arbeiten, aber **nicht** Teil der Klientenkonstellation sind (z.B. Betreuer, andere Therapeuten oder Dienstleister). Fundierte beratende Zusammenarbeit ist wesentlich, damit die Mitglieder der Partnerschaft für die Problemlösung wichtige Informationen untereinander weitergeben können. Die Schritte oder Prinzipien eines solchen beratenden Prozesses sind im Folgenden aufgelistet.

Tab. 1: Empfohlene Struktur für eine Top-down- und „Betätigung-zuerst"-Dokumentation einer ergotherapeutischen Anfangserhebung

- Hintergrundinformation (betätigungsbasierte/relevante Vorgeschichte)
- Grund für die Verordnung
- Niveau der Betätigungsperformanz (vom Klienten selbst angegebene Stärken und Probleme bei Betätigungsperformanz)
- Betätigungsprioritäten (priorisierte Aufgabenausführungen)
- Beobachtete Betätigungsperformanz (allgemeine und spezielle Eingangsqualität der Betätigungsperformanz)
- Interpretation der Ursachen (Faktoren, die mit der Person, mit Körperfunktionen, mit der Umwelt oder gesellschaftlichen Faktoren zusammenhängen und zu verminderter Betätigungsperformanz beitragen)
- Ziele des Klienten
- Interventionsplan

1) **Wichtige Personen ermitteln, die in die beratende Partnerschaft eingeschlossen werden sollen (z.B. Therapeutin, Klient, Betreuer, Dienstleister, Angehörige sonstiger Berufsgruppen)**: Zur beratenden Partnerschaft gehören immer die primäre Person und weitere aus der Klientenkonstellation. Oft erweitert diese sich noch um Personen, die nicht zur Klientenkonstellation oder zum Interventionsprozess gehören. Solche Personen sind Mitglieder der erweiterten Partnerschaft, die wichtige Informationen oder Fertigkeiten beitragen können oder auf die sich die angestrebten Veränderungen auswirken. Mitglieder der mit der primären Person zusammenlebenden Familie[14] oder andere Personen, die ihr helfen, sind zum Beispiel wichtige Mitglieder der beratenden Partnerschaft. Würden sie nicht in den Interventionsprozess einbezogen, könnten sie die Gründe für vorgeschlagene Adaptationen nicht nachvollziehen oder akzeptieren, und es bestünde die Gefahr, dass sie den Erfolg der vorgeschlagenen Intervention behindern.

2) **Beratende Partnerschaft aufbauen:** Mithilfe der Prinzipien der therapeutischen Beziehung (Tickle-Degnen, 2008) stellt die Ergotherapeutin eine Verbindung zwischen den einzelnen Mitgliedern in dieser Partnerschaft her und baut einen offenen Umgang miteinander auf. Sie fördert eine Atmosphäre von gegenseitigem und beratendem Austausch zwischen den Mitgliedern der Klientenkonstellation und der erweiterten beratenden Partnerschaft. Dieser Prozess ist besonders erfolgreich, wenn Offenheit und Vertrauen gepflegt werden und alle Mitglieder frei ihre Meinung äußern und potenzielle Lösungen anbieten können.

3) **Festlegen, wer besonders wichtig für die Implementierung der Intervention ist – der Empfänger des beratenden Prozesses (Betreuer, Dienstleister oder Angehörige sonstiger Berufsgruppen)**. Beim Aufbau weiterer beratender Partnerschaften und Überlegungen zu Adaptationen werden diejenigen Personen bestimmt, die für die Implementierung der Adaptationen zuständig sein werden. Zum Beispiel könnte eine Familie (Empfänger) jemanden brauchen, der Haltegriffe im Badezimmer anbringt, oder die Familie lernt (durch Schulung) dem Klienten mit Hinweisen oder Gestaltung der Umwelt zu kompetenterer Betätigungsperformanz zu verhelfen.

---

14 Ich benutze den Begriff Familie für alle Mitglieder der für einen Klienten wichtigen Gruppe, zu der Kinder, Ehegatten, Partner oder Freunde gehören können.

Adaptation

Erfolgreicher Einsatz von Adaptation hängt von vielen Faktoren ab, auch von der Wahrnehmung des Klienten, dass die Adaptation nützlich ist, und davon, ob er sie akzeptiert. Effektive Adaptation erfordert deshalb, dass wir den ursprünglich von Trombly (1995c) vorgeschlagenen Prinzipien folgen. Ich habe sie aufgrund meiner Erfahrungen mit dem OTIPM erweitert.

1) **Adaptationsprinzipien und -methoden kennen:** Dazu gehören Methoden zur Modifizierung der physischen und sozialen Umwelt (z.B. für soziale Unterstützung und Hilfe sorgen, physische Umweltanpassungen vornehmen, die Komplexität der Aufgabe verändern), Lehren neuer Methoden der Aufgabenausführung (z.B. Arbeitsvereinfachungen, spezielle kompensatorische Techniken) und Bereitstellung adaptierter Geräte (z.B. besondere Hilfsmittel oder Spezialanfertigungen; Form, Größe oder Gewicht von Gegenständen der Aufgabe verändern). Beim Einsatz von adaptiver Betätigung sind Adaptationen und Abstufungen als **„Langzeitlösungen" gedacht, damit der Klient in der Lage ist, ineffektive Aktionen zu kompensieren.**

2) **Lösungen vorschlagen (alternative Optionen anbieten):** Vorgeschlagene Lösungen gründen auf den oben beschriebenen Prinzipien und Methoden. Die Ergotherapeutin, der Klient und weitere Mitglieder der erweiterten Partnerschaft arbeiten gemeinsam kreativ daran, alternative oder kompensatorische Strategien oder Adaptationen für den Bedarf des Klienten zu finden. Lösungen vorzuschlagen und sie dann auszuprobieren, um dafür zu sorgen, dass sie effektiv sind, kann man am besten als die **Kunst und die Wissenschaft des geleiteten „Versuchs und Irrtums"** bezeichnen.

3) **Sicherstellen, dass die Adaptation die Aufgabenausführung verbessern wird:** Wie oben schon angemerkt, ist der Prozess, Lösungen vorzuschlagen und zu überprüfen, ob sie die Bedürfnisse des Klienten erfüllen, oft durch Versuch und Irrtum gekennzeichnet. Die Ergotherapeutin muss dafür sorgen, dass die Adaptation verlässlich und sicher ist. Sie muss überprüfen, ob sie für den Klienten und für andere, die durch die Auswirkung der Adaptation betroffen sind, akzeptabel ist. Wichtig ist auch festzustellen, ob die Adaptation zu einer Aufgabenausführung führt, die für den Klienten mehr Zufriedenheit, mehr Effizienz und Sicherheit bringt und gleichzeitig weniger Anstrengung, weniger notwendige Hilfe, aber soziale Angemessenheit bedeutet.

Schulung

Edukationsprinzipien können bei Klienten mit Behinderung, bei Betreuern, Lehrern, Dienstleistern oder Angehörigen anderer Berufe eingesetzt werden. Die Festlegung, wer vom Lernprozess profitieren könnte, wird mithilfe der oben dargestellten Prinzipien beratender Zusammenarbeit getroffen. Folgende, ursprünglich von Trombly (1995c) vorgestellte Prinzipien[15] sind modifiziert und erweitert:

1) **Feststellen, was der Lernende schon weiß**: Lernen wird als in Phasen verlaufend gesehen. In der ersten Phase **verstehen** wir Basiskonzepte. Für eine primäre Person gehört zu dieser Phase, a) dass die Person versteht, welche personbezogenen, Umwelt- oder gesellschaftlichen Faktoren ihre Performanz erleichtern und welche sie behindern; b) dass sie Strategien lernt, die mehr oder weniger effektiv sein können, wenn sie diese bei der Ausführung von Aufgaben einsetzt. In der zweiten Phase baut die Person auf diesen Grundlagen auf, analysiert selbst ihre Performanz und versucht, sie durch Versuch und Irrtum mit Adaptation oder Kompensation zu verbessern. Dies wird als **Problemlösen** angesehen. In der dritten Phase sind Verstehen und Problemlösen automatisiert. Die Fähigkeit der Person, zu adaptieren und zu kompensieren, **wird zur Gewohnheit und kann in neuen Situationen verallgemeinert werden.** Wichtige Komponenten des Lehr-/Lernprozesses sind deshalb Unterrichtung, Übung und Verallgemeinerung. Wenn wir Schulungsprinzipien im kompensatorischen Modell anwenden, fangen wir zunächst damit an festzustellen, wo der Lernende im Lernkontinuum steht und ob die Person bereits Problemlösestrategien benutzt, um auftauchende Probleme zu bewältigen.

2) **Lernziele festlegen:** Lernziele sollte man nicht mit Klientenzielen verwechseln. Das Lernziel bezieht sich auf das erwartete Ergebnis der Lehrmethoden, die die Ergotherapeutin einsetzen wird, um das Ziel des Klienten zu erreichen. Überdenken Sie folgende Beispiele:
   - **Klientenziel 1:** Lars wird die Zähne putzen, mit nur gelegentlichen Hinweisen und mit minimaler Ineffizienz (z.B. Gegenstände der Aufgabe vorsortieren, ohne kurze Pausen).
     Lernziel 1: Der Partner von Lars wird lernen, Lars effektive Hinweise zu geben.
   - **Klientenziel 2:** Edward wird sicher eine Schüssel Zerealien und ein Glas Saft zubereiten, mit minimaler physischer Hilfe.
     Lernziel 2: Edwards Frau wird lernen, Edward effizient zu helfen.

15 Siehe auch Flinn and Radomski (2008). Die Autoren geben einen guten Überblick über allgemeine Lernprinzipien für Menschen mit Behinderung. Zwar liegt ihr Schwerpunkt auf motorischen Lernprozessen von Menschen mit einer Körperbehinderung, aber ich bin der Meinung, dass ihre Aussagen sich genauso gut auf Betätigungsperformanz anwenden lassen.

- **Klientenziel 3:** Joan wird selbstständig mit ihrem Rollstuhl in der Küche umherfahren und dabei nur geringfügig erhöhte Anstrengung empfinden.
  Lernziel 3: Joan wird lernen, ihre Bremsen zur rechten Zeit festzustellen und wieder zu lösen und sich angemessen zum Schrank, zur Arbeitsfläche und zum Kühlschrank zu positionieren.

3) **Lehrtechniken für das zu Lehrende angemessen auswählen:** Wir lehren unsere Klienten, wie sie adaptierte Geräte oder Hilfsmittel oder alternative oder kompensatorische Strategien einsetzen, um selbstständige Problemlöser zu werden. Dabei müssen wir Methoden anwenden, die
   - für den derzeitigen Stand des Klienten bei Performanz und Lernen relevant sind,
   - für den klientenzentrierten Performanzkontext relevant sind,
   - die genau richtigen Anforderungen stellen und
   - die nötige Struktur für das Lernen bieten.

   Die gleichen Prinzipien werden auch bei Betreuern und Dienstleistern angewandt, die lernen müssen, wie sie einer Person mit Behinderung helfen.

4) **Präsentation an das Leistungsvermögen des Lernenden anpassen:** Wir müssen die Lehrstrategien an die Fähigkeiten des Lernenden anpassen. Menschen mit kognitiven Einschränkungen können eventuell nur bestimmte Aufgaben lernen. Andere Menschen lernen, selbstständig Probleme zu lösen und die erlernten Anpassungsprinzipien zu verallgemeinern. Strategien, die wir dazu in Erwägung ziehen können, sind zum Beispiel das Aufteilen komplexer Aufgaben in Teilschritte, das Vorgeben einer Struktur oder der Gebrauch von klaren und konkreten verbalen und nonverbalen Hinweisen. Unser Ziel ist es, wenn irgend möglich den Lernenden von der Phase des Verstehens über das Problemlösen zur automatischen Verallgemeinerung zu bringen.

5) **Die sichere Anwendung der Adaptation trainieren:** Nachdem wir angemessene Lehrstrategien festgelegt haben, können wir dem Empfänger der Schulung beibringen, wie adaptierte Geräte benutzt werden, wie Aufgaben mittels alternativer Strategien ausgeführt werden können oder wie man den Klienten bei einer Aufgabe durch physische oder soziale Modifikationen der Aufgabenumwelt unterstützen kann.

6) **Gelegenheiten zum Üben je nach Kontext und Tagesablauf schaffen:** Wenn wir dem Klienten ermöglichen, neue alternative oder kompensatorische Strategien zu üben, müssen wir einen natürlichen Kontext schaffen, in dem er neue Lösungen ausprobieren und alte üben kann. Wir können neue Lösungen vorschlagen oder der Klient entdeckt sie selbst durch Versuch und Irrtum oder durch Problemlösen. Ähnliche Prinzipien werden angewandt, wenn es sich beim Lernenden um den Betreuer oder Dienstleister handelt. Auch diese erhalten die Gelegenheit zu üben, wie sie der Person mit Behinderung am sinnvollsten helfen. Auf jeden Fall muss zum Üben das praktische Tun gehören – aktive Teilhabe des Klienten.

7) **Zur richtigen Zeit hilfreiches Feedback geben:** Das Feedback, das wir geben, kann motivierendes Feedback wie Ermutigen („machen Sie weiter, versuchen Sie es noch einmal"), allgemeines Feedback („super, gut gemacht") oder Kenntnis der Ergebnisse („Sie haben die Butter auf das Brot gestrichen") beinhalten. Trombly (1995c) hebt hervor, dass ein spezielles Feedback zur Performanz (d.h. **Kenntnis der Performanz**) direkt nach Beendigung der Aufgabe nutzbringender sein könnte. Spezifisches Feedback darüber, was während der Ausführung richtig und was nicht richtig war, kann der Person oder dem Betreuer/Dienstleister helfen, die Problemlöse- oder automatische Verallgemeinerungsphase im Lernprozess zu erreichen, z.B.: „Sie haben den Krug zu weit vornüber geneigt; da ist der Saft verschüttet." Andererseits könnte ein **zusammenfassendes Feedback** nach mehreren Versuchen erfolgreicher sein als spontanes Feedback nach jedem Versuch (Flinn & Radomski, 2008).

8) **Den Lernenden im richtigen Kontext testen (re-evaluieren), um sicherzustellen, dass das Lernen erfolgreich war:** Das Lernziel unterscheidet sich vom Klientenziel. Ebenso gibt es einen Unterschied zwischen Re-Evaluation zur Sicherstellung, dass Lernen stattgefunden hat, und Re-Evaluation zur Sicherstellung, dass sich die Betätigungsperformanz verbessert hat. Der Schritt der Re-Evaluation erbringt den Nachweis, dass der Lernende in der Lage ist, die Adaptation sicher und effektiv anzuwenden. Das Erreichen des Lernziels kann zum Erreichen des Klientenziels führen – oder auch nicht.

3.2.3 Prinzipien akquisitorischer und restitutiver Betätigung

Direkte oder indirekte Intervention

Direkte oder indirekte Intervention geschieht immer durch die Anwendung ausgewählter akquisitorischer und restitutiver Modelle (z.B. entwicklungsbezogene, sensorisch-integrative, verhaltenstherapeutische, biomechanische, neuronale Modelle, Modell menschlicher Betätigung [MOHO]) im Kontext mit akquisitorischer und restitutiver Betätigung. Direkte Intervention wird durch die Ergotherapeutin angeboten, indirekte durch Eltern, Lehrer, Betreuer oder Dienstleister, nachdem diese von der Ergotherapeutin geschult wurden.

Beratung und Edukation

Wie bei adaptiver Betätigung baut auch Beratung im Kontext mit akquisitorischer und restitutiver Betätigung auf zusammenarbeitender Beziehung auf. Bei akquisitorischer und restitutiver Betätigung liegt der Fokus der Zusammenarbeit mit dem Klienten darauf, a) angemessene Betätigungen für die Intervention herauszufinden, und b) die vom Klienten erwünschten Ergebnisse (Ziele) und die dafür anzuwendenden Arten von Intervention zu bestimmen. Die Ergotherapeutin bringt dafür ihre fachliche Kenntnis bezüglich realistischer Verfahren mit ein, der Klient die seinige bezüglich der erwünschten Ergebnisse. Solche **Zusammenarbeit kann ein Verhandeln nötig machen, besonders wenn die erwünschten Ergebnisse unrealistisch oder unethisch sind oder wenn die primäre Person und ihr Betreuer**

oder ihre Angehörigen divergierende Ziele haben. In solch einem Fall werden weder die Sichtweise des Klienten noch die der Person aus der Klientenkonstellation ignoriert. Beides wird zur Kenntnis genommen, wobei die Ergotherapeutin versucht, eine realistischere Lösung mit allen Mitgliedern der Klientenkonstellation auszuhandeln. Zusammenarbeit und Verhandlung zwischen allen Mitgliedern der Klientenkonstellation können ausschlaggebend für ein erfolgreiches Ergebnis sein.

Zur Edukation bei akquisitorischer und restitutiver Betätigung gehört, den Klienten in einer bestimmten Fertigkeit zu schulen und ihm dann die Möglichkeit zu geben, die Fertigkeit in unterschiedlichen Kontexten und bei verschiedenen Aufgaben zu üben und zu verallgemeinern. Die oben geschilderten Prinzipien werden ebenfalls eingesetzt, jedoch ohne spezielle Anwendung von Kompensation durch Adaptation. Der Hauptunterschied liegt darin, dass bei akquisitorischer und restitutiver Betätigung das Üben stärker hervorgehoben oder länger ausgedehnt wird.

Betätigungen durch Modifizieren oder Anpassen der Aufgabenschwierigkeit abstufen

Das Abstufen (d.h. Modifizieren und Anpassen) beruht auf den Prinzipien von Aktivitätsanalyse und -synthese (Mosey, 1986). Anders als im Kontext mit adaptiver Betätigung werden **Adaptationsprinzipien im Kontext von akquisitorischer und restitutiver Betätigung immer angewandt, um die Schwierigkeit der Aufgabe zu verändern. Dadurch soll die genau richtige Schwierigkeitsstufe hergestellt und allmählich gesteigert werden, sobald die personbezogenen Faktoren, Körperfunkionen oder Betätigungsfertigkeiten sich bessern**. Veränderungen der Aufgabenkomplexität, von Größe und Gewicht der Gegenstände, von Intensität, Dauer und Widerstand können Methoden zur Verbesserung von personbezogenen Faktoren, Körperfunktionen oder Betätigungsfertigkeiten sein. Solche Abstufungen können eingesetzt werden, um sich entlang von Entwicklungskontinua zu bewegen (z.B. motorischen, sozialen oder kognitiven), oder sie können auf Prinzipien beruhen (z.B. Abstufung des Widerstands bei Anwendung biomechanischer Prinzipien), die vom angewandten akquisitorischen oder restitutiven Modell abgeleitet wurden.

3.2.4 Prinzipien betätigungsbasierter Edukationsprogramme

Edukation ist eine wesentliche Komponente von adaptiver, akquisitorischer und restitutiver Betätigung. Die Schulung, bei der der Klient neue adaptive oder kompensatorische Strategien (als Teil adaptiver Betätigung) oder Betätigungsfertigkeiten (als Teil akquisitorischer Betätigung) oder motorische Steuerung (als Teil restitutiver Betätigung) erlernt und übt, sollte man nicht verwechseln mit der Schulung, die in betätigungsbasierten Schulungsprogrammen angeboten wird. **Betätigungsbasierte Edukationsprogramme werden immer als Unterricht, als Seminare oder Workshops angeboten** (Abb. 10). Die Schulungsprinzipien ähneln dabei den ersten vier früher vorgestellten Schritten, sind aber hier für das klassenraumähnliche Setting, in dem betätigungsbasierte Programme unterrichtet werden, modifiziert.

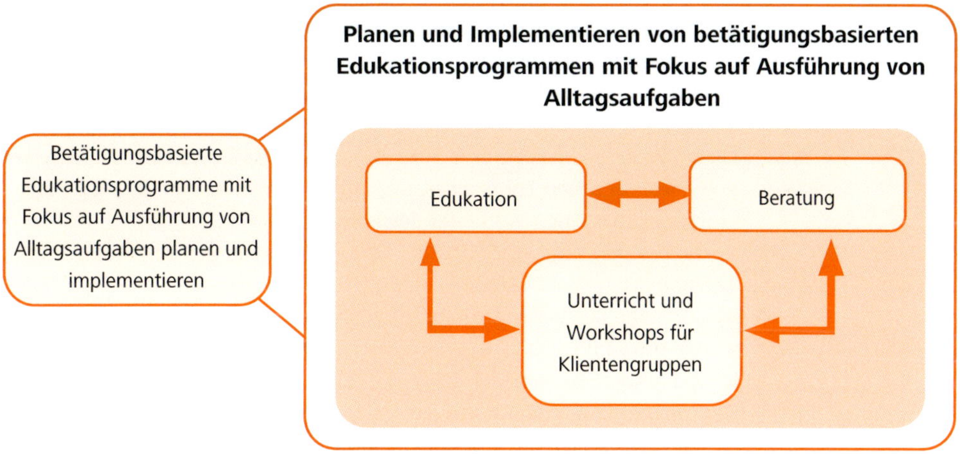

Abb. 10: Schematische Darstellung von betätigungsbasierten Edukationsprogrammen

1) **Feststellen, was die Lernenden schon wissen:** In der ersten Lernphase im Schulungsprogramm lernen die Klienten zu verstehen, welche personbezogenen, Aufgaben-, Umwelt- oder gesellschaftlichen Faktoren ihre Betätigungsperformanz unterstützen oder behindern. Außerdem lernen sie, welche Strategien sie benutzen, die mehr oder weniger effektiv bei der Ausführung von Alltagsaufgaben sein können. In der zweiten Phase bauen die Klienten (die Person selbst oder andere aus ihrer Klientenkonstellation) auf diesen grundlegenden Konzepten auf, analysieren damit ihre eigene Performanz und erkennen so potenzielle Strategien, die sie zur verbesserten Ausführung und Zufriedenheit nutzen können. **Gehen wir in solchen Schulungsprogrammen nach den Lernprinzipien vor, beginnen wir oft mit einer Gruppendiskussion. Dadurch können wir feststellen, wo auf dem Lernkontinuum sich unsere Klienten befinden und ob sie schon anfangen, ihre Schwierigkeiten mithilfe von Problemlösestrategien zu bewältigen.**

2) **Lernziele festsetzen:** In Edukationsprogrammen gelten die Lernziele für die Gruppe als Ganzes und werden durch das bestimmt, was die Lernenden bereits wissen. Man muss unbedingt darauf achten, die Lernziele nicht mit den Klientenzielen zu verwechseln. **Ebenfalls zu beachten ist, dass das Lernziel sich auf Betätigung beziehen muss und nicht z.B. auf das Verstehen der eigenen Erkrankung.** Letzteres kann im Schulungsprogramm angesprochen werden, steht jedoch nicht im Fokus oder in der Verantwortung der Ergotherapeutin. In vielen Settings sind Ergotherapeuten mit anderen Teammitgliedern gemeinsam an Schulungsprogrammen beteiligt. Dabei könnte der Arzt eine Krankheit oder Behinderung erläutern; die Physiotherapeutin könnte etwas zu körperlichen Aktivitäten oder Bewegung beitragen und die **Ergotherapeutin spricht über Betätigungsperformanz (betätigungsbasierte Edukation). Wenn die anderen Teammit-**

glieder nicht anwesend sind, dürfen wir uns nie dazu hinreißen lassen, deren Rolle auszufüllen. Wir müssen unseren Blick auf Betätigung beibehalten.

3) **Lehrmethoden auswählen, die zum Lehrinhalt passen:** Bei unserem Vorgehen nach den Lehr- und Lernprinzipien zum Aufbau von Schulungsprogrammen müssen wir Methoden wählen, die:
- für das derzeitige Performanz- und Lernniveau unserer Klienten geeignet sind,
- für deren Performanzkontext relevant sind,
- die genau richtige Herausforderung darstellen und
- die nötige Struktur zur Förderung von Lernen bieten.

Wir müssen bedenken, dass in Edukationsprogrammen die Klienten zwar Gelegenheit haben, Strategien zu diskutieren, die sie später versuchen können umzusetzen. Aber das spezifische Training und das eigentliche Üben in der Anwendung von adaptierten Geräten oder kompensatorischen Strategien, das Fertigkeitstraining und das Trainieren von personbezogenen Faktoren oder Körperfunktionen gehören nicht zum Schulungsprogramm. Das geschieht im Kontext von adaptiver, akquisitorischer oder restitutiver Betätigung.

4) **Das Angebot dem Leistungsvermögen der Lernenden anpassen:** Wenn wir betätigungsbasierte Schulungsprogramme umsetzen, müssen wir sie den Lernfähigkeiten der Klienten anpassen. Wenn irgend möglich besteht unser Ziel darin, die Lernenden von der Phase des Verstehens über Problemlösung zur automatischen Verallgemeinerung zu begleiten.

Kapitel 4

Das OTIPM als Reasoningmodell zur Umsetzung ganzheitlicher Ergotherapie – Klientenbeispiel: Bev

Ergotherapeuten wünschen sich oft ein konzeptionelles Praxismodell, mit dem sich Theorie, Assessment und Interventionsmethoden besser in unsere Berufspraxis integrieren lassen. Auch für Diskussionen mit Kollegen über das Einzigartige der Ergotherapie soll es sich eignen. In diesem Kapitel werde ich das OTIPM ausführlicher vorstellen (siehe Kap. 1, Abb. 5a und 5b, S. 28/29 und Anhang). Dieses Modell ist nicht nur hilfreich für die erwünschte Integration von Theorie, Assessment und Interventionsmethoden – es versetzt uns auch in die Lage, das gedankliche Fundament unseres Berufes in der Alltagsrealität umzusetzen. Das OTIPM

- vereint Theorie und Praxis in einem Betätigungsrahmenwerk,
- betont unsere Anwendung eines echten **Top-down-Ansatzes** bei der Erhebung und
- bietet uns einen Rahmen für unser professionelles Reasoning, das dazu führt, **betätigungsbasierte Intervention** für Kompensation, Fertigkeitstraining, Wiederherstellung oder zur Entwicklung personbezogener Faktoren und Körperfunktionen oder für betätigungsbasierte Schulungsprogramme zu implementieren.

In diesem Prozess bildet das OTIPM den Rahmen für die Entscheidung, welche Evaluationsmethoden und welche ergotherapeutischen oder ähnlichen Praxismodelle wann zur Evaluations- und Interventionsplanung genutzt werden sollten.

Diesen Punkt möchte ich genauer erklären. Im Laufe unserer Ergotherapieausbildung werden wir mit den Erkenntnissen aus vielen verschiedenen Quellen bekannt gemacht, z.B. Konzepte aus so unterschiedlichen Gebieten wie der menschlichen Entwicklung, der Psychologie und der Neuroanatomie. Wir lernen etwas über spezielle Ansätze, Bezugsrahmen und Theorien (allgemeine Bezugsrahmen und Praxismodelle), von denen viele außerhalb unseres Berufes entwickelt wurden. Außerdem lernen wir viel über Evaluations- und Interventionsmethoden für die Praxis. Meistens ist dieses Lernen in einzelne Einheiten aufgeteilt, die über viele Semester verteilt sind. Das Gleiche gilt häufig auch für Fort- und Weiterbildungen. Daraus ergibt sich ein bruchstückhaftes Lernen statt Integration zu einem Ganzen.

> Das OTIPM wurde hauptsächlich deshalb entwickelt, um dem Lernenden eine Struktur zu bieten, mit der er die diversen Kenntnisse und Fertigkeiten in einen ergotherapeutischen Interventionsprozess integrieren kann.

Wenn wir Theorie und Praxis unter einem Rahmen vereinen möchten, müssen wir Praxis konzeptionell so verstehen und umsetzen, dass wir sie in unserem Reasoning und Verhalten an unseren besonderen Fokus, nämlich Betätigung, als therapeutisches Werkzeug einbinden. Ich meine, dass das OTIPM uns dafür eine gute Struktur bietet.

In diesem Kapitel möchte ich anhand eines **Klientenbeispiels einer Frau namens Bev**[16] zeigen, wie das OTIPM in der Praxis angewandt werden kann. Dieses Fall-

16 Das Klientenbeispiel wurde mit Genehmigung von Fisher (2006a) adaptiert.

beispiel beschreibt die gemeinsame Erfahrung, die ich mit drei Studentinnen im Aufbaustudium als Teil ihres Praxiseinsatzes gemacht habe. Ich werde unsere Erfahrungen, wie das OTIPM unser professionelles Reasoning durch die Evaluations-, Planungs- und Interventionsphasen mit Bev geleitet hat, zusammenfassen.

Neben einer Struktur für das professionelle Reasoning bietet das OTIPM auch eine **Struktur für systematische Dokumentation, die evidenzbasierte Praxis und Programmevaluation unterstützen kann**. Darum werde ich Schritt für Schritt unsere Dokumentation beschreiben. Im Anhang (Abschnitt 8.2) findet sich eine detaillierte allgemeine Struktur zur Dokumentation, der wir auch in diesem Kapitel folgen.

4.1 Den klientenzentrierten Performanzkontext erstellen

Der erste Schritt des OTIPM besteht darin, den **klientenzentrierten Performanzkontext zu erstellen** (siehe Kap.1, Abb. 5a und 5b, S. 28/29 und Anhang). Dieser Performanzkontext bildet den Rahmen, um zu verstehen, welche Bedürfnisse der Klient[17] hat, was er tut und welche Probleme er bei der Ausführung von Alltagsaufgaben bei der Arbeit, in der Schule, beim Spiel und auch in der Freizeit und bei der Selbstversorgung (persönliche ADL [PADL]) sowie bei komplexen bzw. instrumentellen Aktivitäten des täglichen Lebens hat (IADL; z.B. Haushaltsreparaturen, Einkaufen, Kochen). Das Ziel ist, in **relativ kurzer Zeit so viele Informationen wie möglich über den Performanzkontext des Klienten zu sammeln und so ein allgemeines Bild der internen und externen Faktoren zu erhalten. Zusammen bilden sie den Kontext des Klienten bei der Ausführung von Alltagsaufgaben**. Sobald das geschehen ist, kann die Ergotherapeutin Folgendes gut verstehen:

- den Grund für die Verordnung des Klienten zur Ergotherapie,
- die Ressourcen und Barrieren im Kontext des Klienten,
- das vom Klienten selbst eingeschätzte Niveau seiner Performanz und
- welche Aufgaben der Klient als vorrangig für die Evaluation und als mögliche Ziele ansieht.

Die einzelnen Informationen zum Performanzkontext werde ich später ausführlicher beschreiben, wenn ich die Abfolge der Schritte im OTIPM vorstelle.

---

17 Wie schon in Kapitel 1 angemerkt, wird der Begriff Klient im OTIPM für eine Person, jemanden aus der Klientenkonstellation oder für eine Klientengruppe benutzt. In diesem Kapitel ist Bev die Klientin. In einem anderen Kontext könnte der Klient ein Schüler und sein Lehrer sein oder das gesamte Schulteam, dessen Mitgliedern die schlechte Performanz des Schülers Sorgen bereitet. Oder es könnte eine Frau mit Demenz und ihre Tochter und deren Ehemann sein, die jetzt die Betreuer der Frau sind. Es könnte aber auch eine Gesellschaft sein (Personen aus der Verwaltung und Angestellte, also eine Klientengruppe), die sich für die Prävention von Arbeitsunfällen starkmacht.

4.1.1 Den Performanzkontext definieren

Bei dem Begriff Performanzkontext müssen wir bedenken, dass sich Betätigungsperformanz bei der Umsetzung einer Aufgabe aus der Wechselwirkung zwischen einer Person und der Umwelt (Abb. 11) ergibt. Wenn wir also den klientenzentrierten Performanzkontext erstellen sollen, müssen wir mehr bedenken als nur die Merkmale der Aufgabe und die physische und soziale Umwelt (Christiansen & Baum, 1997; Dunn, Brown & McGuigan, 1994; Haugen & Mathiowetz, 1995). Wir müssen auch berücksichtigen, dass Motivation, Rollen und zugrunde liegende personbezogene Faktoren und Körperfunktionen eine ebenso wichtige Rolle im Performanzkontext spielen wie Aufgabe und Umwelt. Dann können wir verstehen, warum und wie eine Person, jemand aus der Klientenkonstellation oder eine Klientengruppe ihre Aufgaben ausführt und warum manche Aspekte der Performanz zu Schwierigkeiten oder zu Unzufriedenheiten führen.

Der Performanzkontext setzt sich also sowohl aus internen als auch aus externen Faktoren zusammen. Interne Faktoren sind die im Klienten selbst liegenden und externe die außen liegenden Faktoren (Tab. 2). Insgesamt besteht der Performanzkontext aus 10 Dimensionen. Einige haben Komponenten, die sowohl im Klienten als auch außerhalb des Klienten liegen (Rolle, kulturelle und zeitliche Dimension). Jede Dimension kann Anteile haben, die als Ressource den Klienten unterstützen, als auch Anteile, die seine Performanz einschränken. Der Inhalt bzw. Fokus dieser 10 Dimensionen ist in Tabelle 3 in Form von Schlüsselfragen zusammengestellt, auf die die Ergotherapeutin nach Antworten suchen muss; es sind nicht Fragen, die sie stellen muss.

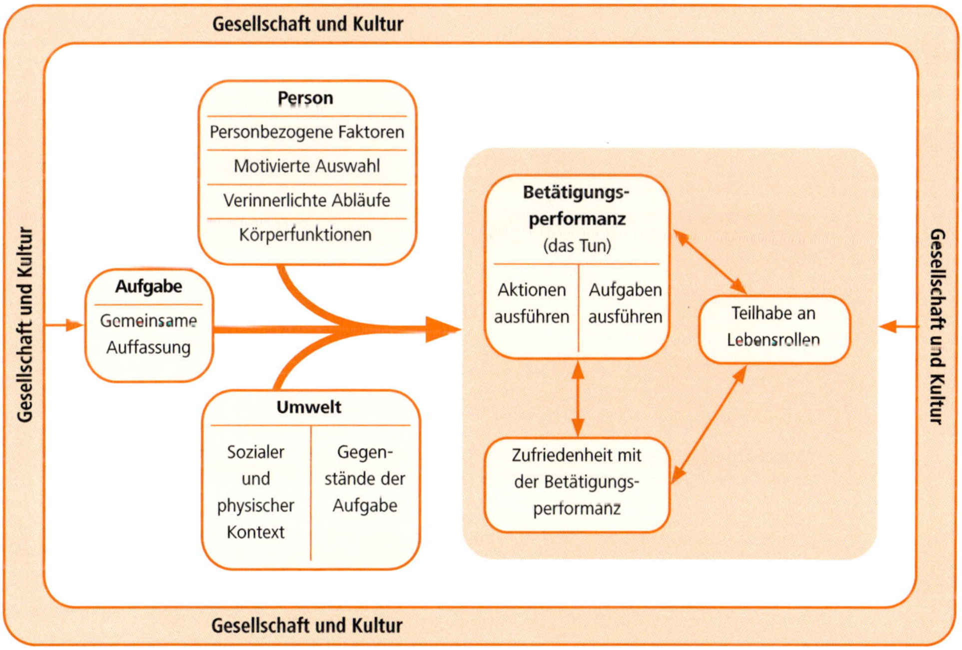

Abb. 11: Schematische Darstellung der Betätigungsperformanz, wie sie aus einer Wechselbeziehung zwischen der Person, die die Aufgabe ausführt, und der Umwelt entsteht

Tab. 2: Externe und interne Faktoren, die zusammen den klientenzentrierten Performanzkontext bilden

Externe Faktoren		Interne Faktoren	
■	Umweltbezogen	■	Rollenbezogen
■	Rollenbezogen	■	Kulturell
■	Aufgabenbezogen	■	Motivationsbezogen
■	Kulturell	■	Körperfunktionsbezogen
■	Sozial	■	Zeitlich (z.B. Alter)
■	Gesellschaftlich	■	Adaptiv
■	Zeitlich (z.B. Tages-, Jahreszeit)		

Tab. 3: Schlüsselfragen, die den Inhalt oder Fokus der 10 Dimensionen des klientenzentrierten Performanzkontexts erläutern

Umweltdimension
■ Wenn der Klient die Aufgabe ausführt: □ Wer ist dabei? □ Welche Gegenstände werden benutzt? □ In welchen physischen Räumen führt der Klient die Aufgabe aus?
Rollendimension
■ Welche Rollen sind dem Klienten wichtig?
■ Werden rollenbezogene Aufgaben logisch, zeitlich und gesellschaftlich adäquat ausgeführt?
■ Gibt es Ungereimtheiten zwischen dem erwünschten Rollenverhalten und □ dem tatsächlichen Rollenverhalten des Klienten? □ dem Rollenverhalten, das gesellschaftlich erwartet oder vom Klienten erwünscht ist?
Motivationsdimension
■ Haben die Werte, Interessen und Ziele des Klienten Bedeutung für ihn und bieten sie eine Quelle der Motivation für die Betätigung?
■ Was sind Prioritäten, Hoffnungen und Befürchtungen des Klienten für zukünftige Betätigungsperformanz?
■ Gibt es einen Nachweis für einen inneren Antrieb des Klienten (z.B. Spiritualität, Verbindung zu anderen, Lebenswille)?
Aufgabendimension
■ Von welchen Aufgaben sagt der Klient, dass er sie tun muss oder möchte oder dass sie von ihm erwartet werden?
■ Welche Merkmale haben diese Aufgaben (z.B. Komplexität, Dauer, Schlüsselelemente?

Kulturelle Dimension

- Gibt es gemeinsame kulturelle Überzeugungen, Werte und Sitten, die Einfluss haben darauf:
  - wo der Klient die Aufgaben ausführt?
  - welche Aufgaben der Klient ausführt?
  - wie der Klient die Aufgaben ausführt?
  - welches Werkzeug und Material der Klient für die Aufgaben benutzt?

Soziale Dimension

- Hat der Klient Verbindung und Beziehungen zu anderen?
- Wie ist der Umfang und die Qualität der Zusammenarbeit zwischen dem Klienten und anderen?

Gesellschaftliche Dimension

- Welche Ressourcen und Einschränkungen müssen bedacht werden?
  - Verfügbare Dienste?
  - Ökonomische Faktoren einschl. Finanzierung von Diensten?
  - Regelungen, Vorgaben und Gesundheitsversorgung?
  - Gesellschaftliche Einstellungen?
  - Medizinische Vorsichtsmaßnahmen?

Dimension der Körperfunktionen

- Welche Informationen enthält die Akte des Klienten zu physischen, kognitiven und psychosozialen Fähigkeiten und Schädigungen?
- Welchen Eindruck hatten Sie während der informellen Beobachtung beim Anfangsinterview von seinen physischen, kognitiven und psychosozialen Fähigkeiten und Schädigungen?
- Was sagen Ihnen diese Informationen über das Potenzial des Klienten zur Besserung physischer, kognitiver und psychosozialer Fähigkeiten und Schädigungen?

Zeitliche Dimension

- Wie verläuft der Alltag des Klienten?
- In welcher Lebensphase befindet sich der Klient zurzeit?
- Falls relevant: Haben Sie die Vergangenheit, Gegenwart und Zukunft aller anderen Dimensionen bedacht?

Adaptive Dimension

- Gibt es Anzeichen, dass der Klient
  - modifiziertes Verhalten oder adaptierte Umwelt zur Lösung seiner Probleme nutzt?
  - flexibel und offen für die Vorstellung von Veränderung ist?

4.1.2 Wechselbeziehung der 10 Dimensionen des klientenzentrierten Performanzkontexts

Die 10 Dimensionen aus Tabelle 2 und 3 stehen in einer engen Wechselbeziehung zueinander. Die Fragen in Tabelle 3 dienen eher als Leitfaden, welche Informationen man einholen sollte (und welche nicht), und nicht so sehr als spezielles Raster für die Informationssammlung zum Klienten. Stellen Sie sich zum Beispiel einen Schüler vor, der während des Unterrichts in einer Regelschule Hilfe von einer Assistentin bekommt. Sie hilft ihm bei schulischen Aufgaben wie Schreiben und Anmalen und bei allen ADLs (z.B. Toilettengang, Jacke vor der Pause an- und hinterher wieder ausziehen).

Schon aus dieser kleinen Information haben wir bereits **gleichzeitig etwas über vier verschiedene Dimensionen erfahren**, weil sie sich wechselseitig bedingen. Als Erstes wissen wir jetzt etwas über die **Umweltdimension** (die Assistentin ist im Klassenraum anwesend, wenn der Schüler seine Aufgaben bewältigt). Und wir haben etwas über das physische Setting erfahren (normaler Klassenraum), es ist z.B. kein Spezialraum einer Förderschule. Gleichzeitig haben wir etwas über die **Aufgaben- und Rollendimension** gelernt (Schreiben, Anmalen, Toilettengang und Anziehen sind Aufgaben, die zur Schülerrolle gehören). Und schließlich haben wir auch etwas über die **gesellschaftliche Dimension** erfahren, dass nämlich die Assistentin eine Ressource der Schule darstellt für Schüler, die Unterstützung brauchen.

4.1.3 Die 10 Dimensionen zum Sammeln umfassender Informationen nutzen, nicht als Interviewleitfaden

Wegen dieser Wechselbeziehung der 10 Dimensionen muss man immer daran denken, **dem Klienten niemals Fragen zu stellen, die systematisch von einer Dimension zur nächsten übergehen.** Die 10 Dimensionen sollen also nicht den roten Faden durch das Interview darstellen, und sie führen auch nicht unmittelbar zu Fragen, die wir stellen.

Merke

Die Dimensionen dienen uns als Rahmen, um sicherzustellen, dass wir genügend über den Klienten, seine Ziele und Prioritäten erfahren, um den klientenzentrierten Interventionsprozess planen zu können.

Ein weiterer Grund dafür, dass wir die Fragen aus Tabelle 3 nicht als Interviewleitfaden benutzen sollten, ist, dass diese Fragen für unsere Klienten wenig oder gar keine Bedeutung haben oder bedrohlich wirken könnten. Es wäre zum Beispiel unangemessen, zu einem Klienten zu sagen: „Erzählen Sie mir etwas über Ihre Kultur – beeinflusst Ihre Kultur, welche Aufgaben Sie machen und wie Sie sie ausführen?" Solche Fragen sind zu allgemein und vage. An diesem Punkt des professionellen Reasonings bezieht sich die kulturelle Dimension mehr darauf, **dass wir uns der kulturellen Unterschiede bewusst sein müssen, dass wir im Gespräch speziell darauf achten und die kulturelle Vielfalt unserer Klienten akzeptieren sollten.** Wir brauchen auch ausreichende Kenntnisse über die kulturellen Erwartungen an die Performanz, um zu beurteilen, ob der Klient die Aufgabe angemessen ausführt.

Der Hauptwert der 10 Dimensionen liegt in der **Struktur, mit der wir die gesammelten Informationen zusammenfassen** können. Dadurch können wir sicherstellen, dass wir alle Informationen beisammen haben, um die derzeitige Situation und die Anliegen des Klienten zu verstehen und später zu klären oder zu interpretieren, warum der Klient Schwierigkeiten bei der Ausführung bestimmter Betätigungen hat. Wir müssen uns auch ständig bewusst sein, dass fortwährend neue Informationen gesammelt werden müssen, wenn wir den **spezifischen** klientenzentrierten Performanzkontext für jede Aufgabe erstellen, die zum Fokus für weitere Evaluation und Intervention wird.

4.1.4 Zwischen globalem und spezifischem klientenzentrierten Performanzkontext unterscheiden

Der klientenzentrierte Performanzkontext ist Teil des Kontexts, in dem die Person und andere aus der Klientenkonstellation tatsächlich ihre Aufgaben ausführen. Wenn wir den Klienten kennenlernen, geht es uns darum, den klientenzentrierten Performanzkontext auf breiter, **allgemeiner** (globaler) Ebene zu erfassen. Unser anfänglicher Fokus richtet sich also mehr darauf, die nötigen Informationen zu sammeln, damit wir uns ein umfassendes Bild davon machen können, welche Aufgaben der Klient machen muss, welche er tatsächlich macht, und wo, warum und wie er sie ausführt. Letztendlich konzentrieren wir uns dann aber auf den **spezifischen** Kontext – den speziellen Kontext, in dem der Klient Aufgaben am Arbeitsplatz, in der Schule, beim Spiel und bei der Selbstversorgung erledigt, bzw. auf Aufgaben, die der Klient ausführt und für die weitere Erhebung priorisiert. Im Ergebnis unterscheidet sich also der Kontext der Person beim Waschen von dem beim Anziehen oder beim Kochen. Und der Kontext beim Waschen wird sich immer wieder verändern, abhängig davon, ob der Klient dabei auch die Haare wäscht, wie er sich fühlt usw. Wir stehen jeden Tag auf und ziehen uns an, aber der Kontext ist niemals genau gleich.

> Die internen und externen Faktoren innerhalb unseres eigenen klientenzentrierten Kontextes ändern sich von Tag zu Tag, von Augenblick zu Augenblick.

Merke

4.1.5 Verbindung zu anderen Praxismodellen herstellen

Wenn die Ergotherapeutin den klientenzentrierten Kontext erstellt, könnte sie ihn mit anderen Praxismodellen in Verbindung bringen wollen. Wenn sie das tut, sollte sie sich bei dieser Phase des Erhebungsprozesses noch **nicht** speziell festlegen, für diese Phase dasselbe Modell zu benutzen, das sie später für die Intervention wählen könnte. Später könnte sie zwar dasselbe Modell sowohl für die Evaluation als auch für die Intervention auswählen, aber die Entscheidung für ein Interventionsmodell wird immer erst getroffen, nachdem die Therapeutin den Grund für die ineffektive Aufgabenausführung des Klienten abgeklärt/interpretiert hat.

Der Vorteil der Verbindung zu anderen Praxismodellen beim Erstellen des Performanzkontexts liegt darin, dass das professionelle Reasoning (und letztendlich der Klient) von der vorhandenen Theorie profitiert, wenn es schon ausführliche Modelle gibt, die eine oder mehrere Dimensionen des klientenzentrierten Performanzkontexts genauer erklären. In Bevs Fall hätten wir uns zum Beispiel für die Verbindung mit dem Model of Human Occupation entscheiden können (Kielhofner, 2008). Kielhofners Sichtweise der physischen und sozialen Umwelt bezüglich Anforderungen und Zwängen einerseits und Möglichkeiten und Ressourcen andererseits, und wie diese seiner Ansicht nach Betätigungsperformanz formen, enthält theoretische Prinzipien, die noch über das OTIPM hinausgehen. Wir hätten aber auch Kielhofners Konzept des Volitionssubsystems auswählen können, wenn wir der Meinung wären, dass das unser Verständnis von Bevs Motivationsquelle bereichert hätte. Dabei müssten wir allerdings berücksichtigen, dass Kielhofner Spiritualität nicht als Motivationsquelle ansieht.

Verbindung zu anderen Modellen herzustellen, hat den Zweck, auf vorhandene Theorie zurückzugreifen, wenn andere kompatible Modelle bereits existieren. Sowohl das OTIPM als auch das Model of Human Occupation

> *sind beide eigene Theorien … Jede Theorie behält ihre Integrität, indem ihre Identität als individuelle Theorie erhalten bleibt. Wir glauben aber, dass ergotherapeutische Praxis verbessert werden kann, indem man kompatible Theorien verzahnt, wenn die Bedürfnisse des Klienten über das hinausgehen, was das zunächst ausgewählte Modell enthält. (Kielhofner & Fisher, 1991, S. 31)*

4.1.6 Klientenzentrierten Performanzkontext erstellen – Erstverordnung

Der klientenzentrierte Performanzkontext beginnt meist mit einer Erstverordnung oder dem Anruf eines Klienten, der Ergotherapie bekommen möchte. Diese Verordnung bzw. dieser telefonische Kontakt dient als Startpunkt der Ergotherapie. Die Verordnung enthält meist einige Hintergrundinformationen über die Person oder die Gruppe (z.B. Alter, Diagnose) und zum Grund der Verordnung (z.B. Problem des Klienten, Art der gewünschten Evaluation und Intervention). Klienten, die von sich aus zur Ergotherapie kommen, berichten selbst etwas über sich und über den Grund, weshalb sie Ergotherapie in Anspruch nehmen wollen.

Übersetzer: In den USA ist es möglich, als Privatpatient ohne ärztliche Verordnung behandelt zu werden.

Die Erstverordnung enthält zwar oft den Grund für die Verordnung, **der angegebene Grund ist allerdings nicht immer klar auf unsere besondere Rolle und unseren Fokus auf Betätigung bezogen** – nämlich auf die Fähigkeit der Person, die Aufgaben, die sie tun möchte oder muss, zu ihrer eigenen Zufriedenheit zu erledigen. So könnte jemandem zum Beispiel Gangschulung oder Muskelaufbau verordnet werden. Oder die Verordnung lautet auf ergotherapeutische Behandlungen, die für die Bedürfnisse oder Probleme des Klienten nicht relevant sind. In einem solchen Fall müssen wir bedenken, dass wir die **ethische Verantwortung haben, den Fokus der Evaluation und Intervention auf Betätigung zu richten**, auf die Ausführung von Aufgaben, die der Klient ausführen möchte und muss. In diesem Fall müssen wir den Klienten über unsere ganz besondere berufliche Rolle und über die Leistungen informieren, die wir anbieten können (AOTA, 2005; FSA, 2005).

4.1.7 *Klientenzentrierten Performanzkontext erstellen – ergotherapeutisches Anfangsinterview*

Wenn wir eine Verordnung bekommen oder von einem Klienten, der Ergotherapie haben möchte, telefonisch kontaktiert werden, besteht der nächste Schritt im Kennenlernen des Klienten.[18] Durch ein kurzes ergotherapeutisches Anfangsinterview (und durch informelle Beobachtung dabei) konstruieren wir ein **allgemeines Bild** des klientenzentrierten Performanzkontexts. Letztendlich dient jedoch das Interview als Hauptquelle für Informationen, mit deren Hilfe wir die Bedürfnisse und Sorgen aus der Sicht des Klienten und von anderen aus der Klientenkonstellation verstehen können. Das Interview ermöglicht uns, den Standpunkt des Insiders zu erkennen.

Kann eine Person nicht kommunizieren oder ihre Bedürfnisse und Probleme nicht ausdrücken, muss die Ergotherapeutin mit anderen Menschen sprechen, die über die notwendigen Informationen zum Performanzkontext verfügen. Das können sowohl Angehörige als auch Mitglieder anderer Berufsgruppen sein (z.B. Sozialarbeiter). Dabei ist es gleichgültig, ob diese Personen, die wir zum Klienten befragen, zur Klientenkonstellation gehören oder nicht. **Wir müssen nur dafür sorgen, dass wir möglichst viel über den Klienten erfahren, und dabei überprüfen, ob die Sichtweise des Klienten möglicherweise anders ist als die der Personen, die wir statt seiner befragen.** Natürlich möchten wir aber auch die Sichtweise aller Mitglieder der Klientenkonstellation kennenlernen.

Mehr über den Klienten zu erfahren, über die Aufgaben, die ihm am wichtigsten sind, über die Bedeutung dieser Aufgaben und deren Kontext für ihn, erfordert von uns, dass wir uns die Zeit nehmen und die Mühe machen, den klientenzentrierten Performanzkontext zu ermitteln. Dieser Schritt ist ganz wesentlich und muss selbst unter Kostendruck, bei kurzer Verweildauer, Personalreduktion und zunehmender Rechenschaftspflicht stattfinden. **Sich die notwendige Zeit für den Performanzkontext zu nehmen, führt zu einem allgemein verbesserten Ergebnis und zu reduzierten Gesamtkosten** (Bowen, 1996; Neistadt, 1995). Der Einsatz unserer Fertigkeit im aktiven Zuhören wird zu intensiverer therapeutischer Beziehung, besserem Verständnis des Klienten und dadurch zu höherer Motivation und Compliance des Klienten führen (Kerr, 1999).

Idealerweise läuft das Interview ganz natürlich ab, als Unterhaltung zwischen Therapeutin und Klient. Oft ist es günstiger, sich nicht vorher auf einen Plan oder eine Reihenfolge für das Interview festzulegen, sondern einfach der Führung des Klienten zu folgen. Etwas später können strukturierte Interviews, wie das Canadian Occupational Performance Measure (COPM) (Law et al., 2005) oder die ADL Taxonomy (Törnqvist & Sonn, 2001), dem Klienten helfen herauszufinden, welche Aufgaben er am dringendsten wieder ausführen können möchte und welche zuerst evaluiert werden sollen. Dieser Schritt wird gleich noch erklärt.

---

18 Wenn die Ergotherapeutin Zugang zur medizinischen Akte des Klienten hat, würde sie sich diese ansehen, ehe sie dem Klienten begegnet.

Es ist zwar wichtig, dem Klienten die Führung zu überlassen, aber gleichzeitig muss man dafür sorgen, dass man die notwendigen Informationen bekommt, und muss vermeiden, in irrelevante Themen abzugleiten – das wäre nicht im Sinne der Zeit- und Kosteneffektivität. Daher ist es empfehlenswert, sich einige offene Schlüsselfragen zu überlegen (oft als offene Aussagen formuliert), die bei der Steuerung des Interviews helfen. Dabei sollte das Interview aber trotzdem natürlich und flexibel ablaufen. Hier ein paar Beispiele für Schlüsselfragen:

- Kennen Sie Ergotherapie? Haben Sie schon einmal Ergotherapie bekommen?
- Können Sie mir einen typischen Tagesablauf beschreiben?
- Können Sie mir etwas über Ihre morgendliche Routine erzählen?
- Welche Schwierigkeiten haben Sie bei den Tätigkeiten, die Sie machen?
- Was ist daran schwierig?
- Gibt es etwas, was Sie gern tun möchten, aber zurzeit nicht machen?
- Gibt es Menschen, die Ihnen bei Bedarf helfen? Ihre Familie? Nachbarn?
- An welchen Tätigkeiten würden Sie gerne hier in der Ergotherapie arbeiten?

Dies sind aber nur Vorschläge. Natürlich müssten sie für verschiedene Settings, Klienten usw. umformuliert oder ausgeweitet werden. Wenn der Klient ein Schüler mit seinem Lehrer ist, würde die Ergotherapeutin den Lehrer eher bitten, den Klassenraum zu beschreiben als einen Tagesablauf. Oder wenn ein Klient zur Arbeitsevaluation überwiesen wird, würde die Therapeutin vielleicht beginnen mit: „Ich habe gelesen, dass Sie Schwierigkeiten bei der Arbeit haben. Können Sie mir darüber etwas erzählen?"

Im Allgemeinen sollen unsere Anfangsfragen breit und eher unspezifisch sein. Meistens können wir damit rechnen, dass die Antworten des Klienten auf unsere anfänglichen Leitfragen dann zu spezielleren Fragen führen, die wir ohnehin stellen wollten, um ein klareres Bild vom Performanzkontext des Klienten zu erhalten.

Beim Anfangsinterview sollte man außerdem berücksichtigen, dass man weder zu wenig Informationen sammelt, noch zu früh im ergotherapeutischen Prozess zu sehr ins Detail geht. Es kommt oft vor, dass manche der gesammelten Informationen nicht relevant sind. Daher müssen wir bedenken, dass **kosteneffektives Interviewen und Informationssammeln erfordern, dass wir früh erkennen,**

- **wann es unangemessen ist, sich die Zeit zum Sammeln weiterer Informationen zu nehmen, oder wenn wir uns bei einem vom Klienten angesprochenen Thema im Detail verlieren,**
- **wann es sinnvoll ist, Details später genauer zu eruieren, und**
- **wann man den Klienten unterbrechen und wieder zu relevanten und hilfreichen Informationen zurückholen sollte, damit wir den Klienten und seinen Kontext gut verstehen können.**

Ein so geführtes Anfangsinterview dauert selten länger als 20 bis 30 Minuten.

4.2 Klientenbeispiel: Bev – den klientenzentrierten Performanzkontext erstellen

4.2.1 Bev: Erstverordnung

Bev kam zu uns, weil ihre Tochter sich an uns gewandt hatte. Sie machte sich Sorgen wegen Bevs Schwierigkeiten, sich sicher in ihrer Wohnung zu bewegen und einfache Mahlzeiten zuzubereiten. Als Bevs Tochter ihre Mutter bei uns anmeldete, gab sie mir die folgenden Informationen, die ich meinen Studenten mitteilte. Bev war kürzlich in eine Mietwohnung gezogen, nachdem sie aus dem Krankenhaus entlassen worden war und anschließend eine Zeit lang im Pflegeheim gelebt hatte. Offenbar war Bev in den letzten Jahren mehrfach im Krankenhaus gewesen, aber ich wusste nicht genau, was der Grund für den letzten Aufenthalt gewesen war. Bevs Tochter erzählte mir, dass ihre Mutter nach der Rückkehr in ihre Wohnung ambulante Ergotherapie bekommen hatte, die aber nach wenigen Besuchen wieder abgebrochen worden war.

4.2.2 Bev: Vorbereitung auf das ergotherapeutische Interview

Mit diesen Gedanken im Hinterkopf bereiteten wir uns auf den Anfangsbesuch und unser Interview vor. Es war uns bewusst, dass wir so viele relevante Informationen wie möglich in kurzer Zeit sammeln wollten. Daher sahen wir uns als Erstes die 10 Dimensionen des klientenzentrierten Performanzkontexts an und entwickelten ein paar Leitfragen, die Bev hoffentlich beantworten würde. Es war uns bewusst, dass wir sie umformulieren, manchmal vereinfachen müssten, ehe wir sie Bev stellten. Als wir uns zum Beispiel vorstellten und sagten, dass wir Ergotherapeutinnen seien (eine Ergotherapeutin und drei Studentinnen), hatten wir zunächst die Absicht zu sagen: „Ihre Tochter hat erwähnt, dass Sie eventuell beim Zubereiten von Mahlzeiten Schwierigkeiten haben könnten. Können Sie uns dazu etwas erzählen?" Je nachdem, was sie antwortete, müssten wir wahrscheinlich genauer nachfragen, um allmählich spezifischere Informationen zu erhalten. Oder wenn es sinnvoller erschien, könnten wir weiter fragen: „Haben Sie bei Ihrer vorigen Ergotherapeutin daran gearbeitet, sich etwas zu essen zu machen?" Hätte sie das bestätigt, könnten wir fragen: „Was haben Sie dabei gemacht, das Ihnen hilfreich erschien?" Genauer könnten wir auch nachfragen: „Gibt es bei solchen Aufgaben etwas, das Sie verunsichert?" Es kam uns hier darauf an, das Interview möglichst natürlich wie eine Unterhaltung zu gestalten, die entspannt und nicht bedrohlich für Bev wäre, sodass wir Bev, ihre Gegebenheiten, ihre Sorgen und ihre Prioritäten gut verstehen würden. Und es sollte uns die Informationen liefern, die nötig waren, um Bev so gut wie möglich zu helfen.

Wir wollten Bev zwar nicht nach jeder einzelnen Dimension fragen (z.B. „Können Sie uns etwas über Ihre Rollen sagen?"), aber wir haben alle noch einmal überflogen, sodass uns die Bereiche präsent waren, zu denen wir Informationen zusammentragen wollten. Wir notierten besonders die zeitliche Dimension, damit wir daran dachten, auch nach Vergangenheit, Gegenwart und Zukunft zu fragen (z.B. ihre Rollen, wo sie wohnt, welche Dienste sie erhält).

Schließlich entschieden wir uns – im Einklang mit einem echten Top-down-Assessment – Bevs personbezogene Faktoren oder Körperfunktionen überhaupt nicht formell zu untersuchen. Unser Plan war also, ihr keine Fragen zu ihren kognitiven Fähigkeiten zu stellen oder sie zu bitten, den Arm zu heben oder sich zu bücken, um Einschränkungen im Bewegungsausmaß, in der Kraft oder der Belastbarkeit zu testen. In diesem Stadium wollten wir nur so viele Informationen über ihre Diagnose und Anamnese haben, dass wir erkennen konnten, welche medizinische Vorsicht geboten war. Wir hatten keinen Zugang zu ihrer medizinischen Akte, sonst hätten wir dort nachgesehen und hätten sie nicht fragen müssen. Ansonsten wollten wir uns einzig auf unsere informelle Beobachtung während des Anfangsinterviews verlassen.

4.2.3 Bev: den Hausbesuch initiieren und das ergotherapeutische Interview durchführen

Nachdem ich Bevs ärztliche Verordnung erhalten hatte, rief ich sie an und machte mit ihr eine Zeit aus, zu der wir sie besuchen konnten. Das Telefongespräch und die Gelegenheit zu sehen, wo sie wohnte, verschafften uns viele Informationen über Bevs klientenzentrierten Performanzkontext, noch ehe wir überhaupt eine Frage stellten. Am Telefon gab sie mir klare, detaillierte Auskunft, wo ihr Wohnblock lag, wo wir parken und wie wir ins Haus kommen und ihre Wohnung finden könnten. Als wir ankamen, begrüßte sie uns mit einem fröhlichen Lächeln. Wir stellten fest, dass sie im Rollstuhl saß und gebrechlich wirkte. Außerdem hatte sie einen Plastikschlauch in der Nase, der ihr zusätzlichen Sauerstoff zuführte.

Übersetzer: In den USA gibt es an großen Mietshäusern meist keine Klingeln, sondern man muss sich per Telefon anmelden oder den Code für die Tür kennen und eingeben.

Als wir die Wohnung betraten, kamen wir an Bad und Schlafzimmer vorbei in das Wohnzimmer. Wir Fünf – drei Studentinnen auf den einzigen Stühlen, ich auf dem Boden und Bev in ihrem Rollstuhl – passten kaum in das Zimmer. Bev saß eigentlich schon mehr in der angrenzenden Küche als im Wohnzimmer. Ein Blick in die Küche ließ uns bezweifeln, dass Bev dort ihren Rollstuhl, in dem beengten Raum zwischen den Schränken auf beiden Seiten, wenden konnte.

Das Bad schien gut ausgestattet. Es gab einen erhöhten Toilettensitz und Sicherheitshaltegriffe um die Toilette herum. In der Badewanne/Dusche gab es Haltegriffe und eine Handbrause. Im Schlafzimmer standen ein elektrisches Pflegebett und ein Toilettenstuhl neben dem Bett. Wiederum gab es sehr wenig Platz, um mit dem Rollstuhl zwischen Bett, Schrank und Tür zu manövrieren, und es war klar, dass es weder mit dem Rollstuhl noch mit einem Rollator möglich war, an die Wandseite des Bettes zu gelangen.

Mit Bev ins Gespräch zu kommen, war unkompliziert. Schon schwieriger war es, Bev beim Thema zu halten. Sie wusste bereits, dass wir Ergotherapeutinnen waren, und – trotz unseres anfänglichen Plans – begann sie, uns von ihren früheren Erfahrungen mit den vielen bisherigen Ergotherapeuten zu erzählen: „Einige waren gut, andere nicht so gut. Die Guten haben mich ganz schön rangenommen, aber manche haben überhaupt keine Therapie gemacht."

Ihre letzte ambulante Ergotherapeutin vom häuslichen Gesundheitsdienst hatte eine Verordnung für sechs Hausbesuche. Die ersten fünf Besuche sprach sie die meiste Zeit mit Bev über die Tagesnachrichten oder über die Kirche. Außerdem gab sie Bev einen kleinen grünen Schaumstoffball, den sie drücken sollte, um ihre Finger zu kräftigen, und unter die Füße legen, um die Beine zu beüben. Um den Rollstuhl band sie Theraband®, damit Bev ihre oberen Extremitäten trainieren könnte. Bei ihrem abschließenden Besuch riet sie Bev, den Wäschekorb in den Schrank zu stellen, damit sie im Schlafzimmer mehr Platz zum Wenden des Rollstuhls hätte. Über ihre Erfahrungen sagte Bev: „Manche Besuche machen Freude, sind aber keine Therapie. Die Zeit hätte sinnvoller verbracht und das Geld klüger verwendet werden können."

Bev bestand auch darauf, uns ihre medizinische Vorgeschichte zu erzählen. Vor etwas mehr als drei Jahren musste Bev mit Lungenentzündung ins Krankenhaus auf die Intensivstation. Damals führten drei verstopfte Arterien in ihren Beinen dazu, dass ihre Füße schlecht durchblutet waren. Sie „wurden schwarz", und ihr mussten beide Füße teilweise amputiert werden. Als sie sich körperlich stabilisiert hatte, bekam sie Spezialschuhe und lernte mit einem Rollator zu gehen. Sechs Monate nach ihrer Entlassung stürzte Bev, als sie sich nach etwas reckte, brach sich die rechte Hüfte und kam wieder ins Krankenhaus. Nach der Entlassung zog sie in ein Pflegeheim zur Rehabilitation. Anschließend wählte sie vorübergehend betreutes Wohnen. Während der nächsten 14 Monate musste sie wiederholt ins Krankenhaus wegen Herzinsuffizienz, Lungenentzündung und Bronchitis.

Als sie dann sechs Monate vor unserem Besuch gerade wieder in ihre Wohnung umziehen wollte, ging sie durch eine automatische Tür, die sich gerade schloss. Sie stürzte und brach sich den rechten Oberschenkel. Wieder ging es ins Krankenhaus, anschließend ins Pflegeheim und dann wieder in ihre Wohnung. Nach ein paar Tagen traten akute Schmerzen im unteren Rücken auf. Eine Woche später fand sie sich wieder im Krankenhaus mit der Diagnose: Kompressionsfrakturen in der unteren Lendenwirbelsäule. Wieder ging es zurück ins Pflegeheim und zwei Monate vor unserem Besuch in ihre Wohnung. Bev beschrieb die letzten Jahre als „Selbstbedienungsbuffet schlechter Gesundheit".

Im weiteren Verlauf des Gesprächs forschten wir nach den Informationen, die wir für den Performanzkontext brauchten. Wir vermieden es wieder, Bev nach den einzelnen Dimensionen zu fragen, sondern stellten einfache klare Fragen für die notwendigen Informationen, die sich auf natürliche Weise aus dem gerade Gehörten ergaben. Wir umgingen Themen, die für uns nicht unbedingt nötig waren. Wir versuchten also, so weit wie möglich zu vermeiden, dass Bev uns Informationen gab oder von Aspekten ihres Lebens berichtete, die nur entfernt zur Planung der ergotherapeutischen Intervention gehörten. In sehr kurzer Zeit (25 Minuten) erfuhren wir Vieles, das uns für das Verständnis, die Evaluation und später die Interpretation einen Rahmen gab.

Als Abschluss führten wir das COPM durch, was noch einmal 25 bis 30 Minuten dauerte. Dadurch erhielt Bev die Gelegenheit, ihre Prioritäten für die Ergotherapie klarer zu benennen.

Bev erzählte uns, dass sie mit den Aufgaben, die sie ausführte, und mit der dabei erhaltenen Hilfe insgesamt zufrieden sei. Sie ist zum Beispiel generell damit zufrieden, dass einmal in der Woche eine Haushaltshilfe (homemaker) kommt, die bei ihr sauber macht, Bettwäsche wechselt und die Wäsche wäscht, aber sie würde gern selbst mehr kochen. Sie möchte gern warmes Essen kochen, aber sie fühlt sich in der Küche nicht sicher. Bezüglich der Selbstversorgung ist sie mit der Unterstützung der Helferin zufrieden, die ihr täglich beim Waschen hilft und ihr Bett macht und manchmal auch das Frühstück zubereitet.

Übersetzer

Helferin (home health aide) ist eine nicht ausgebildete Kraft, die täglich kommt und bei Selbstversorgungsaktivitäten hilft, z.B. sich waschen, kochen usw.

Beim Waschen hat Bev Angst zu fallen, aber wenn die Helferin sie unterstützt, fühlt sie sich „sicher und behütet". Den Toilettengang kann Bev tagsüber allein bewältigen, aber weil sie ohne ihre Schuhe nicht gehen kann, benutzt sie nachts den Nachtstuhl, den die Helferin dann morgens ausleert. Das Einzige, was Bev bei der Selbstversorgung Sorgen bereitete, war, den rechten Schuh anzuziehen und ihre Kleidung aus dem Schrank zu holen – beides ist im Moment körperlich anstrengend und „dauert zu lange". Als wir sie fragten, ob sie gern mehr hinausgehen möchte, berichtete sie, dass sie sich im Moment zu schwach fühle, um mehr auszugehen, als sie es zurzeit tut. Wenn sie wieder kräftiger sei, möchte sie mehr an den Aktivitäten teilnehmen, die in ihrer Wohnanlage angeboten werden, wieder in die Kirche und öfter ins Restaurant und zum Einkaufen gehen. Ihre Tochter geht zwar mit ihr einkaufen und auswärts essen, aber Bev würde gern mehr rauskommen.

Als wir danach wieder in der Universität waren, benutzten die Studentinnen und ich die Schlüsselfragen aus Tabelle 3, um all die Informationen von Bevs Tochter, aus dem Interview und die informellen Beobachtungen zu strukturieren. Meistens bestehen meine Notizen aus kurzen Sätzen zu jeder Dimension – der Zeitdruck an den meisten Arbeitsstellen erlaubt einfach nicht mehr. In Bevs Fall präsentieren wir jedoch detailliertere Informationen, um dem Leser Bev und die 10 Dimensionen zu ihrem allgemeinen Kontext klar verständlich zu machen (Tab. 4).

Tab. 4: Notizen der Studentinnen, die die 10 Dimensionen des klientenzentrierten Performanzkontexts zusammenfassen

Umweltdimension[19]
Lebt in Zwei-Zimmer-Wohnung (Schlafzimmer, Wohnzimmer, Küche, Bad) in Wohnanlage, gut ausgestattet mit stabilen Hilfsmitteln (z.B. Nachtstuhl, Haltegriffe im Bad); Platz zum Wenden mit dem Rollstuhl und zum Arbeiten in der Küche stark eingeschränkt; keine Optionen für Umzug in größere Wohnung. Helferin hilft beim Waschen, Bettmachen und manchmal beim Frühstück. Haushaltshilfe reinigt die Wohnung, wechselt Bettwäsche, macht die Wäsche. Tochter anwesend beim Einkauf und Essen im Restaurant. Spiele am Tisch mit Enkeln.
Rollendimension
Bev ist Selbstversorgerin, Haushälterin, Mutter und Großmutter. Früher hatte sie weitere Rollen und hofft zukünftig wieder auf ihre Rolle als aktive Kirchgängerin und Aktivitätsteilnehmerin. Tochter berichtet, dass Bev in Anbetracht ihrer Behinderung angemessen die Selbstversorgungsaufgaben ausführt; aber beim Kochen ist Bev nicht sicher. Bev berichtet von gewisser Unbeständigkeit in der Rolle als Selbstversorgerin (möchte ihren rechten Schuh anziehen und ihre Kleidung aus dem Schrank effizienter und mit weniger Anstrengung holen können); in der Hausfrauen-Rolle (möchte selbstständig und sicher kochen können); in der Rolle als Teilnehmerin an sozialen Aktivitäten (fühlt sich derzeit zu schwach, um auszugehen, aber wenn sie kräftiger geworden ist, möchte sie mehr an den im Haus angebotenen Aktivitäten teilnehmen, wieder zur Kirche und häufiger einkaufen und essen gehen).
Motivationsdimension
Zu ihren Interessen gehören Kirche, soziale Aktivitäten, Fußballsendungen ansehen, Gesellschafts- und Kartenspiele mit ihren Enkelkindern. ADL und Freizeit scheinen Bev aktuell (und auch in der näheren Zukunft) hauptsächlich zu beunruhigen. Wieder zur Kirche zu gehen, ist ein Anliegen für die Zukunft. Sie möchte mehr selbst tun und scheint realistisch einzuschätzen, was sowohl notwendige Hilfe betrifft als auch ihr Potenzial, mehr selbst zu machen. Sie verglich sich mit der „Little engine that could" (Piper, 1930) und sagt „wenn du es versuchst hast, dann hast du nichts falsch gemacht".

Übersetzer: Titel eines amerikanischen Kinderbuchs über eine Lokomotive, die sich sehr angestrengt hat, um über den Berg zu kommen. Die Lok sagt sich ständig: „Ich glaub ich schaff's, ich glaub ich schaff's".

19 Wie ich schon in Abschnitt 1.2.3 angemerkt habe, sind diese Notizen ausführlicher als in der alltäglichen Praxis nötig und realistisch. Unsere tatsächliche Notiz für die Umwelt lautete so: *2-Zimmer-Mietwohng., klein + voll. Nachtstuhl, Haltegriffe, Badebr. – Badez. Hilfe von Helferin b. Bettmachen, Frühst., Haushaltshilfe – macht sauber, wechs. Bettwäsche, macht Wäsche. Tocht. – hilft bei Einkauf., ausw. Essen. Enkel – Karten, Spiele.*

Ihr Glaube an Gott scheint ihr Hoffnung zu geben; sie äußerte Dankbarkeit für ein Geschenk Gottes: „Ich bat Gott um Dinge, durch die ich mehr Freude am Leben haben kann. Gott hat mir das Leben gegeben, damit ich Freude an allem habe."

Aufgabendimension

Muss oder möchte gern Folgendes ausführen: sich waschen/duschen, Toilettengang, anziehen, kochen, einkaufen, auswärts essen, zur Kirche gehen, Gesellschafts- und Kartenspiele, Besuche machen, Fußball im Fernsehen anschauen, mit ihrer Sauerstoffzufuhr so umgehen, dass sie sich „nicht in meinem Rollstuhl verheddert".

Kulturelle Dimension

Keine erkennbaren Widersprüche zwischen Bevs kulturellen Überzeugungen, Werten und Sitten und wie und wo sie ihre Alltagsaufgaben bewältigt, abgesehen von den Einschränkungen und Anpassungen, die sie wegen ihrer Behinderung vorgenommen hat.

Soziale Dimension

Zufrieden mit der Hilfe, die sie von der Haushaltshilfe und der Helferin bekommt; Ausmaß der Zusammenarbeit nicht bekannt. In Anbetracht ihrer Zufriedenheit mit der gewährten Hilfe nehmen wir an, dass die Beziehung zu beiden Helfern zufriedenstellend ist. Tochter und Enkel kommen regelmäßig zu Besuch; eine Freundin aus demselben Haus sieht jeden Tag nach ihr; Besuch von Helferin, Haushaltshilfe und Physiotherapeutin. Bevs Tochter holt sie zwar zum Einkaufen und auswärts Essen ab, aber Bev würde gern öfter rauskommen. Bev hat keinen Kontakt zu ihrem früheren Ehemann.

Bevs sonstige Kontakte scheinen begrenzt. Scheint nur gelegentlich Kontakt zu ihrem Pfarrer zu haben, ist aber auch nicht an häufigerem Kontakt mit ihm interessiert. Obwohl sie früher durch ihre aktive Teilnahme an sozialen Aktivitäten (monatlich gemeinsames Essen, Spiele) stärker in Verbindung zu anderen Hausbewohnern stand, sagte sie, dass sie jetzt körperlich nicht in der Lage sei, noch teilzunehmen. Ihre Hoffnung, dass dies wieder mehr werden könnte, drückte sie so aus: „Auch das wird mit der Zeit wieder werden."

Gesellschaftliche Dimension

Bev ist einigermaßen gut mit verfügbaren Angeboten ausgestattet: erhält täglich einmal Essen auf Rädern, Helferin kommt werktags eine Stunde, am Wochenende ½ Stunde, Haushaltshilfe kommt einmal wöchentlich. Benutzt Nachtstuhl; Helferin leert ihn täglich. Zweimal wöchentlich Physiotherapie seit der Rückkehr in die Wohnung, geht davon aus, dass sie noch einen Monat PT erhält. Schwerpunkt dabei ist Belastungsfähigkeit beim Gehen mit dem Rollator, sobald sie das rechte Bein wieder voll belasten darf.

Ihr Pfarrer besucht sie alle 6 bis 8 Wochen. Keine Hilfe von Gemeindemitgliedern, scheint auch keinen Bedarf an solchen Kontakten zu haben. Sie würde gern wieder regelmäßig zum Gottesdienst gehen, sagt aber: „Auch das wird mit der Zeit wieder werden."

Sie sagte, dass sie nicht daran interessiert sei, dass irgendjemand sie zur Kirche fährt, auch ihre Tochter nicht.

Finanziell gesehen erhält sie derzeit Leistungen sowohl aus Medicare als auch aus Medicaid. Ihr monatliches Einkommen ist sehr begrenzt, reicht kaum für Medikamente, Miete, Strom und Heizung, Essen auf Rädern, Lebensmittel und Haushaltsdinge.

Es bleibt ihr sehr wenig Geld für die von ihr so geliebten sozialen Unternehmungen wie Einkaufen und auswärts Essen, erst recht nicht für weitere Hilfsmittel oder Änderungen in ihrer Wohnung, die ihr die täglichen Aufgaben erleichtern könnten.

Implizite und explizite medizinische Vorsichtsmaßnahmen beziehen sich auf die Teilbelastung ihres rechten Beines, ihre geringe allgemeine Belastbarkeit und ihren Bedarf an zusätzlichem Sauerstoff.

Übersetzer

Medicare ist die bundesstaatliche Krankenkasse, hauptsächlich für Menschen über 64 Jahre, aber auch für Bürger mit Behinderung (unabhängig vom Alter).

Medicaid ist ein spezielles Gesundheitsfürsorge-Programm für Bürger mit sehr geringem Einkommen. Aus beiden können Unterstützungen wie hier bei Bev geleistet werden (Haushaltshilfe und Helferin).

Dimension der Körperfunktionen

Ausgeprägte Vorgeschichte von Herzinsuffizienz, Lungenentzündung und Bronchitis. Benötigt derzeit Sauerstoff (2 Liter/Tag, 24 Std./Tag). Mehrfach Frakturen: rechte Hüfte und rechter distaler Oberschenkel, teilweise Fußamputation beidseits, lumbale Kompressionsfraktur. Gedächtnis und Urteilsvermögen scheinen intakt. Scheint keine psychosozialen Probleme zu haben, Stimmung derzeit gut. Bev ist sehr gebrechlich und begrenzt belastbar. Wir vermuten eingeschränkte Beweglichkeit im unteren Rumpf, in rechter Hüfte und rechtem Knie sowie geringe Belastbarkeit, was sich alles auf die Ausführung von ADL-Aufgaben auswirkt.

Ihre chronischen kardiopulmonalen und muskuloskeletalen Schädigungen lassen nur geringe Besserung erwarten, aber wir haben den Eindruck, dass sie wieder so kräftig und belastbar werden könnte, wie sie vor ihrem letzen Unfall und Krankenhausaufenthalt war.

Zeitliche Dimension

Bev ist eine 66-jährige Erwachsene. Ihre hauptsächliche Erfahrung ist die als Hausfrau. Sie war 34 Jahre lang verheiratet, wurde vor 14 Jahren geschieden. In den letzten Jahren häuften sich bei ihr gesundheitliche Schwierigkeiten, u.a. Lungenentzündung, Herzinsuffizienz, Fraktur der rechten Hüfte und Frakturen in der Lendenwirbelsäule.

Adaptive Dimension

Ihren Aussagen nach scheint Bev ein Mensch zu sein, der flexibel und offen für Veränderung ist (z.B. „Wenn man es versucht hat, hat man nichts falsch gemacht"; und „Ich habe Gott um alles gebeten, damit ich das Leben genießen kann. Gott hat mir das Leben gegeben, damit ich alles genießen kann"). Ihre realistische Selbsteinschätzung und ihr Potenzial in Verbindung mit ihrem Durchhaltevermögen trotz vielfacher gesundheitlicher Probleme lassen darauf schließen, dass sie sich an Veränderungen in ihrem Leben angepasst hat.

4.2.4 Bev: Wer ist die Klientin?

Als wir Bev interviewten, fragten wir sie nach Menschen, mit denen sie in Kontakt steht und die ihr bei der Bewältigung ihres Alltags helfen. Das sind ihre Tochter, die Haushaltshilfe und die Helferin. Ich hatte schon mit ihrer Tochter gesprochen, dabei hatte diese keine eigenen Betätigungsanliegen in Bezug auf ihre Mutter genannt. Darum entschieden wir, dass Bevs Tochter zwar eine wichtige Informationsquelle für uns ist und für Bev Unterstützung bedeutet, aber nicht zu Bevs Klientenkonstellation gehörte. Außerdem schienen die Helferin und die Haushaltshilfe, zumindest aus Bevs Sicht, keine Betätigungsanliegen in Bezug auf Bevs Betätigungen zu haben. Daher beschlossen wir, wenn auch etwas zögernd, dass nur Bev unsere Klientin war. Trotzdem blieben wir aber offen dafür, dass die Helferin diejenige war, die Bev am meisten Hilfe leistete und eventuell Probleme dabei haben könnte. Wenn wir merken würden, dass dies so sei, würde die Helferin zu einem Mitglied von Bevs Klientenkonstellation werden.

4.3 Therapeutische Beziehung und partnerschaftliche Zusammenarbeit entwickeln

Wenn die Ergotherapeutin den Klienten kennenlernt und ein ergotherapeutisches Interview führt, um den klientenzentrierten Performanzkontext zu erstellen, beginnt sie gleichzeitig, die **therapeutische Beziehung** aufzubauen (Price, 2009; Tickle-Degnen, 2008). „Beziehung ist der Prozess, in dem ein angenehmes, entspanntes Verhältnis von gegenseitigem Vertrauen und Respekt zwischen Ergotherapeutin und Klient aufgebaut und gepflegt wird" (Mosey, 1981, S. 96). Beziehung hat mit der Qualität der Interaktion zwischen Ergotherapeutin und Klient zu tun, damit, wie sich der Klient durch dieses Verhältnis auf den Interventionsprozess einlässt (Tickle-Degnen, 2008). Der Aufbau einer starken therapeutischen Beziehung „erfordert, dass sich zwei Menschen gegenseitig verstehen, sich vertrauen und respektieren und ein gemeinsames Verständnis dafür aufbringen, was der therapeutische Prozess für das Leben und die Zukunft des Klienten bedeutet" (Price, 2009, S. 329).

Während die Ergotherapeutin den klientenzentrierten Performanzkontext erstellt und die therapeutische Beziehung aufbaut, entwickelt sie gleichzeitig die **kooperierende (beratende) Partnerschaft**. Dieser Prozess zieht sich durch den gesamten Zeitraum, in dem sie mit dem Klienten zusammenarbeitet (siehe die hellgrauen Pfeile in Abb. 5a und 5b, S. 28/29 und Anhang). Die Ergotherapeutin bringt ihre fachliche Kompetenz bezüglich verfügbarer Interventionsstrategien und möglicher Ergebnisse in diese Partnerschaft ein. Der Klient wiederum bringt Kompetenz bezüglich seiner Werte, Interessen, Ziele und Prioritäten ein. Soll die Partnerschaft erfolgreich sein, so müssen sich beide über ihre Motivation und Argumente offen austauschen (Bowen, 1996). **Unsere eigenen Ziele für den Klienten aufzugeben und sich stattdessen auf die des Klienten einzulassen, kann zu einem wesentlichen Schritt im Gesamtprozess werden** (Fisher, 1994; Tickle-Degnen, 2008). Auch wie wir das Anfangsinterview führen und den Performanzkontext erstellen, kann ganz wichtig sein. Zu ausführlich und zu schnell sensible Themen anzusprechen, kann sich negativ auf das Vertrauen auswirken, das wir für den offenen Austausch brauchen. Wie Einhorn 2003 (S. 81) sagte: „Wenn ich die goldene Regel neu formulieren sollte, würde sie lauten: Du solltest versuchen, die Klienten da abzuholen, wo sie abgeholt werden möchten." ...

Die goldene Regel besagt: Behandle andere so, wie du selbst behandelt werden möchtest.

4.4 Klientenbeispiel: Bev – therapeutische Beziehung und partnerschaftliche Zusammenarbeit entwickeln

Während des Interviews beteiligte sich Bev bereitwillig an der Unterhaltung und sprach offen über ihre Sorgen und Prioritäten. Schon bald wurde uns klar, dass es ihr wichtig war, uns zunächst ausführlich über ihre medizinische Vorgeschichte zu berichten. Wir hatten das Gefühl, dass wir ihr dies zum Aufbau von Vertrauen und Beziehung zugestehen sollten. Nachdem sie mit ihrem Bericht geendet hatte, war uns ständig bewusst, dass wir versuchen mussten, die Unterhaltung auf Betätigungen und relevante Aspekte ihres Performanzkontexts zu lenken.

Während wir ihr bei der Beschreibung ihrer Vorgeschichte und der derzeitigen Performanzprobleme zuhörten, drückten wir Mitgefühl mit Bev aus und Respekt für alles, was sie durchgemacht hatte. Wir respektierten ihren Wunsch, auch weiterhin Hilfe zu erhalten, obwohl wir dies bedenklich fanden. Durch einfache Gesten und durch Lachen, wenn sie etwas Lustiges sagte, machten wir deutlich, dass wir aktiv zuhörten. Dass ihr bewusst zu sein schien, dass ihre frühere Erfahrung mit Ergotherapeuten „nicht gerade ideal" war, und dass sie sich auf „richtige Ergotherapie" freute, machte uns deutlich, dass sie sich ihrerseits auf die Diskussion einließ und verstand, was wir zu bieten hatten. Unser Gesamteindruck war, dass Bev merkte, dass sie offen über ihre Sorgen und Wünsche sprechen konnte. Am Ende des Interviews arbeiteten wir zum Beispiel gemeinsam an einer Zusammenfassung derjenigen Schlüsselbereiche der Performanz, die Bev als Probleme beschrieben hatte; wir entschieden zusammen, wie wir in Anbetracht ihrer Prioritäten weiter vorgehen wollten.

4.5 Ressourcen und Einschränkungen im klientenzentrierten Performanzkontext herausfinden

Nachdem die Ergotherapeutin Informationen zu den 10 Dimensionen, die für den klientenzentrierten Performanzkontext gebraucht werden, gesammelt hat, kann sie diese nun zusammenfassen. Mit dem OTIPM als rotem Faden des professionellen Reasonings unterteilt sie dies nach zwei Gesichtspunkten: a) Ressourcen und Einschränkungen im Performanzkontext und b) benannte Stärken und Betätigungsprobleme. Durch die erste Komponente, **Ressourcen und Einschränkungen im Performanzkontext,** erhält die Ergotherapeutin wichtige Hintergrundinformationen, die in die Akte des Klienten oder in den ergotherapeutischen Bericht eingetragen werden können.[20] Die Therapeutin wird später im Prozess darauf zurückkommen, wenn sie die Ursache für die Probleme des Klienten definiert oder interpretiert (siehe senkrechte gestrichelte Linie in Abb. 5a und 5b, S. 28/29 und Anhang). In dieser Phase des Interventionsprozesses jedoch **konzentriert sie sich darauf, welche Aspekte der Hintergrundinformation wichtig für die Dokumentation in der Akte sind.**

Was die Ergotherapeutin für die Dokumentation auswählt, kann von der Berichtsstruktur in dem Setting abhängen, in dem sie arbeitet. Wenn zum Beispiel der ergotherapeutische Teil getrennt von dem anderer Teammitglieder aufbewahrt wird, könnte sie etwas mehr Informationen eintragen, als wenn alle Berichte zusammen in einer Akte stehen. Wenn aber, wie es oft geschieht, alle Teammitglieder in derselben Akte ihre Einträge machen, kann es unnötig sein, etwas zu wiederholen, was schon eingetragen ist (z.B. Alter, Diagnose, Lebenssituation).[21]

4.6 Klientenbeispiel: Bev – Ressourcen und Einschränkungen im klientenzentrierten Performanzkontext herausfinden

Nachdem wir noch einmal unsere gesammelten Notizen zu Bevs Stärken und Problemen gelesen hatten (Tab. 4), dokumentierten wir, was wir als Wichtigstes ansahen (Dokumentationsbeispiel 1). Da dies unser erstes Interview war, wollten wir für die Dokumentation ein „Bild zeichnen, wer Bev ist" und warum ihr Ergotherapie verordnet worden war. Dabei wollten wir die Dokumentation kurz halten und uns auf wenige Sätze, vielleicht fünf oder sechs, beschränken. Außerdem wollten wir betätigungsbezogene Hintergrundinformationen hervorheben, die Bevs Bedarf an Ergotherapie und die Wahrscheinlichkeit stützten, dass sie davon profitieren könnte. Wenn wir zum Beispiel darauf hinwiesen, dass Bev gute Unterstützung von ihrer Tochter erhält, hätten wir einem möglichen Kostenträger (z.B. private oder gesetzliche Krankenkasse) signalisiert, dass Bev von jenen Dienstleistungen profitieren könnte, die wir ihr bieten. Außerdem befürchten Kostenträger immer, dass sie eventuell teure Therapie bezahlen müssen; deshalb wollten wir dokumentieren, welche Dienste Bev derzeit erhält, falls sich ihr Bedarf durch die Ergotherapie verringern würde. Wir wussten, dass wir außer einer kurzen Zusammenfassung ihres medizinischen Zustands nichts über zugrunde liegende Körperfunktionen oder Einschränkungen schreiben sollten. Wir überlegten, dass wir in „Betätigung-zuerst"-Vorgehensweise dokumentieren und erst dann etwas zu Bevs zugrunde liegenden Einschränkungen schreiben wollten, wenn wir mehr zu ihrem derzeitigen Status in Bezug auf Betätigungsperformanz dokumentiert hatten.

---

20 Meistens wird die Dokumentation in den Abschlussbericht oder den Evaluationsbericht der primären Person eingetragen, selbst wenn jemand anderes aus der Klientenkonstellation zum vorrangigen Schwerpunkt unserer Intervention wird.

21 Alle Dokumentationsbeispiele in diesem Kapitel sind so geschrieben, als ob sie separate Ergotherapieberichte seien, wie sie dem Klienten oder einem Kostenträger übergeben werden.

Dokumentationsbeispiel 1: Bev: ergotherapeutische Anfangsevaluation, Teil I – Hintergrundinformationen und Grund der Verordnung

Hintergrundinformationen und Grund der Verordnung

Bev ist eine 66-jährige Frau, lebt nach Krankenhausaufenthalt allein in einer subventionierten Wohnung. Mag Spiele, Fußball im Fernsehen, soziale Aktivitäten und Familie. Vorhandene Dienste: Helferin täglich, Haushaltshilfe wöchentlich, Mittagessen auf Rädern täglich. Vorhandene Hilfsmittel: Toilettensitzerhöhung, Sicherheitsstützgriffe für die Toilette, Haltegriffe, Badebrett, elektrisches Pflegebett, Nachtstuhl; Tochter unterstützt bei Außenaktivitäten. Anamnese: deutliche Herzinsuffizienz, Fraktur rechte Hüfte und distaler Oberschenkel, beidseits Teilamputation der Füße. Verordnung wegen „Schwierigkeiten" und Gefährdung bei Alltagsaufgaben.

4.7 Berichtete Stärken und Probleme der Betätigungsperformanz erkennen und priorisieren

Das zweite Ergebnis der gesammelten Informationen zum klientenzentrierten Performanzkontext ist eine **Zusammenfassung, welche Ausführung von Aufgaben aus Sicht des Klienten Stärken bedeuten und welche ihm Probleme bereiten**. Auch diese Informationen stammen aus dem Anfangsinterview. Wenn es passt, können hier das COPM (Law et al., 2005) oder die ADL Taxonomy (Törnquist & Sonn, 2001) als hervorragende Instrumente eingesetzt werden, um dem Klienten zu ermöglichen, selbst herauszufinden, welche seiner Aufgaben Stärken darstellen und welche ihm Probleme bereiten. Beide Instrumente bieten dem Klienten durch ihre Struktur die Möglichkeit, wichtige Probleme herauszufinden und Prioritäten zu setzen.

Sowohl das COPM als auch die ADL Taxonomy können zwar dem Klienten und der Therapeutin helfen, den Blick auf Betätigung zu richten und nicht auf zugrunde liegende Körperfunktionen, jedoch haben auch beide ihre Grenzen. Das COPM wird mehr durch die Interviewfertigkeiten der Therapeutin eingeschränkt als durch das Instrument selbst. Wenn zum Beispiel die Person sagt, dass ihr besonders mangelnde Kraft und die Koordination der rechten Hand zu schaffen machen, gibt es nichts, was die Therapeutin davon abhält, diese Information einzutragen, und die Person kann später beides als Prioritäten benennen. Kraft und Koordination sind aber keine Betätigungen. Wenn die Person von Stärken und Koordination spricht, muss die Ergotherapeutin daraufhin den Klienten fragen: „Welche Aufgaben finden Sie schwierig, weil Sie nicht genug Kraft haben und Ihre Koordination eingeschränkt ist?" Wenn die Therapeutin nicht den Blick auf Betätigung beibehält und den Klienten nicht darauf hinführt, **besteht die Gefahr, dass wir unsere ethische Verpflichtung nicht erfüllen, nämlich den Schwerpunkt auf Betätigung zu legen.**

Wenn die Ergotherapeutin die ADL Taxonomy mit ihrem Fokus auf Selbstversorgung (PADL) und IADL benutzt, besteht weniger die Gefahr, dass der Blick auf Betätigung verloren geht. Die Gefahr liegt eher darin, dass das Interview (oder optimal der Selbstbericht) nicht weit genug die anderen Bereiche von Betätigung wie Freizeit, Spiel,

Arbeit und Schule erfasst. Und schließlich können beide Instrumente nur bei solchen Menschen angewandt werden, die sich aktiv am Interview beteiligen können.

Zurück zum Schritt „Berichtete Stärken und Probleme der Betätigungsperformanz herausfinden und priorisieren". Das Ausführen von Aufgaben, die die Rolle des Klienten unterstützen, sind **Performanzstärken**. Aufgaben, mit denen der Klient Probleme hat oder die seine Rolle behindern, sind **Performanzprobleme**. Problematisch ist die Aufgabenausführung, wenn sie erhöhte Anstrengung erfordert, ineffizient oder unsicher (oder potenziell unsicher) ist, verbale oder physische Hilfestellung braucht oder sozial unangemessen ist. Die Aufgaben, die der Klient als Prioritäten benennt, werden zur Basis für seine Ziele und werden wahrscheinlich auch diejenigen sein, die Klient und Therapeutin als erste zur Evaluation anstreben und die im Mittelpunkt der Intervention stehen.

Unsere Erkenntnis, dass der Klient Performanzprobleme hat, kann aus **drei Quellen** gewonnen werden. Erstens können wir von dem **Klienten selbst** erfahren haben, dass er Probleme bei der Performanz von Alltagsaufgaben hat (z.B. durch ein unstrukturiertes Interview, COPM). Zweitens könnten wir es durch den **Bericht anderer aus der Klientenkonstellation** gehört haben, die sich Sorgen wegen ihrer eigenen Performanz oder der der Person gemacht haben (z.B. Betreuer, Lehrer, Angehörige, die Schwierigkeiten in Bezug auf die primäre Person haben). Drittens könnten **wir selbst** auf potenzielle Probleme aufmerksam werden – durch **Diskrepanzen zwischen Berichten** entweder verschiedener Mitglieder der Klientenkonstellation (z.B. eine Person sagt: „Ich habe keine Probleme", und seine Ehefrau sagt: „Ich muss ihm helfen") oder zwischen dem Klienten und Personen außerhalb seiner Konstellation (z.B. jemand berichtet, dass die Person nicht in der Lage ist, eine Aufgabe ohne Hilfe zu erledigen, und eine Krankenschwester, die sagt: „Er hat keine Probleme"). Letztere Konstellationen werden zu *potenziellen Problemen*, weil unklar ist, wessen Bericht zutrifft.

Meistens empfehle ich der Ergotherapeutin, die Liste der potenziellen Probleme nicht noch zu verlängern, indem sie auch noch die Aufgabenausführungen hinzufügt, von denen sie annimmt, dass sie sich im Laufe der Zeit zu Problemen entwickeln werden; auch nicht die Probleme, von denen wir glauben, dass sie zurzeit vorhanden sind, die aber nicht angesprochen oder vom Klienten verneint wurden. Einerseits wurden diese Probleme nicht vom Klienten genannt, und wir laufen Gefahr, unseren klientenzentrierten Ansatz zu verlieren, wenn wir sie trotzdem aufnehmen. Andererseits nennen die meisten Klienten schon genug Probleme, sodass es nicht nötig ist, noch weitere Aufgaben dazuzunehmen, die wir als mögliche Probleme ansehen.

Ein Beispiel: Als Kristin mit Bill über seine Morgentoilette sprach, entdeckte sie plötzlich eine mögliche Diskrepanz. Einerseits hatte Bill gesagt, dass er mehrfach in der Dusche gestürzt sei und dass er deshalb auf einer Bank sitzen oder sich an Haltegriffen festhalten müsse, wenn er im Badezimmer stehen oder gehen muss. Außerdem berichtete er, dass es schwierig für ihn sei, seine Schuhe und Strümpfe anzuziehen, da er schlecht an seine Füße kommen könne. Als sie ihn fragte, wie es mit dem Anziehen der Hose sei, sagte er andererseits, dass das kein Problem sei. Kristin vermutete, dass mehr hinter dieser Situation steckte, als sie im Moment erkennen konnte. Aber sie blieb bei ihrem klientenzentrierten Fokus und notierte nur die Probleme, die Bill als solche benannt hatte. Beim Dokumentieren von Bills Stärken und Problemen achtete sie sorgfältig darauf, anzumerken, dass dies seinem Bericht entspreche, nicht ihrer Einschätzung:

Bill berichtet, dass er selbstständig mit einer Handdusche duscht und dabei auf einem Duschsitz sitzt. Er kann seine Schuhe und Strümpfe anziehen, findet es aber ermüdend und anstrengend. Andererseits gibt er an, dass er sich selbstständig sicher anziehen kann.

Kristin sagte Bill noch, dass er es ruhig sagen könne, wenn weitere Probleme auftauchen. Sie war sich auch bewusst, dass er, wenn sich nach einiger gemeinsamer Arbeit mehr Vertrauen und eine gute Beziehung entwickelt hätten, sich eher trauen würde, das Anziehen als Schwierigkeit zu benennen. Oder sie könnte ihn dann darauf ansprechen. Wenn er jedoch weiterhin sagen würde, dass er keine Probleme habe und niemand aus seiner Klientenkonstellation ein Problem benenne, **wäre sie bereit, ihre eigene Meinung zurückzustellen und Rechte und Wünsche ihres Klienten Bill zu respektieren.**

Es muss auch betont werden, dass die **Ergotherapeutin, wenn sie die vom Klienten benannten Stärken, Probleme und potenziellen Performanzprobleme** sowie seine Prioritäten zusammenfasst, keine Aspekte aus dem klientenzentrierten Performanzkontext hinzufügt, die Ressourcen oder Einschränkungen darstellen. Sie hat das schon gemacht – die Schlüsselelemente aus dem, was wir über Bev erfahren hatten (Tab. 4), wurden im Dokumentationsbeispiel 1 zusammengefasst. Die Ergotherapeutin wird wahrscheinlich auch die 10 Dimensionen des Performanzkontexts noch einmal genauer unter die Lupe nehmen, wenn sie zu dem Schritt kommt, bei dem sie die Ursachen der Probleme des Klienten abklärt oder interpretiert. Bei diesem Schritt hier **wollen wir uns aber auf diejenigen Betätigungen konzentrieren,** die erhöhte Anstrengung erfordern, ineffizient und nicht sicher sind, verbale oder physische Hilfe erfordern oder sozial unangemessen sind – eben auf **diejenigen Aufgaben, die nach Meinung des Klienten das Ausüben seiner Rollen unterstützen oder behindern, nicht aber auf die Kontextfaktoren, die Betätigungsperformanz unterstützen oder behindern.**

4.8 Klientenbeispiel: Bev – berichtete Stärken und Probleme der Betätigungsperformanz erkennen und priorisieren

Nachdem wir eine sehr kurze Zusammenfassung von Bevs Performanzkontext (Hintergrundinformationen und Grund für die Verordnung) geschrieben hatten, konnten wir uns auf die von Bev berichteten Stärken und Probleme konzentrieren und sie dokumentieren, ebenso ihre Prioritäten. Wir stellten fest, dass der Einsatz des COPM uns bei diesem Prozess unterstützte, weil es Bev half herauszufinden, welche von ihren vielen Problemen für sie die wichtigsten waren. Bev hatte viele verschiedene Aufgaben genannt, die sie nicht allein bewältigen konnte, aber mithilfe des COPM konnte sie besser darüber nachdenken und selbst feststellen, dass sie eigentlich ganz zufrieden mit der Hilfe war, die sie bekam (und die sie, realistisch betrachtet, auch brauchte). Es gab allerdings auch Aufgaben, die sie ebenfalls noch gern ausführen wollte, insbesondere dann, wenn die Helferin nicht da war.

Als wir diesen Teil der Dokumentation formulierten, überlegten wir, dass es nicht kosteneffektiv sei, alle von Bev genannten Aufgaben zu beschreiben. Andererseits wollten wir Bevs Kernanliegen erfassen und deutlich machen, dass wir eine ganze Reihe von Aufgaben angesprochen hatten, nicht nur PADLs; wir wollten auch IADLs und ihre wichtigen sozialen Aktivitäten ansprechen (Dokumentationsbeispiel 2).

Dokumentationsbeispiel 2: Bev: ergotherapeutische Anfangsevaluation, Teil II – selbst benanntes Performanzniveau und Aufgabenprioritäten

Selbst benanntes Performanzniveau

Bev benennt Selbstständigkeit mit erhöhter Anstrengung beim Anziehen ihrer Kleidung, nachdem diese zurechtgelegt wurde; sicheres Waschen mit bereitstehender Hilfe. Benennt selbstständige Körperpflege, Essen, Fernsehen, Gesellschaftsspiele am Tisch, Rechnungen bezahlen. Zufrieden mit empfangener Hilfe von Helferin und Haushaltshilfe.
Benannte Probleme: den rechten Schuh anziehen, Kleidung aus dem Schrank holen (gefährdet beim Stehen und Langen nach Gegenständen), Schüsseln (Geschirr) in den Backofen stellen und herausholen, Verfangen der Sauerstoffschläuche im Rollstuhl beim Kochen. Möchte gern mehr ausgehen, mit ihrer Tochter einkaufen und ins Restaurant gehen.

Prioritäten

- Rechten Schuh anziehen
- Kleidung aus dem Schrank holen
- Beim Kochen stehen und in Kochtöpfen rühren
- Stehen und Gegenstände aus Schränken, Kühlschrank und Gefrierfach holen
- Heißes Essen aus dem Backofen holen und transportieren
- Umgang mit Sauerstoffschläuchen bei ADL-Aufgabenausführung

4.9 Aufgabenperformanz des Klienten beobachten und Performanzanalyse einsetzen

Sobald der Klient priorisiert hat, welche Alltagsaufgaben weiter evaluiert und möglicherweise für die Intervention vorgesehen werden sollen, setzt die Ergotherapeutin die **Performanzanalyse** ein.[22] Eine Performanzanalyse beinhaltet die Beobachtung und Evaluation von Qualität oder Effektivität der beobachtbaren, zielgerichteten Aktionen, die – miteinander verbunden – eine Kette von Aktionen bilden: die Ausführung einer Aufgabe (siehe Kap. 6 für weitere Details). Es sind also die Betätigungsfertigkeiten eines Klienten, die evaluiert werden. Diese Fertigkeiten (zielgerichtete Aktionen) sind motorische, prozessbezogene und soziale Fertigkeiten als kleinste beobachtbare Einheiten von Betätigungsperformanz – nicht die personbezogenen Faktoren und Körperfunktionen oder Schädigungen (siehe Anhang, Tab. 10). Kielhofner (2008, S. 103) nennt sie „diskrete, zweckdienliche Aktionen, die wahrgenommen werden können".

Die zielgerichteten Aktionen, die wir **motorische Fertigkeiten** nennen, lassen die Effektivität (das Fertigkeitsniveau) einer Person erkennen, wenn sie sich selbst oder Gegenstände der Aufgabe bewegt, wenn sie mit den Gegenständen oder der Umwelt während der Aufgabe interagiert. Die zielgerichteten Aktionen, die wir **prozessbezogene Fertigkeiten** nennen, lassen die Effektivität der Aktionen, die die Person ausführt, erkennen, wenn sie

- Gegenstände und Material der Aufgabe auswählt, damit interagiert und sie benutzt;
- logisch einzelne Aktionen und Schritte ausführt; und
- die Ausführung modifiziert, wenn Probleme auftauchen.

Die zielgerichteten Aktionen, die wir **soziale Interaktionsfertigkeiten** nennen, lassen die Reife und Angemessenheit der sich ergebenden sozialen Interaktionen erkennen. Motorische und prozessbezogene Fertigkeiten lassen sich bei jeder Ausführung einer Aufgabe beobachten, die mit der Interaktion von Werkzeugen und

---

22 Hagedorn (1995, 1997) hat ebenfalls den Begriff *Performanzanalyse* für die Evaluation der Fähigkeiten einer Person benutzt, eine nötige oder erwünschte Alltagsaufgabe auszuführen. Ein wesentlicher Unterschied zwischen ihrer Anwendung des Begriffs und meiner eigenen (Fisher, 1997, 1998) besteht darin, dass sie sagt, dass Performanzanalysen dazu dienen, „Defizite der Performanzfertigkeit" herauszufinden, die die zugrunde liegende Ursache der Dysfunktion sind. Hagedorn benutzt das Wort *Performanzfertigkeiten* für sensomotorische, kognitive, psychosoziale oder andere Körperfunktionen. So wie ich das Wort *Performanzfertigkeiten* benutze, liegt der Fokus direkt auf Betätigungsperformanz – die beobachtbaren, erlernten, zielgerichteten Aktionen von Performanz. Ich bin der Meinung, dass „Fertigkeiten geübte Fähigkeiten sind, die Geschick und Gewandtheit bei und Zutrauen in Performanz erkennen lassen; sie sind zielgerichtete Aktionen" (Connolly & Dalgleish, 1989, S. 894), nicht aber die Körperfunktionen einer Person. Erst wenn wir zum Schritt kommen, in dem wir die *Ursachen abklären oder interpretieren*, beachten wir die Auswirkungen der Körperfunktionen und Schädigungen einer Person.

Material einhergeht. **Soziale Interaktion** kann man beobachten, wenn zwei oder mehr Personen eine Aufgabe ausführen, die soziale Interaktion beinhaltet.

Sie heißen **Performanzfertigkeiten**, weil jede Person, die wir evaluieren, mehr oder weniger Fertigkeit zeigt, wenn sie ihre Aufgabenperformanz konstruiert; und ein wichtiges Ergebnis, das wir nach der Intervention zu messen hoffen, ist bessere Betätigungsperformanz. Wenn die Ergotherapeutin also eine Performanzanalyse einsetzt, evaluiert sie die Qualität der zielgerichteten Aktionen, die sie bei der Person beobachtet hat. Genauer untersuchen wir Fertigkeit in Bezug auf die Leichtigkeit (physische Anstrengung), Effizienz (Organisation von Zeit und Raum), Sicherheit (Gefahr für die Person oder Gegenstände der Aufgabe), Selbstständigkeit und Angemessenheit sozialer Interaktion. Das Fertigkeitsniveau, das wir beobachten, ist das Ergebnis der Wechselwirkung zwischen Person, Umwelt und Aufgabe (Abb. 11, S. 79). Unterstützende Umwelt und einfachere Aufgaben führen dazu, dass die Ausführung einer Person geschickter ist. Fertigkeit lässt sich auch durch Übung verbessern.

> *Fertigkeiten sind geübte Fähigkeiten, die Geschick und Gewandtheit bei und Zutrauen in die Performanz erkennen lassen; sie sind zielgerichtete Aktionen ... Fertigkeit bezieht sich auf eine Wechselwirkung zwischen Ausführendem und der Umwelt; um geschickte Fertigkeit zu verstehen, ist es erforderlich, die Person-Umwelt-Interaktion in Bezug zum spezifischen Kontext und dem betreffenden Ziel zu verstehen. Fertigkeiten werden immer gemeinsam bestimmt von der Person, der Aufgabe und der spezifischen Umwelt, in der die Interaktion stattfindet. (Connolly & Dalgleish, 1989, S. 894).*

Performanzanalysen sollte man nicht verwechseln mit Aufgaben- oder Aktivitätsanalysen mit folgendem Ziel: a) die zugrunde liegenden Schädigungen, die die Performanz einschränken, oder b) den innewohnenden therapeutischen Wert einer Aufgabe zur Besserung der Schädigungen herauszufinden (AOTA, 1993; Hagedorn, 1995, 1997; Llorens, 1993; Mosey, 1986; Trombly, 1995b; Trombly Latham, 2008b; Watson, 1997) (siehe auch Tab. 5 und Abschnitt 4.13 zur weiteren Erklärung der Begriffe Aufgabenanalyse und Aktivitätsanalyse).

Zur Performanzanalyse können wir standardisierte Instrumente wie das *Assessment of Motor and Process Skills* (AMPS) benutzen (Fisher, 2006a, 2006b), die Schulversion des *Assessment of Motor and Process Skills* (School AMPS) (Fisher, Bryze, Hume & Griswold, 2007) oder die *Evaluation of Social Interaction* (ESI) (Fisher & Griswold, 2009). Als weitere Möglichkeit könnte man die Beschreibung der motorischen, prozessbezogenen und sozialen Interaktionsfertigkeiten aus Kapitel 6 als informelle, nicht-standardisierte Beobachtungen der Betätigungsperformanz benutzen. Weil Performanzanalysen die Qualität oder Effektivität von Performanz untersuchen (und nicht Körperfunktionen und Schädigungen), wird die Person nach dem bewertet, was man beobachtet – die Qualität der Transaktionen zwischen Person und Umwelt, wenn die Person selbst gewählte, ihr vertraute Aufgaben ausführt.
Es ist auch wichtig zu betonen, dass die Ergotherapeutin natürlich nicht darauf beschränkt ist, die oben beschriebenen Taxonomien von motorischen, prozessbezo-

Tab. 5: Vergleich zwischen Performanzanalyse, Aufgabenanalyse und Aktivitätsanalyse, wie sie im OTIPM angewandt werden

Art der Analyse	Beobachtung des Tuns	Ebene der Analyse	Interpretation
Performanz-analyse	Ja	Performanzfertigkeiten	Qualität der Betätigungs-performanz – was und wie gut die Person etwas tut
Aufgaben-analyse	Ja	Personbezogene Faktoren, Körperfunktionen oder Umwelt	Ursache der Perfomanzpro-bleme – warum die Person die Aufgaben (nicht) gut ausführen kann
Aktivitäts-analyse	Nein, abstrakte Analyse der Aktivität	Personbezogene Faktoren, Körperfunktionen oder Umwelt	Wie eine Aufgabe zu modifizieren ist, damit sie zur therapeutischen Betäti-gung wird

genen und sozialen Fertigkeiten (siehe Kap. 6) anzuwenden. Sie kann jederzeit die Qualität jeglicher Aktion beobachten und evaluieren. So könnte sie z.B. ein Kind beobachten, wie es einen Ball **wirft**, den Ball **schießt** oder ihn **weiterreicht**. Sie kann auch einen Mann beobachten, der die Angelschnur **auswirft** und sie dann langsam wieder **aufwickelt**. Obwohl die Formulierungen für die motorischen, prozessbezogenen und sozialen Fertigkeiten aus Kapitel 6 eigentlich ausreichen, gibt es doch keinen Grund, nicht noch mit anderen Wörtern beobachtete Aktionen zu beschreiben. Wichtiger ist, dass die Ergotherapeutin die zielgerichteten Aktionen beobachtet und dann deren Qualität evaluiert. Sie muss also beurteilen, ob die Aktionen effizient waren, oder ob es ein minimales, mäßiges oder deutliches Problem gab, und dann klären, was für ein Problem es ist (Tab. 6). **Messbare Indikatoren dafür sind die, die die Therapeutin sehen, hören oder riechen kann.** Der Nutzen dieser Indikatoren wird klarer, wenn ich erläutere, wie wir zu der Phase kommen, in der wir tatsächlich die Ergebnisse unserer Analysen definieren, beschreiben und dokumentieren.

Tab. 6: Messbare Qualitätsindikatoren für die Evaluation und Dokumentation der Ausführungsqualität eines Klienten

Art des beobachteten Problems	Schwere des beobachteten Problems	
	Ausmaß	**Zeit**
▪ Physische Anstrengung ▪ Zeit- u. Raumeffektivität ▪ Sicherheit ▪ Selbstständigkeit ▪ Soziale Angemessenheit ▪ Ausdruck von Zufriedenheit, Schmerz etc.	kein Problem minimal mäßig deutlich	Zeit Dauer Häufigkeit

4.10 Klientenbeispiel: Bev – Aufgabenperformanz des Klienten beobachten und Performanzanalyse einsetzen

Bei unserem ersten Besuch beobachteten wir Bev bei der Ausführung von drei Aufgaben, die sie als Problem benannt hatte – den rechten Schuh anziehen, sich ein Glas Eiswasser eingießen und nach ihrer Kleidung im Schrank langen. Wir mussten erst den spezifischen Performanzkontext für jede einzelne Aufgabe erstellen, ehe sie mit der Ausführung beginnen konnte. Das bedeutete, dass wir ein paar Fragen stellen mussten, um die Ergebnisse unseres Anfangsinterviews im Hinblick auf die ***10 Dimensionen*** *für jede Aufgabe zu ergänzen. So mussten wir ermitteln, wo sie normalerweise ihre Schuhe anzieht, wer dabei ist, um zu helfen, und welches Werkzeug und Material (einschließlich Hilfsmittel) sie benutzt.*

Wir hatten jetzt also zunächst den ***globalen*** *klientenzentrierten Performanzkontext erstellt und die Ressourcen und Einschränkungen in Bevs Performanzkontext sowie ihre Stärken und Probleme zusammengefasst (siehe Kap. 1, Abb. 5a und 5b, S. 28/29 und Anhang, sowie Dokumentationsbeispiele 1 und 2). Wir entschieden uns nun für eine informelle Performanzanalyse von Bev, wie sie den rechten Schuh anzieht, sich ein Glas Eiswasser eingießt und nach der Kleidung im Schrank langt. Bevor wir damit beginnen konnten, mussten wir noch einmal zurück zum ersten Schritt des Interventionsprozesses gehen und auf Bevs globalem Performanzkontext aufbauend jetzt den* ***spezifischen*** *Kontext für das Schuhanziehen erstellen. Erst als wir diesen kannten, konnten wir sicher sein, dass wir Bev dabei beobachten, wie sie normalerweise ihren Schuh anzieht.*

Auch für das Einschenken des Wassers und das Holen der Kleidung aus dem Schrank mussten wir erneut in den Zyklus des Interventionsprozesses eintreten. Als wir den spezifischen Performanzkontext für jede Aufgabe einzeln erstellten, bauten wir auf den bereits vorher gesammelten Informationen auf. Das bedeutete, dass wir mehrere Aufgaben untersuchen mussten, also für eine Aufgabe nach der anderen mehrfach durch den Zyklus wandern würden, als ob Abb. 5 aus mehreren Lagen bestünde, die übereinanderliegen (Abb. 12). Wenn im Laufe des Interventionsprozesses neue Aufgaben angestrebt werden, kommen weitere Lagen hinzu.

Für die Beobachtung der drei Aufgaben benutzten wir die motorischen und prozessbezogenen Fertigkeiten aus Kapitel 6 als Grundlage für eine nicht-standardisierte, informelle Evaluation der Performanzqualität. Wir notierten also, welche Fertigkeiten effektiv waren und welche erhöhte Anstrengung (körperliche Schwierigkeit), verminderte Effizienz, Gefahr oder Bedarf an Hilfestellung erforderten (Tab. 6). Wir hatten nicht das Gefühl, dass eine gezielte Untersuchung ihrer sozialen Fertigkeiten angezeigt war.

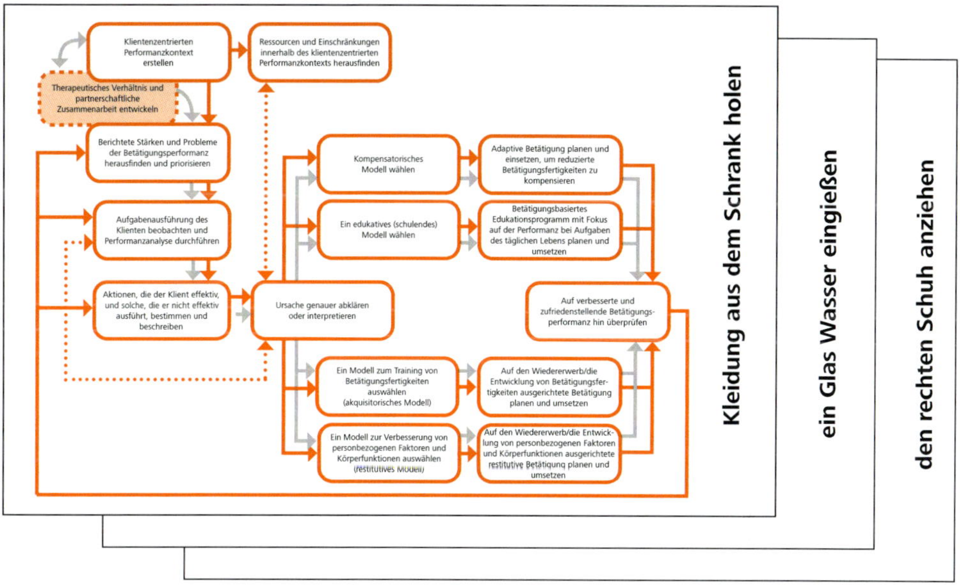

Abb. 12: Sich überschneidende Lagen des ergotherapeutischen Interventionsprozesses, eine Lage für jede untersuchte Aufgabe bei Bevs Anfangsevaluation

4.11 Aktionen, die der Klient effektiv, und solche, die er nicht effektiv ausführt, definieren und beschreiben

Nachdem die Ergotherapeutin standardisierte oder nicht-standardisierte Performanzanalysen durchgeführt hat, kann sie jetzt *Aktionen*, die der *Klient effektiv, und solche, die er nicht effektiv ausgeführt hat, definieren und beschreiben* (siehe Kap. 1, Abb. 5a und 5b, S. 28/29 und Anhang). Eine Zusammenfassung unserer Ergebnisse muss in der Dokumentation immer als **messbares Eingangs-Performanzniveau** dargestellt werden. Ein Eingangsbefund kann zwei Formen haben: einen globalen und einen spezifischen Eingangsbefund. Der **globale** Eingangsbefund baut auf den Beobachtungen der Therapeutin auf und ist die Beschreibung der messbaren und beobachtbaren Gesamtausführungsqualität des Klienten. Der **spezifische** Eingangsbefund ist eine detailliertere, auf jeden Fall messbare Beschreibung der Qualität spezifischer Aktionen, die effektiv oder nicht effektiv waren. Für diesen Schritt des Evaluationsprozesses empfehle ich, sich eine **Liste mit denjenigen Aktionen (Performanzfertigkeiten) anzulegen, die eindeutig ineffektiv waren.** Aus dieser Liste kann die Ergotherapeutin dann die Aktionen auswählen, die am wichtigsten waren und am besten die beobachtete Performanzqualität des Klienten wiedergeben (sie also am besten beschreiben). Diese Unterliste wird selten mehr als 10 Aktionen enthalten. Ähnlich könnte die Therapeutin aber auch fünf oder sechs Aktionen auswählen, die die effektiveren Aktionen darstellen – die Stärken des Klienten.

Nachdem die Ergotherapeutin bis zu 10 wesentliche motorische, prozessbezogene oder soziale Interaktionsfertigkeiten herausgesucht hat, **gruppiert sie diese zu**

Clustern, die logisch untereinander Bezug haben. Daraus ergeben sich meist nicht mehr als sechs Cluster, die am besten widerspiegeln, welche Probleme der Klient hat, wenn er vorrangige Alltagsaufgaben durchführt. Dieser Schritt kann getrennt für jede Aufgabe vorgenommen werden, oder die Therapeutin könnte sich entscheiden, nur eine Liste für alle beobachteten Aufgaben zusammen zu erstellen und einmal Cluster zu bilden, sofern sich die Probleme bei den Aufgaben ähneln.

Dieser Schritt der Analyse ermöglicht der Ergotherapeutin, die Ergebnisse der Evaluation für den Klienten und weitere Personen zu beschreiben und zu klären. Außerdem sind sie hilfreich als Unterstützung, wenn Therapeutin und Klient gemeinsam die Intervention planen.

4.12 Klientenbeispiel: Bev – Aktionen, die der Klient effektiv, und solche, die er nicht effektiv ausführt, definieren und beschreiben

4.12.1 Narrative Zusammenfassung unserer Beobachtungen

Als wir Bev beobachteten, wie sie ihren rechten Schuh anzog, saß sie im Rollstuhl, setzte ihren Fuß auf eine kleine Fußbank und rückte mit der Greifzange den Schuh zurecht, um ihren rechten Fuß hineinzusetzen. Obwohl sie stabil im Rollstuhl saß (Stabilisiert), strengte es sie doch sehr an, sich nach vorn zu beugen und mit der Greifzange nach ihrem Schuh zu angeln (Beugt, Langt nach). Es kam zu erhöhter Anstrengung und Ineffizienz beim Ergreifen und Hochheben des Schuhs (Ergreift/Hält, Hebt) und beim Zurechtrücken zum Anziehen (Organisiert). Es kam auch zur Verzögerung beim effizienten Unterstützen des Schuhs vor dem Anziehen (Handhabt). Im Ergebnis musste sie mehrfach versuchen, den Schuh richtig zu positionieren (Organisiert, Handhabt), und sie musste fünfmal eine Pause einlegen, bevor sie weitermachen konnte (Führt fort, Hält durch). Als sie den Schuh endlich in der richtigen Position hatte, kam es wieder zu erhöhter Anstrengung, um mit dem Fuß hineinzuschlüpfen (Dosiert). Als sie versuchte, mit der Greifzange den Klettverschluss zu schließen, hatte sie wieder Schwierigkeiten, den Verschluss sicher zu ergreifen (Ergreift/Hält) und ihn dann mit genügend Druck festzuziehen und herunterzudrücken (Dosiert).

Um ein Glas Eiswasser einzugießen, fuhr sie mit ihrem Rollstuhl in die Küche (Geht), stand dann auf, um das Glas aus dem Schrank, Eis aus dem Tiefkühlfach und Wasser aus dem Wasserhahn zu holen. Wenn sie stand, musste sie sich beim Öffnen und Schließen des Schranks an der Arbeitsplatte festhalten, ebenso um das Glas zu holen, den Wasserhahn aufzudrehen und den Kühlschrank zu öffnen und das Eis herauszuholen (Stabilisiert, Langt nach, Bewegt). Ein Glas Eiswasser zuzubereiten, wurde weiter durch erhöhte Anstrengung beim Beugen und beim nach unten Langen nach Gegenständen (Beugt, Langt nach) erschwert. Es wurde schwierig für sie, die Kühlschranktür zu öffnen, obwohl sie im Rollstuhl saß (Bewegt). Schließlich zeigte sie auch erhöhte Anstrengung, ihren Rollstuhl zu bewegen, sie stieß ständig irgendwo damit an (Bewegt, Navigiert).

Als Bev ins Schlafzimmer fuhr und nach der Kleidung im Schrank langte (Langt nach), kam es zu erhöhter Anstrengung und Ineffizienz, als sie ihren Rollstuhl in den Schrank fuhr und sich positionieren wollte, ohne gegen die Tür oder die Gegenstände (z.B. Wäschekorb) vor ihr zu stoßen (Bewegt, Positioniert, Navigiert). Als sie versuchte, mithilfe ihres Anziehstabes eine Hose von der Stange zu holen, kam es erneut zu erhöhter Anstrengung beim Vorbeugen (Langt nach, Beugt, Hebt). Sie legte drei Pausen ein (Fährt fort, Hält durch).

Bei allen drei Aufgaben wählte Bev passende Gegenstände und benutzte sie angemessen, suchte und fand sie effizient, verfolgte das Ziel und – außer gelegentlichem Ausruhen – führte die Aufgaben ohne Unterbrechung aus (Wählt aus, Verwendet, Sucht/Findet, Verfolgt Ziel, Fährt fort, Hält durch). Sie zeigte jedoch nur eingeschränkte Fähigkeit, ihre motorischen Fertigkeitsdefizite zu kompensieren, viele blieben durchgängig während aller Aufgabenausführungen bestehen (Passt Art und Weise an, Zieht Nutzen).

4.12.2 Bevs globales Eingangs-Performanzniveau zusammenfassen

Nachdem wir Bev beobachtet hatten und zur Universität zurückgekehrt waren, reflektierten wir zuerst unsere Beobachtungen und überlegten, wie wir sie am besten dokumentierten. Wir entschieden, zuerst Bevs (globalen) Gesamt-Eingangsbefund zu dokumentieren. Dafür benutzten wir die Qualitätsindikatoren aus Tabelle 6 und reflektierten unsere Beurteilung ihrer Gesamt-Performanzqualität für jede Aufgabe. Unsere Zusammenfassung des globalen Eingangsbefundes steht in Teil III unserer Anfangsnotiz (Dokumentationsbeispiel 3).

4.12.3 Eine Liste der wichtigsten Aktionen erstellen

Dann bewerteten wir Bevs Performanz mit den motorischen und prozessbezogenen Fertigkeiten aus Kapitel 6 und erstellten eine Liste der Fertigkeiten, von denen wir meinten, dass sie Bevs ineffektive Ausführung deutlich machten. Dann gingen wir die Liste noch einmal durch und markierten mithilfe unseres professionellen Reasonings diejenigen Aktionen, die am besten ihre Probleme mit der Ausführung erfassten, mit einem Haken (✓). Dann fügten wir diejenigen Fertigkeiten zu unserer Liste hinzu, die Bev am effektivsten bewältigt hatte, und kennzeichneten sie mit einem Sternchen (★). Wir fanden, dass diese Fertigkeiten am besten geeignet waren, für Bev und andere Menschen das Beobachtete zu beschreiben. Unsere Liste steht in Tabelle 7. Da die effektivsten und die ineffektivsten Aktionen bei allen Aufgaben ziemlich ähnlich waren, erstellten wir nur diese eine Liste.

Tab. 7: Bevs Performanzfertigkeiten, die unserer Meinung nach am besten ihre effektive (★) und ineffektive (✓) Qualität bei Performanz wiedergeben

Motorische Fertigkeiten		Prozessbezogene Fertigkeiten	
Stabilisiert	✓	Verfolgt Ziel	★
Positioniert		Verwendet	★
Langt nach	✓	Wählt aus	★
Beugt		Handhabt	✓
Ergreift/Hält	✓	Fährt fort	
Bewegt	✓	Sucht/Findet	★
Hebt	✓	Organisiert	✓
Geht		Navigiert	✓
Dosiert	✓	Bemerkt/Reagiert	
Hält durch	✓	Passt Art und Weise an	
		Zieht Nutzen	

4.12.4 Die wichtigsten Aktionen zu sinnvollen Clustern gruppieren

In unserem nächsten Schritt gruppierten wir diejenigen Aktionen zu Clustern, von denen wir meinten, dass sie miteinander in Beziehung standen. Dann ergänzten wir sie mit jeweils einer kurzen Aussage, in der wir das Hauptproblem (oder die Stärke) zusammenfassten. Diese Aussagen zu den Clustern wurden die Basis unserer Dokumentation von Bevs spezifischer Eingangsqualität bei Performanz. Wir überlegten, dass es sehr wichtig sei, unsere Aussagen so zu formulieren, dass das beobachtete Verhalten deutlich wurde. Im Folgenden unsere Clusterstatements:

- ***Cluster 1 – Stabilisiert, Langt nach**: Bev war instabil, als sie stand und nach Gegenständen in ihrem oberen Küchenschrank griff. Darum musste sie sich fortwährend an der Arbeitsfläche festhalten, um nicht zu fallen.*
- ***Cluster 2 – Langt nach, Bewegt**: Sogar im Rollstuhl sitzend zeigte Bev mäßig erhöhte körperliche Anstrengung, um nahe an ihren Arbeitsplatz zu fahren (z.B. vor ihren Schrank), und dann beim Vorbeugen, um einen Gegenstand zu erreichen (z.B. Wasserhahn an der Spüle, Kühlschranktür, Kleidung im Schrank, Schuh am Boden).*
- ***Cluster 3 – Bewegt, Navigiert**: Wenn sie mit dem Rollstuhl fuhr, stieß sie fortwährend an die Küchenschränke und an die Kleiderschranktür.*
- ***Cluster 4 – Hebt, Dosiert**: Bev zeigte auch mäßig erhöhte Anstrengung beim Heben von Gegenständen (z.B. Hosen aus dem Schrank, Schuh vom Boden) und beim Versuch, den Fuß in den Schuh zu schieben.*
- ***Cluster 5 – Handhabt, Organisiert, Ergreift/Hält**: Als sie versuchte, mit der Greifzange ihren Schuh zu öffnen und anzuziehen, rutschte dieser immer wieder aus der Greifzange und fiel auf die Seite. Dadurch musste sie ihn immer wieder neu platzieren.*
- ***Cluster 6 – Hält durch**: Bev musste bei jeder Aufgabe Pausen zum Ausruhen machen (Schuh: 5-mal; Wasser 2-mal; Kleidung 3-mal).*

Wir wollten aber auch deutlich machen, dass Bev bei allen ineffektiven Fertigkeiten auch Stärken hatte. Darum bildeten wir einen weiteren Cluster mit ihren Stärken:

- ***Cluster 7 – Verfolgt Ziel, Wählt aus, Verwendet, Sucht/Findet****: Bev zeigte auch einige Stärken, zum Beispiel wählte und verwendete sie Gegenstände aus den Aufgaben richtig, suchte und fand sie effektiv und führte die Aufgaben aus, die sie sich vorgenommen hatte.*

4.12.5 Bevs spezifisches Eingangsniveau der Performanz zusammenfassen

Nachdem wir unsere Cluster zu den Fertigkeiten und jeweils eine Zusammenfassung dazu gebildet hatten, konnten wir uns daran machen, Bevs spezifisches Eingangsniveau der Performanz zu dokumentieren. Wir überlegten, dass sowohl Bevs allgemeines als auch ihr spezifisches Eingangsniveau wichtig waren. Dieses Eingangsniveau ist der erste Schritt, um die Informationen zu sichern, die wir später zur Evaluierung der Effektivität unserer Intervention brauchen würden. Für die Dokumentation von Bevs spezifischem Eingangsniveau konnten wir unsere Zusammenfassungen benutzen. Dazu gehörte allerdings nicht der Cluster 6, der sich auf „Hält durch" bezog, weil das bereits in unseren globalen Statements enthalten war (Dokumentationsbeispiel 3).

Dokumentationsbeispiel 3: Bev: ergotherapeutische Anfangsevaluation, Teil III – beobachtetes derzeitiges Performanzniveau

Beobachtetes derzeitiges Performanzniveau

Bev wurde bei der Ausführung von drei priorisierten Aufgaben beobachtet: den rechten Schuh anziehen, ein Glas Eiswasser einschenken und Kleidung aus dem Schrank holen. Nachfolgend ihr Eingangsniveau der Performanz:

Globales Eingangs-Performanzniveau

- Schuh: mäßig ineffizient und mäßig erhöhte körperliche Anstrengung, vom Sitzen aus mithilfe der Greifzange; 5-mal Unterbrechung zum Ausruhen
- Glas Wasser: minimal unsicher beim Stehen und mäßig erhöhte körperliche Anstrengung; 2-mal Unterbrechung zum Ausruhen
- Kleidung aus dem Schrank: mäßig erhöhte Anstrengung, vom Rollstuhl aus mit Anziehstock; 3-mal Unterbrechung zum Ausruhen

Spezifisches Eingangs-Performanzniveau

Bev war beim Stehen und beim Langen nach Gegenständen oben aus den Schränken instabil. Dadurch musste sie sich ständig an der Arbeitsfläche festhalten, um einen Sturz zu vermeiden. Selbst im Rollstuhl sitzend, zeigte Bev leicht erhöhte Anstrengung beim Fahren an den Arbeitsplatz (z.B. vor den Schrank) sowie beim Vorbeugen und Langen nach Gegenständen (z.B. Wasserhahn, Kühlschranktür, Kleidung im Kleiderschrank, Schuh auf dem Boden). Wenn sie mit dem Rollstuhl fuhr, stieß sie häufig an Küchenschränke und Gegenstände in ihrem Kleiderschrank. Bev zeigte auch mäßig erhöhte Anstrengung beim Heben von Gegenständen (z.B. Hose aus dem Schrank, Schuh vom Boden) und beim Versuch, in den Schuh zu schlüpfen. Als sie versuchte, mit der Greifzange den Schuh zu öffnen und ihn anzuziehen, rutschte er immer wieder heraus und fiel auf die Seite. Daher musste sie ihn immer wieder in die richtige Position bringen.

Bev zeigte aber auch Stärken. Zum Beispiel wählte sie durchgehend die richtigen Gegenstände aus und benutzte sie angemessen, sie suchte und fand sie effizient und führte genau die Aufgaben aus, die sie sich vorgenommen hatte.

4.13 Die Ursache definieren/abklären oder interpretieren

Nachdem die Ergotherapeutin die Performanzqualität der ausgewählten und priorisierten Aufgaben evaluiert hat, kann sie zur Phase *Ursache der beobachteten Probleme definieren/abklären oder interpretieren* übergehen (siehe Kap. 1, Abb. 5a und 5b, S. 28/29 und Anhang). Wenn wir die Ursache abklären, können wir an folgende Faktoren denken:

- personbezogene Faktoren oder Einschränkung von Körperfunktionen,
- physische Umwelt,
- soziale Umwelt und
- gesellschaftliche Zwänge und Erwartungen (Fisher, 1998).

Wir könnten in der Tat alle Aspekte des klientenzentrierten Kontexts betrachten, die möglicherweise zur ineffektiven Performanz des Klienten beitragen, sowohl als interne als auch als externe Faktoren (Tab. 2 und 3 und Abb. 13).

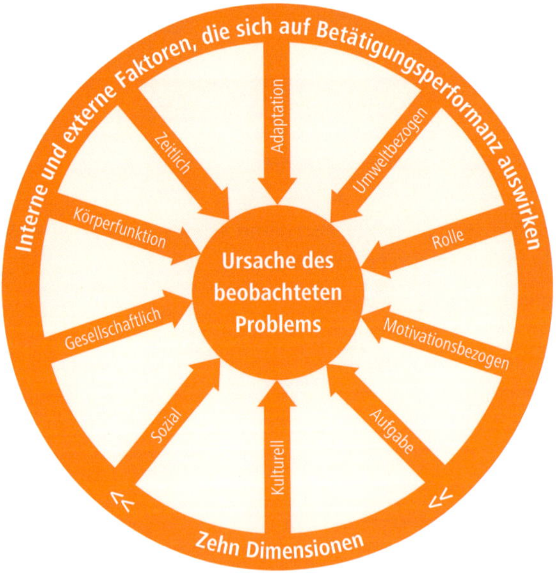

Abb. 13: Schematische Darstellung, die die 10 Dimensionen des klientenzentrierten Performanzkontexts in Beziehung zur Ursache des beobachteten Performanzproblems aufzeigt

Oft ist die Ursache für ineffektive Performanz einer Person klar. Wenn nicht, können wir erwägen, weitere Evaluationen durchzuführen, die uns helfen, den Grund für die Probleme zu definieren/abzuklären oder zu interpretieren. Meistens tun wir das, wenn die Ursache unklar ist und wir das Gefühl haben, dass die Kenntnis der Ursache sich auf unsere Intervention auswirkt (z.B. festzustellen, dass eine Person depressiv ist, ein schlechtes Gedächtnis oder einen unilateralen Neglekt hat, kann sich darauf auswirken, wie wir die Intervention gestalten).

Man kann feststellen, ob jemand neurologische, muskuloskeletale, kognitive und psychosoziale Einschränkungen hat, die für seine Probleme verantwortlich sind, indem man:

- Abb. 13 nutzt und noch einmal die Informationen ansieht, die wir über die **10 Dimensionen** gesammelt haben, als wir den klientenzentrierten Performanzkontext ermittelt haben (Tab. 4),
- die Beobachtung der Betätigungsperformanz der Person überdenkt (siehe Abschnitt 4.12.1) und **Aufgabenanalysen** einsetzt (also die Person beobachtet, wie sie Alltagsaufgaben ausführt, und so die Ursache für die Probleme bestimmt) (Tab. 5)[23], oder
- die einzelnen **personbezogenen Faktoren und Körperfunktionen** testet (z.B. Steifheit der Muskeln, mentaler Zustand, Wahrnehmung, Stimmung), oder die Umwelt evaluiert.

---

23 Verschiedene Autoren haben den Begriff Aufgabenanalyse oder Aktivitätsanalyse in Bezug auf diesen Prozess benutzt. Aufgabenanalyse ist der am häufigsten benutzte Ausdruck für den Prozess, in dem eine Person beim Ausführen einer Aufgabe beobachtet wird, um die Ursachen für die Einschränkungen einer Person bei Betätigung herauszufinden (z.B. sensomotorische, kognitive, psychosoziale, motivationale Ursachen) (Hagedorn, 1995, 1997; Watson, 1997). Aktivitätsanalyse ist der am häufigsten benutzte Ausdruck für den Prozess, in dem eine Aufgabe ohne die Person oder die Beobachtung ihrer Aufgabenausführung analysiert wird, um a) die für diese Aufgabe nötigen Körperfunktionen zu bestimmen, b) die der Aufgabe innewohnenden motivierenden Merkmale oder die Bedeutung der Aufgabe für eine Person zu bestimmen und c) die Aufgabe auszuwählen, zu modifizieren und abzustufen, um zugrunde liegende Schädigungen, die die Performanz einschränken, wiederherzustellen (AOTA, 1993; Hagedorn, 1995,1997; Llorens, 1993; Mosey, 1986; Trombly, 1995b; Watson, 1997). Kürzlich hat sich dieser Trend geändert, aber noch immer ist unklar, welcher Begriff für welchen Prozess benutzt wird. Crepeau und Schell (2009) zum Beispiel benutzen noch einen anderen Begriff, Betätigungsanalyse (occupational analysis), und meinen damit eine in die Tiefe gehende Analyse der Betätigungen einer Person und deren Bedeutung für sie, aber sie benutzen auch weiterhin den Ausdruck Aktivitätsanalyse, ähnlich wie oben dargestellt. Trombly Latham (2008a) benutzt manchmal Aktivitätsanalyse für beides, Performanz- und Aktivitätsanalysen: „Aktivitätsanalyse wird verwendet, um Performanz (Performanzanalyse) zu analysieren und zu untersuchen, um Betätigungen auszuwählen, die defizitäre Kapazität und Fähigkeiten heilen, oder – sofern man die Fertigkeiten, Fähigkeiten und Kapazität der Person kennt – Aktivität auszuwählen und zu modifizieren zur erfolgreichen Beendigung der Aktivität" (Aktivitätsanalyse) (S. 2). Aber an anderer Stelle sagt sie, dass Aktivitätsanalyse und Aufgabenanalyse als Synonyme angesehen werden können, aber dass Letztere hauptsächlich zu Arbeitsassessment gehört (Trombly Latham, 2008b).
Um die Sache noch weiter zu verkomplizieren, sagt Trombly Latham (2008b), obwohl sie Fisher zitiert: „sowohl Aktivitäts- als auch Performanzanalysen bedeuten das Aus-Einander-Nehmen der Komponenten von Aufgaben (globale PADLs und IADLs, z.B. Essen kochen) und Aktivitäten (kleinere ausgewählte PADL- und IADL-Einheiten, z.B. Fisch grillen), die zusammen eine Betätigung ergeben und festlegen, welche Fähigkeiten, Fertigkeiten und (zugrunde liegende) Kapazitäten nötig sind, um die vorgegebene Aktivität auszuführen, oder die verbessert werden können, wenn die Person die Aktivität ausführt" (S. 363). Selbst wenn sie den Fokus auf Performanzfertigkeiten aufrechterhalten hätte, kommen Missverständnisse auf, weil Fisher (1998) angibt, dass Performanzanalysen eingesetzt werden, um die Qualität der Betätigungsperformanz einer Person zu evaluieren, nicht um festzulegen, welche zugrunde liegende Fähigkeit nötig ist, um die Aufgabe auszuführen.

In allen drei Fällen liegt die Betonung darauf festzustellen, welche personbezogenen Faktoren, Körperfunktionen, Umwelt- oder sozio-kulturellen Faktoren die Performanz einschränken.

Die Entscheidung darüber, welche Methoden eingesetzt werden (z.B. Reflexion der 10 Dimensionen aus Abb. 13, Aufgabenanalyse, weiteres Interview, standardisierte Tests der personbezogenen Faktoren und Körperfunktionen) und wie die Ergebnisse zu interpretieren sind, kann durch **Anwenden von Prinzipien der Bezugswissenschaften oder von relevanten akquisitorischen und restitutiven Modellen erleichtert werden**. Mit der gleichen Begründung wie in Abschnitt 4.1.5 wird die Ergotherapeutin wahrscheinlich Bezugswissenschaften (z.B. aus der Anthropologie, den Neurowissenschaften oder aus der Psychologie) oder restitutive oder akquisitorische Modelle nutzen (z.B. soziale, biomechanische oder entwicklungsbezogene Modelle, Model of Human Occupation, sensorische Integration), um den Grund für die Performanzprobleme der Person besser zu verstehen.

An diesem Punkt könnte die Ergotherapeutin sich auch entscheiden, die Umwelt mit formeller oder informeller Evaluation zu untersuchen. Auch hier kann sie Verbindungen zu anderen Praxismodellen herstellen wie z.B. zum MOHO (Kielhofner, 2008). Es stehen auch viele Umweltassessments zur Verfügung (Letts et al., 1994).

4.13.1 Die Ursache innerhalb des echten Top-down-Reasoning-Rahmens des OTIPM abklären (versus Top-to-Bottom-up-Rahmen)

Ein besonderes Merkmal des OTIPM ist, dass es die Ergotherapeutin darin unterstützt, einem professionellen Reasoning Schritt für Schritt und top-down zu folgen, um die Performanzstärken und -probleme des Klienten herauszufinden. Erst dadurch kann sie die Ursache des Problems klären. Wir beginnen also damit festzulegen, welche Aufgaben der Klient als Stärken und welche er als Probleme ansieht. Statt danach gleich in die Aufgabenanalysen zu springen, machen wir zuerst die Performanzanalysen, um festzustellen, welche spezifischen zielgerichteten Aktionen jeder Aufgabe ein Problem für den Klienten sind und welche nicht. Dies ermöglicht, dass wir uns bei der nachfolgenden Evaluation und Intervention auf diejenigen Aktionen konzentrieren, die die Ausführungsqualität des Klienten am meisten einschränken, und dass wir dann auf seinen Stärken aufbauen. Letztendlich ist unser Ziel, eine Intervention auszuarbeiten und zu implementieren, die ineffektive Aktionen verbessert oder kompensiert.

Auf diese Weise ist das OTIPM anders als andere sogenannte Top-down-Rahmen, die eigentlich einem Top-to-Bottom-up-Reasoning-Modell folgen (siehe Abschnitt 1.2.3). Bei Top-to-Bottom-up-Modellen (z.B. CAOT, 2002; Kielhofner, 2008; Trombly Latham, 2008a) beginnt die Ergotherapeutin meist mit dem Erstellen des Performanzkontexts des Klienten und vielleicht bei seinen Stärken und Problemen, springt dann aber zur Aufgabenanalyse, um die zugrunde liegenden Ursachen der Probleme zu bestimmen. Dadurch, dass die Top-to-Bottom-up-Modelle die Performanzanalyse mit der Feststellung der effektiven und ineffektiven Aktionen auslassen, versuchen sie, die benannte Ebene der Betätigungsperformanz direkt mit den zugrunde liegenden personbezogenen Faktoren, Körperfunktionen (und manchmal, aber seltener, Merkmalen der Umwelt) in Verbindung zu bringen. **Jedoch hat die Forschung bisher nicht bewiesen, dass es eine Verbindung zwischen zugrunde liegenden Faktoren und ADL-Performanz gibt, die stark genug ist, eine valide Vorhersage zu machen,** warum eine Person ein Problem bei Betätigungsperformanz hat (Bernspång, Asplund, Eriksson & Fugl-Meyer, 1987; Jongbloed, Brighton & Stacey, 1988; Judge, Schechtman, Cress & FICSIT Gruppe, 1996; Lichtenberg & Nanna, 1994; Pincus et al., 1989; Reed, Jagust & Seab, 1989; Skurla, Rogers & Sunderland, 1988; Teri, Borson, Kiyak & Yamagishi, 1989).[24]

Das OTIPM bietet mit seinem Ansatz, der wirklich top-down vorgeht, den zusätzlichen Vorteil, dass wir, **nachdem** wir mit der Performanzanalyse die effektiven und ineffektiven Aktionen der Person herausgefunden haben, immer noch zu anderen restitutiven Modellen wechseln und mit diesen Performanzanalysen durchführen können, aufbauend auf den Daten der bereits durchgeführten Performanzanalyse (siehe untere gestrichelte Linie in Abb. 5a und 5b, S. 28/29 und Anhang). Das Ergebnis ist ein gründlicheres, dabei trotzdem kosteneffektives Assessment, weil einerseits die Ergotherapeutin besser auf die Anliegen des Klienten ausgerichtet bleibt – etwas, das mit jedem klientenzentrierten Modell erreicht werden kann – und andererseits ungültige Rückschlüsse vermieden werden; dadurch wird zeitaufwendiges und unnötiges Testen einzelner Faktoren verhindert.

4.14 Klientenbeispiel: Bev – die Ursache definieren/abklären oder interpretieren

Als wir Überlegungen zur Ursache von Bevs Problemen anstellten, dachten wir sowohl an die 10 Dimensionen aus Abb. 13 als auch an unsere Beobachtung ihrer Aufgabenausführung; dabei erkannten wir schnell die Einschränkungen ihrer Körperfunktionen, die sich am meisten auf ihre Performanz auswirkten. Als Teil dieses Prozesses führten wir eine Aufgabenanalyse mit Verbindung zum biomechanischen Modell durch – es war uns klar, dass ihre eingeschränkte Kraft und physische Ausdauer ihrer Performanz Grenzen setzte; zweitrangig war dabei ihr begrenztes Bewegungsausmaß in der rechten Hüfte und im Knie. Wir hatten nicht das Gefühl, dass eine zusätzliche Evaluation ihres Bewegungsausmaßes, ihrer Kraft oder Ausdauer nötig ist (Flinn, Trombly Latham & Podolski, 2008; Greene & Roberts, 2005). Ein solches Vorgehen wäre zeitaufwendig und ergäbe wenig weitere Informationen als die, die wir schon hatten. Im Klartext: Zu wissen, dass Bev ein Bewegungsausmaß von 90° oder 110° hat, mittlere bis gute Muskelkraft oder dass sie eine bestimmte Anzahl von Bewegungen innerhalb einer festgelegten Zeitspan-

24 Die hier angegebenen Literaturnachweise stellen nur ausgewählte Beispiele aus verschiedenen Praxisgebieten dar. Wir alle müssen Verantwortung übernehmen und in der Literatur recherchieren, um festzustellen, welchen Nachweis es für die von uns benutzten Methoden gibt.

ne ausführen konnte, hätte uns nicht dabei geholfen festzulegen, was ihre Performanzprobleme sind oder wie wir die Intervention gestalten sollten.

Einer der Hauptgründe für Bevs Einschränkungen war zwar ihre eingeschränkte Aktivitätstoleranz (z.B. verminderte Kraft und Ausdauer im Kontext der ADL-Aufgaben), aber es schien auch mehrere Merkmale der physischen Umwelt zu geben, die ihre Performanz beeinträchtigten. Mit einer anderen Aufgabenanalyse, die sich auf das MOHO stützt (Kielhofner, 2008), konnten wir eine Reihe von Umweltanforderungen und Einschränkungen im Zusammenhang mit dem Platz und den Gegenständen in Bevs Wohnung feststellen. Die Wohnung war klein und hatte nur begrenzten Stauraum. Daher musste Bev Dinge auf der Arbeitsfläche in der Küche und auf dem Boden ihres Kleiderschranks aufbewahren. Die Tür zum Kleiderschrank begrenzte auch ihren Zugang zum Schrank, und die Kleiderstange war zu hoch, als dass Bev leicht an ihre Kleidung kommen konnte. Ein weiteres Hemmnis waren Bevs Schuhe, die es ihr nicht leicht machten, sie anzuziehen.

Gesellschaftlicher Zwang tat ein Übriges zu Bevs Problemen. Ihre begrenzten finanziellen Ressourcen verhinderten, dass sie in eine größere Wohnung zog, größere Wohnungsanpassungen vornehmen oder neue Schuhe kaufen konnte. In Bevs Fall waren aber ihre Motivation und ihre soziale Umwelt eher Unterstützung als ein Grund ihrer Probleme. Eine Zusammenfassung unserer Schlussfolgerungen steht in Dokumentationsbeispiel 4.

Dokumentationsbeispiel 4: Bev: ergotherapeutische Anfangsevaluation, Teil IV – Interpretation der Ursache
Interpretation
Kognition, Gedächtnis und Urteilsvermögen scheinen intakt. Gebrechlichkeit, niedrige Aktivitätstoleranz und verminderte Mobilität/Bewegungsausmaß des Rumpfes schränken ADL-Performanz ein. Kleine Zimmer, begrenzter Platz und Art des Schrankes behindern zusätzlich die Aufgabenausführung.

4.15 Eingangsbefund und Ziele des Klienten dokumentieren

Um zu evaluieren, ob die ergotherapeutische Intervention bei dem Klienten zu einer Verbesserung geführt hat, ist es unbedingt notwendig, dass die Ergotherapeutin den Eingangsbefund und die Ziele so dokumentiert, dass sie beobachtbar und messbar sind. Beides muss gemacht werden, ehe sie zur Intervention übergeht. Ähnlich muss sie bezüglich neuer Eingangsbefunde und Ziele vorgehen, wenn sich diese während der Intervention ergeben. Dokumentierte messbare Eingangsbefunde, Ziele und – später im Prozess – Interventionsergebnisse bilden die Basis für den dringend benötigten Nachweis, ob unsere Intervention effektiv war.

> **Systematisch dokumentierte Effektivität unserer Intervention stellt für uns eine wichtige Grundlage dar, anderen unsere besondere Rolle deutlich zu machen und zu zeigen, dass unser Fokus auf Betätigung liegt – auf der Fähigkeit der Person, notwendige und erwünschte Alltagsaufgaben auszuführen.**

Merke

Wie schon in Abschnitt 4.11 dargestellt, ist der Eingangsbefund der Performanz eine Zusammenfassung der beobachteten Performanzqualität des Klienten. Wieder kann der Eingangsbefund als globaler oder spezifischer Eingangsbefund geschrieben werden. Jeder Eingangsbefund sollte eine Beschreibung davon geben, a) was der Klient getan hat (welche Aufgabe er ausgeführt hat) und b) wie gut die Person die Aufgabe ausgeführt hat (die Ausführungsqualität aufgrund der Qualitätsindikatoren in Tab. 6).

Die Formulierung des klientenzentrierten Ziels erfordert, dass die Ergotherapeutin gemeinsam mit dem Klienten das nächsthöhere Performanzniveau bestimmt. Kann der **Klient nicht kommunizieren**, kommt es darauf an, mit anderen zusammen zuarbeiten, die den Klienten gut kennen (z.B. Angehörige) und die uns am besten sagen können, was der Klient ihrer Meinung nach möchte. Genauso müssen wir mit unseren Klienten zusammenarbeiten, die **kommunizieren, aber nicht klar oder realistisch ihre Ziele ausdrücken können**; ihnen müssen wir helfen, eindeutige, messbare und realistische Ziele zu finden – solche, die der Klient erreichen möchte, nicht die, die wir für den Klienten auswählen.

Beim Dokumentieren der Klientenziele nutzen wir wieder die Qualitätsindikatoren aus Tabelle 6. Dabei ist darauf zu achten, zu den Zielen nicht die geplante Intervention zu schreiben. Vielmehr beschreiben wir, was der Klient am Ende tun wird. Die geplante Intervention kommt in den Interventionsplan. **Ein Ziel muss zumindest diese beiden Komponenten beinhalten: a) welche Aufgabe der Klient ausführen wird und b) wie gut er sie ausführen wird**. Weitere empfohlene Komponenten stehen in Tabelle 8.

Tab. 8: Komponenten des Eingangsbefundes, des Ziels und der Aussagen zum neuen (re-evaluierten) Eingangsbefund

Aussagen zum Eingangsbefund und zur Re-Evaluation
▪ **Wer** führte die Aufgabe aus ▪ **Was** hat der Klient getan (Aufgabe) ▪ **Wie** gut hat der Klient das, was er getan hat, gemacht (Qualitätsindikatoren)
Zielaussagen
▪ **Wer** wird die Aufgabe ausführen ▪ **Was** wird der Klient nach der Intervention machen können (Aufgabe) ▪ **Wie** gut wird der Klient das machen, was er erwartet, tun zu können (Qualitätsindikatoren) ▪ **Wann** wird der Klient das Ziel erreicht haben

Wenn wir die Ziele des Klienten dokumentieren, müssen wir bedenken, dass die meisten Klienten keine Erfahrung damit haben, Ziele zu formulieren. Oft ist es daher die Ergotherapeutin, die die Ziele formuliert und aufschreibt. In diesem Prozess muss die **Ergotherapeutin aber eng mit dem Klienten und anderen aus dessen Konstellation zusammenarbeiten, um Ziele zu formulieren, die realistisch sind, aber auch mit den Absichten und Wünschen des Klienten konform gehen.** Gleichzeitig muss sie dafür sorgen, dass diese betätigungsbasiert, beobachtbar und messbar sind.

4.16 Klientenbeispiel: Bev – Ziele des Klienten dokumentieren

Als wir uns mit Bev trafen, schien sie sich ihrer Ziele ganz sicher. Um Missverständnisse zu vermeiden, fragten wir nach, ob wir richtig verstanden hatten, was sie in der Lage sein wollte zu tun. Wir wollten sichergehen, dass wir im Bericht genau ihre Absichten wiedergaben. Sie wollte zum Beispiel selbst ihre Kleidung aus dem Schrank holen können, und sie wollte, dass „das nicht so anstrengend ist". Dann besprachen wir mit ihr, was wir beobachtet hatten – sie hatte mäßig erhöhte Anstrengung gezeigt, führte die Aufgabe im Rollstuhl sitzend aus, sie benutzte einen Anziehstab, um an ihre Hose zu kommen und sie anzuheben, und sie musste dreimal Pause zum Ausruhen machen. Wir fragten sie: „Was sollte Ihrer Meinung nach anders werden?", und diskutierten weiter, wobei wir Bev Fragen stellten und sie dazu Stellung nahm (z.B. „Möchten Sie es im Stehen machen, oder ist es für Sie in Ordnung, es vom Rollstuhl aus zu tun? Wie steht es mit Ihrem Bedürfnis, sich auszuruhen?"). In diesem Prozess, in dem wir Leitfragen stellten und Bev festlegte, was akzeptabel sei und was nicht, formulierten wir gemeinsam Bevs Ziele. Sie formulierte lieber kurzfristige Ziele, die sich darauf bezogen, was sie nach einer oder zwei Ergotherapieeinheiten können wollte. Diesen Wunsch respektierten wir und trugen Bevs Ziele in unsere Dokumentation ein (Dokumentationsbeispiel 5).

Dokumentationsbeispiel 5: Bev: Ziele der Klientin

Ziele

- Bev wird ihren rechten Schuh selbstständig anziehen, dabei nur leicht erhöhte körperliche Anstrengung zeigen und nicht häufiger als 3-mal ausruhen
- Bev wird selbstständig Kleidung aus ihrem Schrank holen, dabei nur leicht erhöhte körperliche Anstrengung zeigen und nicht häufiger als 1-mal ausruhen
- Bev wird im Stehen Gegenstände aus (Küchen-)schränken, Kühlschrank und Tiefkühlschrank holen, dabei nur leicht erhöhte körperliche Anstrengung zeigen und nicht häufiger als 1-mal ausruhen
- Bev wird mit ihren Sauerstoffschläuchen so effizient umgehen, dass sie sich nicht im Rollstuhl verfangen

4.17 Interventionsmodell auswählen und betätigungsbasierte Intervention planen und umsetzen

Sobald die Ergotherapeutin die Anfangsevaluation abgeschlossen und mit dem Klienten zusammen die klientenzentrierten Ziele formuliert hat, kann sie jetzt ein oder mehrere Modelle für die Intervention auswählen (siehe Kap. 1, Abb. 5a und 5b, S. 28/29 und Anhang). Wir **wählen restitutive Modelle aus**, wenn wir aufgrund vorhandener Evidenz der Meinung sind, dass die Entwicklung oder Wiederherstellung von personbezogenen Faktoren oder Körperfunktionen mithilfe von Betätigung wahrscheinlich zu effektiverer Betätigungsperformanz führen wird. Wir **wählen akquisitorische Modelle aus**, wenn wir aufgrund vorhandener Evidenz der Meinung sind, dass Entwicklung und Wiederaneignung von Betätigungsfertigkeiten durch Betätigung wahrscheinlich zu effektiver Performanz führen werden. Wir **wählen das kompensatorische Modell oder akquisitorische Modelle aus**, wenn

- die Wiederherstellung personbezogener Faktoren und Körperfunktionen voraussichtlich nicht zu besserer Performanz führen wird und
- wenn die Wiederherstellung mehr Zeit, Anstrengung oder Geld erfordern würde, als zur Verfügung steht (Trombly, 1993); oder
- wenn es gesellschaftliche Regeln (z.B. Gesetze) gibt, dass man sich auf Betätigung und Rollenkompetenz konzentrieren muss.

Wir wählen **nur dann das kompensatorische Modell aus**, wenn weder restitutive Methoden noch das Training akquisitorischer Fertigkeiten zu besserer Performanz zu führen versprechen oder wenn Zeitdruck andere Optionen einschränkt. Die Ergotherapeutin kann aber auch alle drei Modelle auswählen (und vielleicht sogar auch ein Schulungsprogramm, wenn sie vorhat, Klientenworkshops oder Seminare zu geben).

Merke

Für jedes Modell, das zur Anwendung ausgewählt wird, sollte die Evidenz bestehen, dass es zu verbesserter Betätigungsperformanz führt.

Bei der Interventionsplanung und Festlegung, welches Modell (oder welche Modelle) Anwendung finden soll(en), kann die Ergotherapeutin wieder die 10 Dimensionen vornehmen und systematisch bestimmen, welche Veränderungen am wahrscheinlichsten nach der Intervention zum gewünschten Ergebnis führen (Abb. 14). Sie kann zum Beispiel überlegen, ob Veränderungen der Umwelt oder der Körperfunktionen des Klienten voraussichtlich effektiv sein werden. Sie kann außerdem abwägen, ob Motivation, Rollenverhalten, kulturelle Unterschiede oder andere Dinge angesprochen werden sollten.

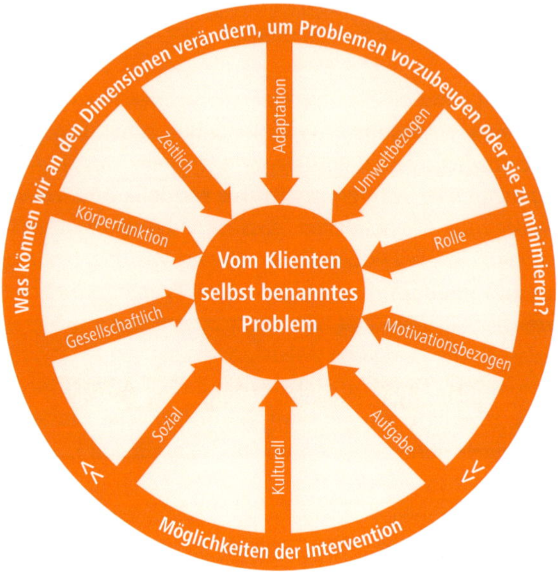

Abb. 14: Schematische Darstellung, die die 10 Dimensionen des klientenzentrierten Performanzkontexts in Beziehung zu dem aufzeigt, was wir als Teil der geplanten Intervention eventuell ändern könnten

4.18 Klientenbeispiel: Bev – Interventionsmodell auswählen und betätigungsbasierte Intervention planen und umsetzen

4.18.1 Klientenbeispiel: Bev – Sitzung 1, restitutive Betätigung planen, um Körperfunktionen wiederherzustellen, und akquisitorische Betätigung, um Betätigungsfertigkeit wiederzuerlangen

In Anbetracht von Bevs Zielen, ihren rechten Schuh anzuziehen, Kleidung aus dem Schrank zu holen und Gegenstände aus Schränken und dem Kühlschrank zu holen, diskutierten wir am Ende unseres ersten Besuches mit Bev verschiedene Optionen, was sie während ihrer zweiten ergotherapeutischen Therapieeinheit tun wollte. Wir besprachen mit ihr noch einmal ihren Eingangsbefund und ihre Ziele sowie ihre Prognose für Veränderung und teilten ihr unsere Idee mit, eine Kombination aus restitutivem und akquisitorischem Modell zu verwenden. Wir wollten sie in ***restitutive Betätigung*** *einbinden, um ihre Aktivitätstoleranz zu verbessern, und in* ***akquisitorische Betätigung****, damit sie wieder effektivere Aktionen ausführen kann. Wir wollten ihr also Gelegenheit geben, das Anziehen zu üben und im Stehen das Erreichen von Gegenständen in der Küche zu trainieren oder – im Rollstuhl sitzend – Gegenstände aus ihrem Kleiderschrank zu holen. Wir erklärten ihr auch unsere Überlegung, dass ihr die im Laufe der Zeit immer längere Einbindung in ausgewählte Betätigungen wahrscheinlich helfen würde, die Aktivitätstoleranz zu erhöhen und gleichzeitig bessere Fertigkeiten zu entwickeln (siehe Kap. 2, Abb. 8). Wir besprachen auch die Möglichkeit mit ihr, allmählich ihre PADL- und IADL-*

Aufgaben zu steigern, wenn sich ihre Aktivitätstoleranz oder ihre Fertigkeiten in der Zukunft verbesserten.

Bev stimmte unserem vorgeschlagenen Plan zu und wählte für ihre nächste Ergotherapiesitzung als PADL-Aufgabe das komplette Ankleiden und als IADL-Aufgabe, sich ein Glas Milch einzuschenken. Uns wurde schnell klar, dass die Ausführung dieser beiden Aufgaben einen zusätzlichen Vorteil bot, den wir nicht vorausgesehen hatten – uns würde möglich, eine ***standardisierte Performanzanalyse*** *mit dem AMPS durchzuführen (Fisher, 2006a, 2006b, 2006c). Wir konnten also kosteneffektiv Ergotherapieintervention mit Assessment kombinieren. Wir trugen diesen Plan in die Dokumentation unseres Anfangsbesuches ein (Dokumentationsbeispiel 6).*

Dokumentationsbeispiel 6: Bev: Interventionsplan

Interventionsplan

- AMPS-Evaluation
- Abgestufte restitutive Betätigung für erhöhte Aktivitätstoleranz
- Training von Betätigungsfertigkeiten
- Adaptation (Umwelt modifizieren, Hilfsmittel bereitstellen, in kompensatorischen Strategien schulen)
- Beratende Zusammenarbeit und Schulung

Dokument

In der Woche zwischen unseren beiden Besuchen diskutierten die Studentinnen und ich angemessene restitutive und akquisitorische Modelle für Bev, während wir gleichzeitig restitutive und akquisitorische Betätigung festlegten, um Bev zu befähigen, ihre Aktivitätstoleranz zu verbessern und sich wieder einige effektive Aktionen (d.h. Betätigungsfertigkeiten) anzueignen (siehe Kap. 2, Abb. 8). Wir überlegten uns, dass wir ein biomechanisches Modell (Flinn, Jackson, Gray & Zemke, 2008; Greene & Roberts, 2005) aus all den restitutiven Modellen, die es gibt, auswählen könnten, weil Bevs Haupteinschränkungen in den Körperfunktionen mit ihrer geringen Kraft und Ausdauer zusammenhingen. Dann könnten wir Prinzipien der Aktivitätsanalyse und -synthese für Bevs ausgewählte Aktivitäten einsetzen (AOTA, 1993; Mosey, 1986), um passende Intervention zu planen und umzusetzen. Wir überlegten auch, dass wir akquisitorische Prinzipien noch aus anderen Modellen, wie z.B. Verhaltens- und Lernmodellen, anwenden könnten (Bruce & Borg, 2002; Mosey, 1986), wenn Bev diese ihr wichtigen täglichen Aktivitäten übt. In beiden Fällen, sowohl bei einer Steigerung der Aktivitätstoleranz als auch bei erhöhter Effizienz ihrer Aktionen, könnten wir allmählich die Schwierigkeit der Betätigungen steigern, sodass die Anforderungen bei zunehmender Verbesserung steigen.

4.18.2 Klientenbeispiel: Bev – Sitzung 2, eine standardisierte AMPS-Performanzanalyse durchführen und Bev bei zwei ADL-Aufgaben beobachten

Ehe wir Bev in restitutive und akquisitorische Betätigung einbinden konnten – und dabei eine standardisierte AMPS-Performanzanalyse[25] umsetzen –, mussten wir den **spezifischen Performanzkontext** *für die beiden auszuführenden Aufgaben erstellen. Dies erforderte, dass wir uns bei ihr erkundigten, wo sie normalerweise diese Aufgaben ausführt und welches Material und Werkzeug sie dabei benutzt (z.B. sitzt sie dabei im Rollstuhl oder benutzt sie den Rollator? Benutzt sie eine Greifzange oder einen Anziehstab? Welche Kleidung wird sie anziehen? Wo stehen bei ihr die Gläser und die Milch?). Dann sorgten wir dafür, dass die Aufgabenumwelt so vorbereitet war, wie Bev sie normalerweise hat, und beobachteten, wie Bev sich anzog und sich ein Glas Milch einschenkte. Anschließend fuhren wir zurück zur Universität und bewerteten ihre Performanzqualität für alle 16 motorischen und 20 prozessbezogenen ADL-Fertigkeiten des AMPS, für jede Aufgabe einzeln.*

Im Anschluss bestimmten wir noch einmal die Aktionen, die Bev effektiv und die, die sie nicht effektiv ausgeführt hatte, und erstellten zusammenfassende Cluster mit denjenigen Fertigkeiten, durch die Bevs Performanzqualität am deutlichsten wurde. Bei der Aufgabe, ein Glas Milch einzuschenken, war die Qualität ihrer Performanz der vor einer Woche beim Eiswassereingießen beobachteten sehr ähnlich. Beim Anziehen stellten sich jedoch Probleme heraus, die wir nicht gesehen hatten, als sie nur den Schuh anzog und nach ihren Kleidern im Schrank langte.

Im Einzelnen zeigte Bev wieder mäßig erhöhte körperliche Anstrengung und Ineffizienz, als sie mit dem Rollstuhl zu ihrem Kleiderschrank fuhr und sich positionierte, ohne gegen die rechte Tür zu stoßen. Sie zeigte deutlich erhöhte Anstrengung, als sie sich vorbeugte und mit dem Anziehstab nach der Kleidung langte und als sie mit der Greifzange nach unten langte, um die rechte Socke und den Schuh anzuziehen. Sie war auch deutlich ineffizient beim mehrfachen Versuch, den Kleiderbügel mit dem Anziehstab herunterzunehmen. Als sie den Kleiderbügel von der Stange nehmen wollte, war der Bügel am Ende des Anziehstabs nicht gut gestützt. Daraufhin fiel ihr die Hose auf den Wäschekorb, der auf dem Boden des Schranks stand. Auch beim Hochziehen der Hose und der Socken zeigte sie leicht erhöhte Anstrengung und Ineffizienz. Wieder war sie sehr ineffizient, als sie ihren rechten Schuh für das Anziehen organisierte. Inzwischen war sie extrem müde geworden. Sie hatte

---

25 Das AMPS ist ein standardisierter Test der Partizipation oder komplexer Aktivität (ADL-Fähigkeit) wie von der WHO definiert (WHO, 2001). Dies widerspricht der verbreiteten falschen Auffassung, dass das AMPS ein Assessment zum Herausfinden von Schädigungen und Einschränkungen der Körperfunktionen ist (siehe Anhang, Tab. 10). Es könnte sein, dass diese Verwechslung daher kommt, dass die Namen einiger Fertigkeitsitems (z.B. Stabilisiert, Hält Fokus, Sequenziert) ähnliche Begriffe sind, wie wir sie für physische und kognitive Schädigungen und Körperfunktionsstörungen verwenden könnten (z.B. schlechtes Gleichgewicht, Aufmerksamkeitsdefizit, schlechte Sequenzierungsfähigkeit) (Fisher, 2006b für Details).

oft unterbrochen, um zu verschnaufen, und ihr Tempo war deutlich langsamer geworden. Darum brauchte sie Hilfe beim Anziehen und Schließen der Schuhe. Beim Ausführen einer Aufgabe, die größere Aktivitätstoleranz erfordert, war Bev nicht fähig, ihre bestehenden Probleme zu kompensieren.

4.18.3 Klientenbeispiel: Bev – Sitzung 2, Ursache definieren/abklären

Nachdem wir zwei standardisierte Performanzanalysen (AMPS-Beobachtungen) durchgeführt und die effektiven und nicht effektiven Aktionen definiert/beschrieben hatten, mussten wir jetzt die Ursache des Problems bei diesen Aufgaben definieren/abklären oder interpretieren. Weil die Ausführung des Milcheinschenkens der des Eiswasserbereitens so ähnlich war, waren keine neuen Informationen zu den bereits vorhandenen hinzuzufügen. Wir erkannten auch, dass wir mehr über Bevs Kochfertigkeiten erfahren würden, wenn wir Gelegenheit hätten, ihre Fertigkeiten beim Stehen und Essen-Umrühren und beim Umgang mit heißem Essen aus dem Backofen zu untersuchen.

Allerdings fiel uns auf – schon ehe wir in die Universität zurückgekehrt waren, um die Qualität zu bewerten –, dass die deutlich erhöhte körperliche Anstrengung beim Anziehen wahrscheinlich an Bevs eingeschränkter Kraft und Ausdauer lag, was wiederum ihre Aktivitätstoleranz begrenzte. Wir konnten auch feststellen, dass die rechte Schranktür, die Kleiderstange und die Art ihrer Schuhe Umweltfaktoren waren, die sich stark auf ihre Performanz auswirkten. Dies brachte uns gegen Ende des zweiten Besuchs dazu, unseren Plan nun zu revidieren, das kompensatorische Modell auszuwählen und adaptive Betätigungen zu planen und einzusetzen, um Bevs ineffektive Aktionen beim Anziehen zu kompensieren (siehe Kap. 2, Abb. 9).

4.18.4 Klientenbeispiel: Bev – Sitzung 2, adaptive Betätigung auswählen und implementieren, um ineffektive Aktionen zu kompensieren

Beratende Zusammenarbeit, Edukation und Adaptation

Ehe wir mit Bev die adaptive Betätigung nach dem kompensatorischen Modell umsetzten, fragten wir sie, welche Schwierigkeiten sie wahrgenommen hatte, und teilten ihr unsere Einschätzung zu ihrer Performanzqualität und zur Ursache ihres Problems mit. Wir bauten also auf der therapeutischen Beziehung auf, die sich zwischen Bev und uns kontinuierlich seit unserem ersten Besuch entwickelt hatte, und erstellten jetzt den klientenzentrierten Performanzkontext (siehe die grauen Pfeile in Abb. 5a und 5b, S. 28/29 und Anhang) erstellten.

Bev machte sich große Sorgen wegen ihrer Performanz: „Ich werde so schnell müde. Es ist so anstrengend. Ich wünschte, es wäre leichter." Ihr war auch bewusst, dass die physische Umwelt noch dazu beitrug, dass sie so müde wurde. „Sehen Sie sich an, wo ich wohne und wie viel Platz ich habe. Bloß gut, dass ich eine positive Einstellung habe." Ihre Sorge und Einsicht bestätigten uns darin, unseren Interventionsplan zu überarbeiten und mit adaptiver Betätigung zu beginnen, damit sie die ineffektiven Aktionen, die sich nicht wiederherstellen ließen, und auch die Fertigkeiten, die sie nicht wieder erwerben würde, kompensieren konnte (siehe Kap. 2, Abb. 9).

Wir begannen die adaptive Betätigung, indem wir mit ihr besprachen, ob wir die rechte Tür ihres Schrankes herausnehmen und die Kleiderstange niedriger setzen könnten, sodass sie leichter an ihre Kleidung gelangen kann. Anfangs war ihre Reaktion zögerlich. Wir waren uns nicht klar, ob ihr Zögern generell eine „Veränderung" betraf, oder ob es darum ging, welche Optionen für sie in der Wohnung akzeptabel waren. Als wir genauer nachfragten, schien es Letzteres zu sein. Außerdem vermuteten wir, dass sie bei ihrer begrenzten finanziellen Situation zusätzliche Kosten für die Modifizierungen der Wohnung befürchtete.

Es wurde uns klar, dass wir unsere beratende Partnerschaft auf Personen ausdehnen mussten, die nicht Mitglied der Klientenkonstellation waren, *die aber notwendige Informationen besaßen oder die von den vorgeschlagenen Veränderungen betroffen wären. Als wir mit Bev darüber sprachen, erfuhren wir den Namen des Wohnungsverwalters; er war derjenige, von dem sie annahm, dass wir ihn wegen der Erlaubnis kontaktieren müssten, die rechte Schranktür herauszunehmen und eine neue Kleiderstange zu installieren. Bev war dafür, dass wir den Verwalter fragten, ob wir die vorgeschlagenen Veränderungen durchführen konnten, und wenn ja, wie wir vorgehen sollten. Bev hatte jedoch Vorbehalte wegen der Kosten einer neuen Kleiderstange.*

Daher fanden wir es wichtig, die beratende Partnerschaft nicht nur auf den Wohnungsverwalter auszudehnen, sondern auch auf Bevs Tochter. Denn sie war es, die Bev ursprünglich an uns verwiesen hatte. Wir fragten Bev, ob sie annehme, dass ihre Tochter sie bei den Kosten für eine neue Kleiderstange unterstützen würde und wie es ihr, Bev, damit gehe. Als wir dann weiter auf die Schuhe zu sprechen kamen, war sich Bev sicher, dass ihre Tochter die Richtige sei, mit der Physiotherapeutin oder dem Orthopädieschuhmacher wegen der Möglichkeit zu sprechen, die Schuhe so zu verändern, dass Bev leichter hineinkommen könne. Mit Bev zusammen entwickelten wir den Plan, Anfang der nächsten Woche sowohl den Wohnungsverwalter als auch ihre Tochter zu kontaktieren.

Nachdem die Mitglieder der beratenden Partnerschaft festgelegt waren, bestand der nächste Schritt darin, Methoden der ***beratenden Partnerschaft*** *(Fisher, 1997, 2002/2006),* ***Edukation*** *(Lehren-Lernen) (Mosey, 1986; Trombly, 1995c) und* ***Adaptation*** *umzusetzen (Fisher, 1997, 2002/2006; Trombly, 1995c) (siehe auch Kap. 2, Abb. 9 und Kap. 3, Abschnitt 3.2.2). Wir waren uns bewusst, dass eine Ergotherapeutin normalerweise in dieser Phase auf der neu entwickelten und erweiterten partnerschaftlichen Zusammenarbeit aufbauend Interventionsstrategien mit Adaptationsprinzipien vorschlägt und entwickelt. Das heißt, dass die Mitglieder der beratenden Partnerschaft zusammenarbeiten müssen, um Strategien zur Erreichung der Klientenziele einzuführen, die für alle akzeptabel sind (also solche, mit denen sowohl der Klient als auch der Versorger einverstanden ist).*

In Bevs Fall lag die Betonung auf Beratung und Adaptation; die Anforderungen an Edukation waren nur minimal.[26] *Zum Beispiel wollten wir den Wohnungsverwalter wegen der Entfernung der Tür und dem Anbringen der Kleiderstange in der für Bev richtigen Höhe ansprechen. Wenn der Verwalter dem zustimmte, müssten wir uns alle zusammen darum kümmern, wie der Plan umgesetzt wird. Zum Beispiel müssten wir demjenigen, der die Kleiderstange kaufen würde (wahrscheinlich die Tochter), Instruktionen geben, was für eine Stange er kaufen sollte (z.B. sollte über der Stange auch eine Ablage angebracht werden, auf der Bev Dinge unterbringen konnte, die sich derzeit noch auf dem Boden des Schrankes befanden). Außerdem müssten wir für denjenigen, der die Stange anbringen würde (entweder die Tochter oder ein Angestellter der Wohnanlage), noch einen genauen Plan zur Installation der Stange in Bevs Schrank machen.*

Adaptationsstrategien

Zur Adaptation gehört, Hilfsmittel und technische Hilfen bereitzustellen, den Klienten in den alternativen Strategien oder kompensatorischen Techniken zu schulen und die Aufgabe oder die physische oder soziale Umwelt zu modifizieren (siehe Kap. 2, Abb. 9). Als Ergotherapeuten sind wir Spezialisten für Adaptation mit einer endlosen Liste von Möglichkeiten. In Bevs Fall gingen unsere Überlegungen, wie wir ihr helfen könnten, ihre Schwierigkeiten beim Anziehen zu überwinden, dahin, die Tür zu ihrem Schrank zu entfernen, eine neue Kleiderstange in ihrem Schrank zu installieren und die Modifizierung ihrer Schuhe vorzuschlagen – alles Beispiele für Modifizierung der physischen Umwelt.

4.18.5 Klientenbeispiel: Bev – weitere Intervention planen und implementieren

Den Interventionsplan für die nächste Woche abklären

Am Ende unseres zweiten Besuchs bei Bev hatten wir nicht nur einen Plan für die Umsetzung adaptiver Betätigung für das Anziehen entwickelt, wir hatten auch mit ihr zusammen einen Plan für restitutive Betätigung erarbeitet. Wir sprachen mit ihr über das Kochen einer Mahlzeit, bei der sie in einem Kochtopf auf dem Herd rühren und eine heiße Auflaufform aus dem Backofen nehmen musste. Die Aufgabe, die sie nächste Woche ausführen wollte, war, ein von ihr als „Taco Lasagne" bezeichnetes Gericht zuzubereiten.

---

26 Deutlichere Beispiele für Edukation könnten darin bestehen, dem Betreuer beizubringen, wie er mit einer Person mit Schlaganfall einen sicheren Transfer durchführt oder wie er einer Person mit Demenz Hinweise gibt. In einem anderen Beispiel wird einem Kind mit ICP beigebracht, wie es seine neu adaptierte Kommunikationstafel benutzt. Im kompensatorischen Modell wird Edukation bei den unterschiedlichen Mitgliedern der beratenden Partnerschaft angewandt, die für die Implementierung der Intervention zuständig sind – z.B. um den Klienten in der Ausführung einer Aufgabe in modifizierter Umwelt zu trainieren oder Hilfsmittel oder technische Hilfen bereitzustellen oder den Pfleger oder Helfer zu schulen, physische oder verbale Hilfestellung zu geben.

Wenn wir sie dabei beobachteten, könnten wir

- *eine nicht standardisierte Performanzanalyse von Bevs Priorität einsetzen, wie sie Essen umrührt und mit heißen Auflaufformen umgeht,*
- *mit ihrer Teilhabe an restitutiver Betätigung fortfahren, mit der ihre Aktivitätstoleranz erhöht werden sollte,*
- *weiter adaptive Betätigung umsetzen (partnerschaftliche Zusammenarbeit, Edukation und Adaptation), so wie es, je nach ihren Kochfertigkeiten, laut unserem revidierten Plan erforderlich war.*

Bevor wir gingen, schlugen wir Bev vor, bei unserem nächsten Besuch die AMPS-Ergebnisse mit ihr zu besprechen und dann ausführlich Ideen für die weitere Intervention zu diskutieren.

Als Vorbereitung dafür bewerteten wir ihre Performanzqualität mit den standardisierten Kriterien aus dem AMPS-Handbuch (Fisher, 2006c), erstellten eine Liste der wichtigsten Fertigkeiten, gruppierten sie zu Clustern, schrieben zusammenfassende Aussagen, interpretierten die Ursache ihrer Probleme (siehe Abschnitt 4.18.2 und 4.18.3) und dokumentierten dann den zweiten Besuch bei Bev im Verlaufsbericht (siehe Dokumentationsbeispiel 7). Wieder, wie schon im Anfangsbericht, lag die Betonung auf Performanz und nicht auf personbezogenen Faktoren und Körperfunktionen oder zugrunde liegenden Ursachen ihrer Schwierigkeiten. Ihr vom Computer erstellter Narrationsbericht steht im Dokumentationsbeispiel 8 und ihr Grafikbericht in Dokumentationsbeispiel 9.

Dokumentationsbeispiel 7: Bev: Verlaufsbericht (SOAP-Notiz für Sitzung 2)

Interventionsplan

S: „Ich werde so schnell müde. Es ist so anstrengend. Ich wünschte, es wäre leichter." „Sehen Sie sich an, wo ich wohne und wie viel Platz ich habe. Nur gut, dass ich eine positive Einstellung habe."

O: Bev wurde besucht, um mit restitutiver Betätigung ihre Aktivitätstoleranz zu erhöhen, zum Fertigkeitstraining in Bezug auf Alltagsaktivitäten, zu partnerschaftlicher Zusammenarbeit wegen adaptiver/kompensatorischer Strategien und zur Anwendung des AMPS. Bev führte zwei Aufgaben ihrer Wahl aus, die sie als vorrangig für die Intervention ansah: sich vollständig anziehen und Getränk aus dem Kühlschrank holen. AMPS narrativen Bericht (Dokumentationsbeispiel 8) und AMPS Grafikbericht (Dokumentationsbeispiel 9) in die Akte gelegt.

A: Beim Anziehen zeigte Bev deutlich erhöhte körperliche Anstrengung, besonders als sie sich vorbeugte und nach ihrer Kleidung im Schrank langte und als sie ihren rechten Schuh und ihre rechte Socke anzog. Ihre Performanz war deutlich ineffizient (z.B. häufige Unterbrechung, um Gegenstände der Aufgabe am Arbeitsplatz zu organisieren). Ihre Ausführung war langsam, und sie musste häufig unterbrechen, um sich auszuruhen. Gelegentlich brauchte sie wegen Ermüdung physische Hilfe, um die Aufgabe zu Ende auszuführen.

Als Bev ein Getränk aus dem Kühlschrank holte, zeigte sie mäßig erhöhte körperliche Anstrengung und war minimal sicherheitsgefährdet, als sie im Stehen nach Gegenständen aus dem Küchenschrank und dem Kühlschrank langte. Bevs Schwierigkeiten, motorische und prozessbezogene Fertigkeiten zu kompensieren, lassen adaptive Betätigung angezeigt erscheinen. Mehr dazu im AMPS-Bericht.

P. Mit Wohnungsverwalter sprechen wegen Entfernen der Tür zum Kleiderschrank und Installieren einer niedrigeren Kleiderstange im Schrank. Mit der Tochter Optionen beraten, Bevs Schuhe abzuändern. Prioritäten 3 und 5 der Anfangsevaluation untersuchen (siehe Dokumentationsbeispiel 2). Fortführen nach Interventionsplan, soweit es Bev möglich ist.

SOAP ist eine gängige Methode zur Abfassung von Berichten und steht für Subjektiv, Objektiv, Assessment (oder Analyse) und Planung

Dokument

Dokumentationsbeispiel 8: Bev: vom Computer erstellter narrativer Bericht (für Sitzung 2)

ERGOTHERAPEUTISCHE EVALUATION DER ADL-FERTIGKEITEN
Ergebnisse und Interpretation einer AMPS-Evaluation

Therapeutin: Anne Fisher
Klientin: Bev M.
Alter: 66 Jahre

AMPS-EVALUATION

Das Assessment der motorischen und prozessbezogenen Fertigkeiten (AMPS) wurde bei Bev als Mittel eingesetzt, ihre Fähigkeit, ADL-Aufgaben auszuführen, zu evaluieren. Als Teil des AMPS-Assessments führte die Ergotherapeutin ein Interview durch, um diejenigen Alltagsaufgaben zu verstehen, die eine Schwierigkeit für Bev darstellten, und auch diejenigen, die sie mit nur wenigen Schwierigkeiten ausführte. Ihr wurde eine Auswahl von vertrauten und relevanten Aufgaben angeboten, von denen sie gesagt hatte, dass sie ihr Schwierigkeiten im Alltag bereiteten. Sie wählte zwei der angebotenen Aufgaben aus: „Ober- und Unterkörper ankleiden – Kleidung nicht zurechtgelegt" und „Getränk aus dem Kühlschrank holen". Als das AMPS durchgeführt wurde, untersuchte die Ergotherapeutin auch das Ausmaß der Anstrengung, Selbstständigkeit, Effizienz und Sicherheit, die Bev bei der Durchführung dieser Aufgaben zeigte.

GESAMTQUALITÄT DER PERFORMANZ

Bev zeigte minimale Sicherheitsgefährdung, deutliche Anstrengung und deutlich ineffiziente Aufgabenausführung und brauchte gelegentlich Hilfe, um beide Aufgaben abzuschließen.

SPEZIFISCHE FERTIGKEITEN, DIE SICH AUF DIE PERFORMANZ AM STÄRKSTEN AUSWIRKEN

Bevs Performanz der oben angegebenen ADL-Aufgaben wurde eingeschränkt durch:

- momentanen Verlust des Gleichgewichts und Notwendigkeit, sich auf externen Gegenständen abzustützen, während sie sich durch die Aufgabenumwelt bewegte oder mit Gegenständen aus der Aufgabe interagierte (Stabilisiert)
- erhöhte Anstrengung beim Langen nach oder Platzieren von Gegenständen aus der Aufgabe (Langt nach)
- erhöhte Anstrengung beim Beugen, um sich hinzusetzen oder aufzustehen (Beugt)
- nicht durchgehend gleichmäßiges Tempo bei Performanz (Hält Tempo)
- Pausen zwischen Aktionen oder Aufgabenschritten, die den Ablauf der Aufgabe verzögerten (Fährt fort)

- Organisation der Arbeitsplätze: zu voll oder zu weit auseinander und Schwierigkeit, Kleidung räumlich zu arrangieren (Organisiert)
- verminderte Fertigkeit, Probleme zu erfassen und zu verhindern, Probleme blieben bestehen oder traten wiederholt bei Performanz auf (Passt Art und Weise an und Zieht Nutzen)

MOTORISCHE GESAMTFÄHIGKEIT

Motorische ADL-Fähigkeit ist ein Gesamtmaß der beobachteten Fertigkeiten einer Person, wenn sie sich selbst oder Gegenstände der Aufgabe bewegt, wie es die Aufgabe erfordert.

- Bevs motorisches Gesamtmaß von -0,44 Logits ist im Grafikbericht in Bezug zum motorischen Cutoff eingezeichnet. Ihre motorische Fähigkeit liegt unterhalb dieses Cutoff. Das zeigt an, dass ihre Anstrengung beim Ausführen von ADL-Aufgaben erhöht ist. Der Vergleich zu Menschen in Bevs Alter ergibt, dass die motorischen Fähigkeitsmaße bei 95% der gesunden Personen in Bevs Alter zwischen 1,33 und 3,4 Logits liegen. Dies besagt, dass Bevs motorische Performanz niedriger ist als im Altersdurchschnitt.

PROZESSBEZOGENE GESAMTFÄHIGKEIT

Prozessbezogene ADL-Fähigkeit ist ein Gesamtmaß der beobachteten Fertigkeiten einer Person, Werkzeug und Material effizient auszuwählen, damit zu interagieren und es zu benutzen; einzelne Aufgabenaktionen und Schritte auszuführen; und Performanz von Aufgaben zu modifizieren, wenn Probleme auftauchen.

- Bevs Maß der prozessbezogenen Fertigkeiten von 0,24 Logits liegt unter dem Cutoff der Skala. Das bedeutet, dass Bev verminderte Sicherheit, Selbstständigkeit und Effizienz bei vertrauten ADL-Aufgaben zeigt. Der Vergleich zu Menschen in Bevs Alter ergibt, dass die prozessbezogenen Fähigkeitsmaße bei 95% der gesunden Personen in Bevs Alter zwischen 0,78 und 2,62 Logits liegen. Dies besagt, dass Bevs prozessbezogene Performanz niedriger ist als im Altersdurchschnitt.

ZUSAMMENFASSUNG DER KERNERGEBNISSE

- Bevs motorische und prozessbezogene ADL-Fähigkeitsmaße sind beide unter dem AMPS-Cutoff und unter den Alterserwartungen. Dies besagt, dass sie erhöhte Anstrengung, verminderte Effizienz und Sicherheit und Bedarf an Hilfe hat, wenn sie selbst ausgewählte, vertraute und für ihr Leben relevante ADL-Aufgaben ausführt.

Ergotherapeutische Behandlung kann angezeigt sein, um Performanz zu fördern und weiteren Abbau zu verhindern.

Wenn Sie Fragen zu dieser Evaluation haben, können Sie mich gern jederzeit kontaktieren.

Anne G. Fisher

Dokumentationsbeispiel 9: Bev: vom Computer erstellter AMPS-Grafikbericht (für Sitzung 2)

			Motorisch	Prozessbezogen
Klient:	**Bev M.**			
Ergotherapeutin:	**Anne G. Fisher**	**Evaluation 1**	**-0,44**	**0,24**

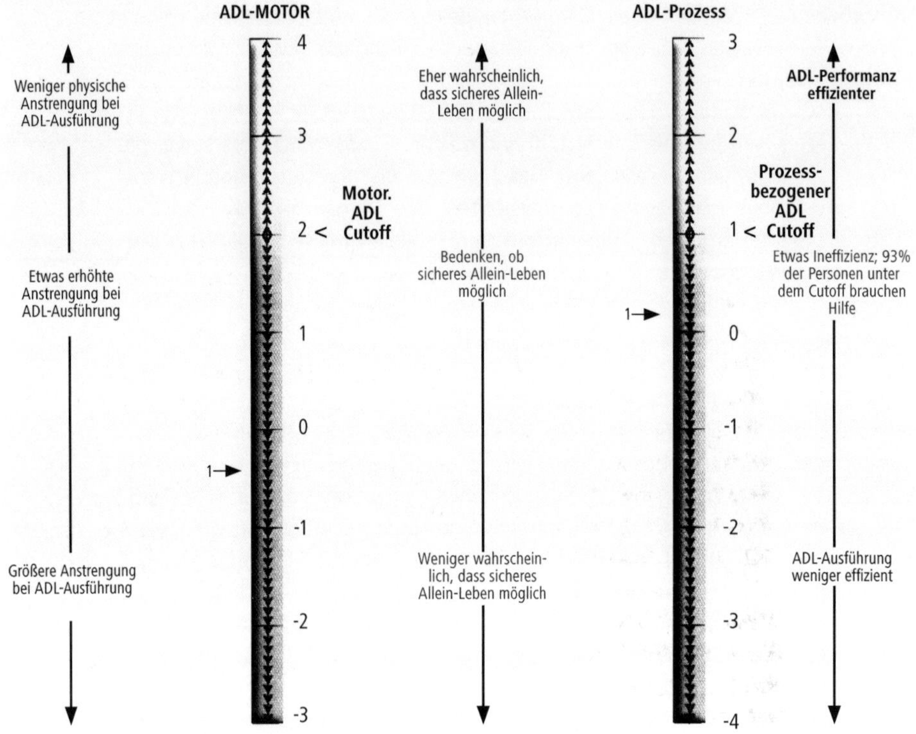

Die Zahlen auf der motorischen und prozessbezogenen ADL-Skala sind Einheiten der ADL-Fähigkeit (Logits). Die Ergebnisse werden als motorische und prozessbezogene ADL-Werte in Relation zu den AMPS-Cutoffs dargestellt. Werte unter dem Cutoff zeigen an, dass die Qualität oder Effektivität der Ausführung instrumenteller oder persönlicher ADL vermindert war. Weitere Informationen bezüglich der Interpretation einer einzelnen AMPS-Evaluation im narrativen Bericht.

Bevs prozessbezogene Fähigkeit lag mit 0,24 Logits[27] *unter dem Cutoff auf dieser Skala. Personen, deren Wert unterhalb des prozessbezogenen Cuttoff liegt, benötigen mit hoher Wahrscheinlichkeit Hilfe, um allein zu leben (Fisher, 2006a). Dies stützte, was wir bereits über Bev wussten – sie brauchte und erhielt Unterstützung von anderen. Uns war auch bewusst, dass wir bei Bedarf mit diesen Informationen Empfehlungen stützen konnten, falls Bev in Zukunft dauerhaft Hilfe brauchen würde.*

Ihre motorische ADL-Fähigkeit war mit –0,44 Logits ziemlich niedrig und deutlich unter dem Cutoff der motorischen Skala. Da Bev auch sonst allgemeine motorische Probleme hatte, wurde uns klar, dass sie nur begrenzt von weiterer restitutiver Betätigung profitieren würde. Die Tatsache, dass ihre prozessbezogenen Fähigkeiten gegen null lagen, wies ebenfalls darauf hin, dass wir restitutive und akquisitorische Betätigung nur vorsichtig anwenden sollten. Wenn man alles zusammen betrachtete, bedeuteten Bevs motorische und prozessbezogene Fähigkeitsmaße, dass sie am ehesten von einem therapeutischen Einsatz adaptiver Betätigung profitieren würde (Fisher, 2006a).

Uns war klar, dass wir mit den ***Ergebnissen eines standardisierten Tests wie dem AMPS sowohl unser professionelles Reasoning stützen konnten als auch ein politisches Werkzeug an der Hand hatten,*** *mit dem wir unsere Empfehlungen, die wir eventuell zu Unterbringung und Intervention machen würden, rechtfertigen konnten. Bei der Re-Evaluation mithilfe des AMPS können wir außerdem objektiv die Besserung belegen, die Bev durch unsere Intervention machen würde. Solch objektiver Nachweis ist ganz wesentlich, um unseren Klienten, Kostenträgern und Weiteren die Vorteile der Ergotherapie aufzuzeigen.*

4.18.6 Klientenbeispiel: Bev – Sitzung 3, adaptive Betätigung in Bezug auf die Kleiderstange und die Schuhe implementieren

Am nächsten Montag telefonierten wir mit dem Wohnungsverwalter, der unserem Plan zustimmte. Er wünschte, dass ein Angestellter der Wohnanlage die neue Kleiderstange anbringt und die Tür des Kleiderschranks entfernt. Er bat nur darum, anzuzeichnen, wo die Kleiderstange angebracht werden sollte. Wir riefen auch Bevs Tochter an, um über die Kleiderstange und die Schuhe zu sprechen. Die Tochter stimmte bereitwillig zu, die Kleiderstange zu kaufen. Sie sagte auch, dass sie kürzlich einen Laden in der Nähe gesehen habe, der nicht so teuer zu sein schien. Sie wollte sich auch mit uns treffen, um zu erfahren, was mit Bevs Schuhen geschehen sollte.

---

27 Das Wort *Logit* bezieht sich auf lineare logistische Wahrscheinlichkeitseinheiten (log-unit). Wenn eine Ergotherapeutin das AMPS anwendet, gibt sie die ordinalen Rohwerte der Person für jede ausgeführte Aufgabe in ihre persönliche Computersoftware ein. Diese Software wandelt die Rohwerte in lineare Fähigkeitsmaße mit gleichen Abständen um – in ein Maß für die motorischen Fähigkeiten und eins für die prozessbezogenen (Fisher, 2006a).

Schon am selben Nachmittag rief sie an und sagte, dass sie die Stange besorgt habe. Wir riefen Bev an und verabredeten mit ihr, dass wir uns mit ihr und ihrer Tochter am nächsten Tag treffen wollten (Sitzung 3). So konnten wir unterschiedliche Höhen der Stange ausprobieren, so dass Bev an ihre Kleider kommen konnte. Als wir die richtige Höhe, die Bev am besten fand, herausgefunden hatten, markierten wir sie. Da Bev sich an diesem Tag nicht gut fühlte, baten wir sie nicht, Kleidung und Schuhe anzuziehen. Aber wir zeigten ihrer Tochter, dass es ein Problem für Bev ist, die Klettverschlüsse ihrer Schuhe zu ergreifen. Die Tochter erzählte uns, dass Bev früher andere Schuhe gehabt hatte, die sie leichter anziehen konnte. Die Physiotherapeutin hatte aber den Orthopädieschuhmacher beauftragt, die Schuhe zu verändern, da Bev jetzt mehr Halt brauchte. Bevs Tochter wollte wegen der Schuhe mit der Physiotherapeutin oder dem Schuhmacher sprechen.

4.18.7 Klientenbeispiel: Bev – Sitzung 4, auf verbesserte Betätigungsperformanz hin überprüfen

Als wir am Freitag zu unserer vierten Ergotherapiesitzung zu Bev kamen, besprachen wir mit ihr zuerst die Ergebnisse der AMPS-Beobachtung. Dann erzählte sie uns, dass die neue Kleiderstange bereits angebracht sei. Bev wollte „sehen, wie es geht – glauben Sie, dass es besser geht?" Darum gingen wir dazu über, Bev zuzusehen, wie sie nach Kleidung langt und sie von der neu installierten Stan-

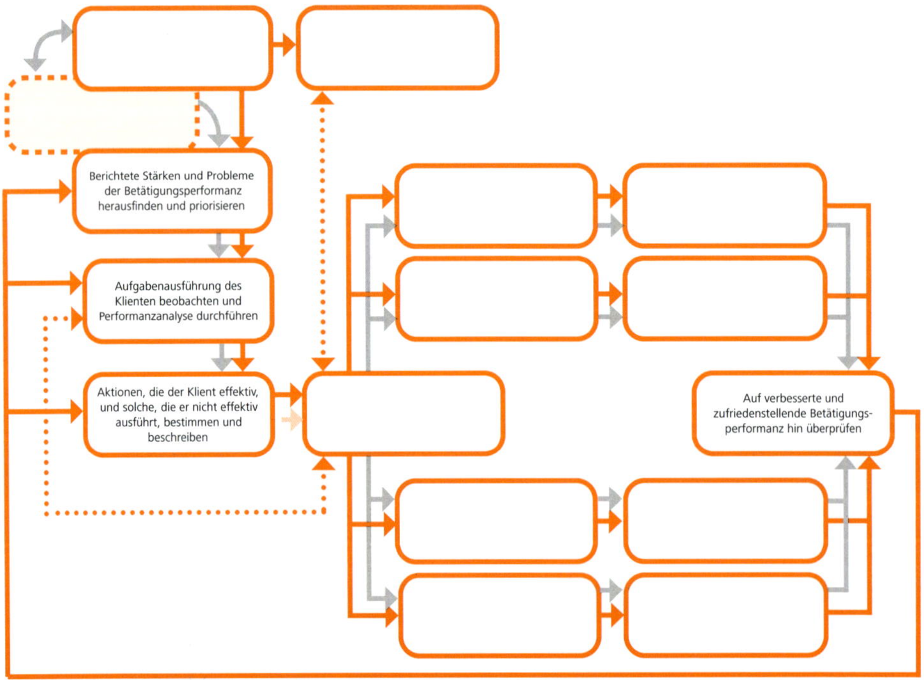

Abb. 15: Optionen, zurückzugehen und in den ergotherapeutischen Interventionsprozess erneut einzutreten

ge herunternimmt. Mit der herausgenommenen Tür konnte sie ihren Rollstuhl mit minimal gesteigerter Anstrengung und minimaler Ineffizienz zum Kleiderschrank fahren. Sobald sie in der richtigen Position vor der Kleiderstange war, fing sie an, ein Kleidungsstück nach dem anderen herunterzuholen und sagte: „Ich muss sie wieder dahin tun, wo sie hingehören. Der Mann, der die Stange montiert hat, hat sie alle an die falsche Stelle gehängt." Bev beförderte fünf Kleidungsstücke effizient zurück an die richtige Stelle, ohne erhöhte Anstrengung und ohne Pause.

Hätte Bev beim Herunternehmen ihrer Kleidung weiterhin Aktionen gezeigt, die sie nicht effektiv ausführte, hätten wir diese ineffektiven Aktionen erneut definiert/beschrieben und wären dann zurückgekehrt und erneut in den OTIPM-Prozess eingestiegen (siehe Abb. 15). Da ihre Performanz jetzt aber effektiv war und Bev ihr Ziel, Kleidung aus dem Schrank zu holen (siehe Dokumentationsbeispiel 5, Ziel 2, S. 116), erreicht hatte, entschieden wir uns, das Modell in Bezug auf dieses Ziel zu beenden, um für ein weiteres Ziel – die „Taco Lasagne" – das Modell wieder aufzugreifen und eine weitere Performanzanalyse vorzunehmen (Abb. 15). Wir erkannten aber auch, dass wir die Effizienz unserer Intervention in unserem nächsten Verlaufsbericht noch dokumentieren mussten.

4.18.8 Klientenbeispiel: Bev – Sitzung 4, Intervention in Bezug auf Kochen evaluieren und implementieren

Nachdem wir beobachtet hatten, wie Bev ihre Kleidung wieder richtig in den Schrank hängte, begann sie mit der Zubereitung der Taco Lasagne. Da wir keine standardisierte Performanzanalyse ihrer Fähigkeiten, umzurühren und heiße Auflaufformen aus dem Ofen zu nehmen, durchführten, sondern nur eine informelle, hatten wir Gelegenheit, ***mehrfach in den Zyklus*** *(d.h. zwei „Lagen" des OTIPM gleichzeitig)* ***einzutreten*** *und*

- *Aktionen, die Bev nicht effektiv ausführte, zu definieren/beschreiben,*
- *die Ursache zu definieren/abzuklären,*
- *ein Modell auszuwählen,*
- *die Intervention zu planen und*
- *auf verbesserte Performanz hin zu evaluieren (Abb. 12 und 15).*

Als Bev zum Beispiel anfing, Zwiebeln und Paprika für die Lasagne zu schneiden, benutzte sie einen kleinen Tisch, etwa 35 x 50 cm. Auf dem Tisch befanden sich bereits eine Schachtel mit Papiertaschentüchern, ein Paket Hackfleisch, ein Pappteller, eine Dose Bohnen und ein Glas Wasser. Damit war ihr Arbeitsplatz total überfüllt. Außerdem hielt sie ihre Oberarme während des Arbeitens ständig in 90° Abduktion. Dadurch kam es beim Schneiden des Gemüses zu ungeschickten Arm- und Körperpositionen. Als wir die Ursache abklärten, stellten wir fest, dass der eingeschränkte Platz in der Küche dazu beitrug, den kleinen Tisch zu benutzen. Obwohl der Tisch niedriger als die sonstige Arbeitsfläche war, schien die Höhe des Tisches der Grund zu sein, warum Bev ihre Arme in dieser ungeschickten und ineffizienten Stellung hielt.

Die Studenten entschieden sich für das kompensatorische Modell und für Planung und Intervention mit adaptiver Betätigung; sie empfahlen Bev, einen weiteren kleinen Tisch aus dem Wohnzimmer zu benutzen. Dieser war ein klein bisschen größer, leichter und niedriger. Bev erklärte sich bereit, zu versuchen das Gemüse auf diesem Tisch zu schneiden. Unsere Re-Evaluation ergab, dass Bevs Aktionen jetzt effektiv waren und Bev nur noch minimale Schwierigkeiten hatte.

Weitere Beispiele, erneut in den Zyklus einzutreten, ergaben sich, als Bev die Dose Bohnen öffnete und als sie versuchte, die Tacomischung im Topf auf dem Herd umzurühren. Wieder zeigte sie Schwierigkeiten, ihren Körper für die Aufgabe angemessen zu positionieren und Gegenstände der Aufgabe sicher zu unterstützen. Der Grund schien die Höhe der Arbeitsfläche zu sein. Nach erneutem Hinweis der Studenten, es wieder mit dem niedrigeren, leichten Tisch zu versuchen, waren Bevs Probleme gelöst.

Als wir festgestellt hatten, dass es mit dem niedrigen, leichteren Tisch funktionierte, überlegten Bev, die Studenten und ich gemeinsam, wo der Tisch untergebracht werden könnte. Gemeinsam entschieden wir, einen kleinen Schrank links vom Kühlschrank, in dem Bev ihre Medikamente aufbewahrte, ins Wohnzimmer zu stellen. An dem nun freien Platz konnte der kleine Tisch untergebracht werden. Wir beobachteten, dass Bev den Tisch selbst an seinen neuen Platz stellen und ihn selbstständig effizient hervorholen konnte, mit nur minimal erhöhter Anstrengung. Bev war in der Lage, den Tisch zu heben und an jede gewünschte Stelle in der Küche zu stellen, während sie die Lasagne fertig zubereitete.

Als Bev schließlich mit ihrer Lasagne fertig war, hatten wir festgestellt, dass Bev in ihrem Rollstuhl

- *sich nicht sicher vorbeugen, die Form im Backofen nicht erreichen, unterstützen und transportieren konnte und Hilfe brauchte;*
- *nicht in der Lage war, die Knöpfe für den Herd und den Backofen selbst einzustellen,*
- *das Essen sicher und effizient umrühren konnte, solange sie den Topf auf den kleinen, niedrigeren Tisch stellte.*

Im Übrigen zeigte Bev mäßige Schwierigkeiten und Ineffizienz beim Zubereiten der Taco Lasagne, bevor wir adaptive Betätigung einsetzten, und minimale Schwierigkeiten und Ineffizienz danach. Bev versuchte nicht zu stehen, daher war ihr früheres Sicherheitsproblem kein wichtiger Faktor mehr.

Am Ende unserer Sitzung sprachen wir mit Bev über die Empfehlung, den Herd oder den Backofen nur zu benutzen, solange jemand anders anwesend ist. Sie war etwas unzufrieden damit, sich nicht selbst warmes Essen zu kochen. Wir diskutierten dann die Möglichkeit, etwas Heißes in der Mikrowelle oder mit der elektrischen Bratpfanne zuzubereiten, und wir planten, dass Bev bei unseren Besuchen öfter Mahlzeiten zubereitete. Das würde uns ermöglichen,

- *mehr restitutive oder akquisitorische Betätigung und*
- *noch weitere adaptive Betätigung einzusetzen, sofern passend,*

- *Bev Gelegenheit zu geben, die neu gelernten Fertigkeiten und kompensatorischen Strategien zu üben und zu verallgemeinern, und*
- *Bevs Fähigkeiten zu überprüfen, etwas Warmes in der Mikrowelle und mit der elektrischen Bratpfanne zuzubereiten.*

Unser zusammenfassender Verlaufsbericht steht in Dokumentationsbeispiel 10. Wieder benutzten wir „Betätigung zuerst"-Sprache.

4.19 Auf verbesserte Betätigungsperformanz hin re-evaluieren

Nachdem restitutive, akquisitorische oder adaptive Betätigung eingesetzt wurde, wird die Betätigungsperformanz des Klienten in regelmäßigen Abständen überprüft. Während der Intervention konzentriert sich die Re-Evaluation zwischendurch meist darauf, ob die Intervention erfolgreich war oder spezielle Ziele erreicht wurden. Sie kann deshalb eher informell sein. Bei der Entlassung – und wenn möglich auch während der Intervention – ist es wichtig, formalere standardisierte Re-Evaluation einzusetzen, um die Wirkung der Ergotherapie zu dokumentieren. Solche Re-Evaluation kann Hinweise auf die Zufriedenheit des Klienten enthalten, z.B. wie im COPM, aber es ist auch nötig, dass wir wieder Performanzanalysen einsetzen, um festzustellen, ob der Klient seine Ziele erreicht hat. Wenn die Performanzanalyse bei der Re-Evaluation zusätzliche Probleme ergibt, müssen die Aktionen, die die Person nicht effektiv ausführen kann, neu definiert/abgeklärt werden, und der Zyklus mit Abklären der Ursache, Auswählen des Modells usw. muss wiederholt werden (Abb. 12 und 15).

Dokumentationsbeispiel 10: Bev: zusammenfassender Verlaufsbericht der ersten vier Besuche (SOAP-Notiz)

Dokument

Verlaufsbericht

S: „Ich könnte das machen, aber ich habe es noch nicht wirklich versucht" (in Bezug auf Essen in der Mikrowelle oder in der elektrischen Pfanne zubereiten, statt auf dem Herd und im Backofen).

O: Bev seit Beginn viermal besucht zur therapeutischen Betätigung, um Aktivitätstoleranz zu erhöhen, zur beratenden Zusammenarbeit, Edukation, Adaptation und AMPS-Überprüfung. Dieses Mal Bev wegen Schwierigkeiten bei der Zubereitung heißer Mahlzeiten besucht.

A: Bev ist minimal gefährdet und benötigt deutlich physische Hilfe, wenn sie steht und Essen umrührt. Um Stürze zu vermeiden, muss sie sich beim Stehen mit einer Hand abstützen, darum kann sie den Topf beim Rühren nicht mit der anderen Hand stabilisieren. Sie kann sicher und mit minimal erhöhter Anstrengung umrühren, wenn sie dabei sitzt (mit einer rutschfesten Unterlage für den Topf). Bevs Anstrengung ist deutlich erhöht beim Hochheben, Unterstützen und Transportieren von heißem Essen aus dem Ofen, sie kann dies nicht sicher allein machen. Bevs Fortschritte sind unten zusammengefasst:

Ziel	Eingangsstatus	Derzeitiger Status
Rechten Schuh selbstständig anziehen bei minimal erhöhter Anstrengung, mit nicht mehr als 3 Pausen zum Ausruhen	Mäßig ineffizient, mäßig erhöhte Anstrengung, 5 Pausen zum Ausruhen	Wie Eingangsstatus; Ziel bleibt bestehen
Kleidung selbstständig aus dem Schrank holen bei minimal erhöhter Anstrengung, mit nicht mehr als 1 Pause zum Ausruhen	Mäßig erhöhte Anstrengung, vom Rollstuhl aus mit Anziehstab; 3 Pausen zum Ausruhen	Minimal erhöhte Anstrengung, keine Pausen zum Ausruhen; Ziel abgeschlossen
Im Stehen sicher Gegenstände aus Küchenschrank holen bei minimal erhöhter Anstrengung, mit nicht mehr als 1 Pause zum Ausruhen	Beim Stehen minimal gefährdet mit mäßig erhöhter Anstrengung, 2 Pausen zum Ausruhen	Mögliches Sicherheitsrisiko besteht noch, minimal erhöhte Anstrengung, 1 – 2 Pausen zum Ausruhen, Ziel bleibt bestehen
Sauerstoffschläuche effizient organisieren, sodass sie sich nicht im Rollstuhl verfangen	Minimal ineffizient	Effizient mit gelegentlichem verbalen Hinweis; Ziel abgeschlossen
Im Stehen Essen sicher umrühren, mit nur minimal erhöhter Anstrengung	Minimal gefährdet, benötigt beim Umrühren im Stehen ständig physische Hilfe	Selbstständig, sicher und nur mäßig erhöhte Anstrengung beim Umrühren im Sitzen: Ziel bleibt bestehen
Heißes Essen aus dem Backofen nehmen/ transportieren (Bevs Priorität, nicht als Ziel benannt)	Gefährdet, führt zu ständigem Bedarf an Hilfe	Gefährdet, führt zu ständigem Bedarf an Hilfe

Bev zeigt gute Fortschritte bei ihren Zielen und ist motiviert, weiterzuarbeiten. Sie ist nicht sicher (gefährdet), wenn sie heißes Essen aus dem Backofen holt und transportiert, sie sollte das nicht machen, wenn niemand dabei ist. Es könnte sicherer für sie sein, Essen im Sitzen umzurühren.

P: Empfohlen, dass Bev lieber im Sitzen umrührt als im Stehen. Bevs Fähigkeit überprüfen, heißes Essen in der Mikrowelle und in der elektrischen Bratpfanne zuzubereiten. Ziele 1 und 3 weiter verfolgen; Ziele 2 und 4 abgeschlossen; Ziel 5 aufnehmen. Interventionsplan weiter verfolgen, so weit es Bev möglich ist, Betonung auf Übertragung adaptiver Strategien auf vielerlei Aufgaben.

Hat der Klient sein Ziel erreicht oder das Ziel ist abgeschlossen, kann die Ergotherapeutin erneut in den Zyklus eintreten und mit dem Klienten zusammen neue Prioritäten erarbeiten und dann wieder zum Beobachten und zur Performanzanalyse übergehen. Schließlich ist die Dokumentation der Effektivität unserer Intervention ein wichtiger Schritt, um die besondere Rolle der Ergotherapie herauszustellen und die Bezahlung durch die Kostenträger im Gesundheitswesen zu rechtfertigen.

4.20 Den Klienten entlassen

Wenn die Ziele des Klienten erreicht sind, die Fortschritte des Klienten stagnieren, gesellschaftliche Zwänge die Fortsetzung der Ergotherapie verhindern, oder wenn aus irgendwelchen anderen Gründen die Fortführung der Ergotherapie nicht garantiert zu sein scheint, wird der Klient entlassen. **Da Entlassung zu jedem Zeitpunkt der ergotherapeutischen Intervention vorkommen kann** (z.B. nach dem Erstellen des klientenzentrierten Kontexts stellt man fest, dass der Klient keinen Bedarf an Ergotherapie hat), **wird in Kap. 1, Abb. 5, die Entlassung nicht als Schritt aufgeführt** (siehe auch im Anhang, Abschnitt 8.2, der auch Entlassung beinhaltet).

4.21 Klientenbeispiel: Bev – den Klienten entlassen

Leider musste Bev nach unserem vierten Besuch aus nicht näher bezeichneten Gründen wieder ins Krankenhaus. Daraufhin beendeten wir unsere Intervention mit ihr und entließen sie. In unserem Entlassungsbericht schrieben wir, dass sie wegen Aufnahme ins Krankenhaus entlassen wurde und dass ihr Status bezüglich der ergotherapeutischen Ziele unserem zusammenfassenden Verlaufsbericht entsprach (Dokumentationsbeispiel 10). Wir empfahlen, dass ihr wieder Ergotherapie verordnet wird, wenn sich ihr Zustand stabilisiert hat.

4.22 Zusammenfassung

Im Kontext sinkender Budgets im Gesundheitswesen/Pflege-Management und verkürzter Rehabilitationsaufenthalte sind die Anforderungen an kosteneffektive Intervention besonders hoch. Deshalb müssen wir jede Anstrengung unternehmen, um größtmögliche Erfolge in begrenzter Zeit zu erreichen. Auch wenn restitutive Betätigung ein wichtiger Aspekt der Ergotherapie bleibt, müssen wir erkennen, dass der einzige Weg, Ziele in der verfügbaren Zeit zu erreichen, in akquisitorischer und adaptiver Betätigung von der ersten Stunde an und in Beratung liegt. **Restitution ist zeitraubend, und es gibt mehr und mehr Nachweise, dass Restitution wohl nur begrenzte Auswirkungen auf funktionale Ergebnisse hat.**

Wir müssen gedanklich umschalten. Vielleicht müssen wir uns von einem Denken verabschieden, das vom Fokus auf Restitution der zugrunde liegenden Schädigungen und Körperfunktionen bestimmt ist. Stattdessen müssen wir uns auf das konzentrieren, was die Person tun möchte und was sie braucht, und mit ihr dahin gehend arbeiten, dass sie befähigt wird, für sie bedeutungsvolle Aufgaben so zu erledigen, dass sie damit zufrieden ist. Das bedeutet, dass wir neu darüber nachdenken müssen, was aus Sicht der Person wirklich wichtig ist – Betätigungsperformanz oder zugrunde liegende Einschränkungen. Wir müssen den **Assessmentprozess überdenken und einen echten Top-down-Ansatz verwenden, der auf Betätigung ausgelegt ist**. Wir müssen unsere Interventionsstrategien revidieren und uns mehr auf Adaptation, Edukation und beratende Zusammenarbeit und weniger auf Restitution konzentrieren. Wenn wir den Blick direkt auf Betätigungsperformanz durch akquisitorische Betätigung und Kompensation legen, wird Restitution trotzdem stattfinden, als sekundäres Ergebnis. Wie in Bevs Fall können wir immer akquisitorische und adaptive Betätigung in den Vordergrund stellen und gleichzeitig restitutive Betätigung einsetzen.

Wenn wir dennoch auf Restitution setzen, müssen wir unsere Intervention an unsere berufliche Basis binden, nämlich indem wir Restitution durch Einbeziehen in Betätigung erzielen. Simulierte Betätigung, gleich ob in Form von simulierter restitutiver, simulierter akquisitorischer oder simulierter adaptiver Betätigung, sollte nur eingesetzt werden, wenn das Einbeziehen in natürliche Aufgaben nicht möglich ist. **Der Vorbereitung und dem mechanischen Üben mangelt es an Fundierung in unserer beruflichen Basis;** wir sollten sie so selten wie möglich benutzen. Und wir müssen erkennen, dass wir Ziele setzen und die Effizienz in Bezug auf Betätigung und nicht in Bezug auf zugrunde liegende personbezogene Faktoren und Körperfunktionen messen und dokumentieren müssen.

In diesem Kapitel habe ich ein echtes Top-down-Modell vorgestellt, eines, das gleichzeitig klientenzentrierte und betätigungsbasierte Praxis fördert. Es kann das Reasoning von Ergotherapeuten leiten, wenn wir unseren Klienten unsere Dienste anbieten. Best Practice der Ergotherapie bedeutet, unseren Klienten Dienste von höchstmöglicher Qualität anzubieten, die auch noch kostengünstig sind. Ich bin überzeugt, dass Ergotherapeuten mit dem OTIPM beides erreichen können. Unsere Ergotherapieprogramme werden von höherer Qualität sein, wenn wir klientenzentrierte und betätigungsbasierte Assessments und Intervention einsetzen. Wenn wir dann noch einer Top-down-Evaluation folgen, sparen wir Zeit (und Geld), indem wir uns unnötige Evaluationen ersparen (besonders solche, die auf das Definieren/Abklären der Ursachen der Probleme ausgerichtet sind).

Es gibt inzwischen mehr und mehr Nachweise, dass Evaluationen und Interventionen, die auf dem OTIPM aufbauen, positive Ergebnisse in Form von verbesserter Betätigungsperformanz und Zielerreichung bringen (Fisher, Atler & Potts, 2007; Hällgren & Kottorp, 2005; Kottorp, Hällgren, Bernspång & Fisher, 2003; Munkholm, 2008). Bis heute gibt es aber keinen Nachweis, dass das eine Modell besser ist als das andere. Deshalb ist meine Hoffnung, dass zukünftige Forschung es ermöglichen wird, festzustellen, ob unsere Auswahl an Modellen zu unterschiedlichen Ergebnissen führt.

Kapitel 5

OTIPM als Reasoningmodell zur Evaluation sozialer Interaktionsfertigkeiten – Klientenbeispiel: Ben

Von Anne Fisher und Lou Ann Griswold

5.1 Übersicht über das Kapitel

Im vorigen Kapitel habe ich das OTIPM als ein Modell vorgestellt, das das Reasoning der Ergotherapeutin während der einzelnen Phasen der Ergotherapie leiten kann. Im Klientenbeispiel des vierten Kapitels handelte es sich um eine ältere Frau, deren Probleme bei der Ausführung von Betätigungen hauptsächlich in den motorischen und prozessbezogenen Fertigkeiten lagen. In diesem Kapitel präsentiere ich eine weitere Anwendung des OTIPM, aber dieses Mal am Beispiel eines Mannes, dessen Betätigungsprobleme vor allem im Zusammenhang mit sozialer Interaktion auftreten. Ich werde wieder die Schlüsselmerkmale bei jedem einzelnen Schritt des OTIPM benennen, aber die Betonung liegt hier auf der Anwendung einer weiteren standardisierten Performanzanalyse, der *Evaluation of Social Interaction* (Evaluation sozialer Interaktion) (ESI) (Fisher & Griswold, 2009) und deren Dokumentation. Wie ich zeigen werde, ist der Reasoningprozess der gleiche wie bei einer nicht-standardisierten Performanzanalyse (siehe Kap. 4, Abschnitt 4.10 bis 4.12).

5.2 Die ergotherapeutische Anfangserhebung durchführen

In Phase I einer ergotherapeutischen Anfangserhebung wird der klientenzentrierte Performanzkontext erstellt, um zum einen die Ressourcen und Einschränkungen im klientenzentrierten Kontext zu erkennen und zum andern herauszufinden, welche Ausführungen von Betätigung der Klient als Stärken und welche er als Probleme benennt und welche er zuerst evaluieren und potenziell für die Intervention vorsehen möchte. In **Phase II** werden eine oder mehrere Performanzanalysen durchgeführt und dann die Aktionen definiert und beschrieben, die effektiv oder die nicht effektiv durchgeführt wurden. In **Phase III** werden die Ursachen abgeklärt oder interpretiert (siehe Kap. 1, Abb. 5a und 5b, S. 28/29 und Anhang). Um zu zeigen, wie die Ergotherapeutin mithilfe des OTIPM ihr professionelles Reasoning bei der Evaluation des Klienten einsetzt und dann die Ergebnisse einer standardisierten Performanzanalyse mit dem ESI dokumentiert, werde ich als Klientenbeispiel eine Person namens Ben vorstellen.[28] Ben wurde vom Arbeitsamt zu seiner Ergotherapeutin Emma geschickt, weil es Schwierigkeiten in Bezug auf eine neue Arbeitsstelle gab. Das Arbeitsamt bat um Emmas Einschätzung, wie es Ben am besten bei der Suche nach einem neuen Job unterstützen könnte. Daraufhin begann Emma gleich mit Phase I ihrer Evaluation und fing an, Bens klientenzentrierten Performanzkontext zu erstellen.

Als Emma Ben dann traf und mit dem ergotherapeutischen Interview begann, arbeitete sie weiter an der Erstellung des klientenzentrierten Performanzkontexts. Ihr Ziel dabei war, sowohl Ben persönlich und seine Ressourcen und Einschränkungen im Kontext der Performanz als auch die Art von Aufgaben, die seiner Meinung nach für ihn relevant, aber schwierig auszuführen war, kennenzulernen. Dabei wurde klar,

28 Dieses Klientenbeispiel ist mit Erlaubnis von Fisher & Griswold (2009) adaptiert.

dass der Schwerpunkt von Bens Problemen in sozialer Interaktion lag – nicht nur in Bezug auf eine neue Anstellung, sondern auch bei informellen Beziehungen zu anderen, sowohl bei der Arbeit als auch bei Freizeitaktivitäten. Ben schienen seine Probleme durchaus bewusst zu sein, er meinte, dass die Probleme bei der Arbeit und in der Freizeit auch etwas miteinander zu tun hätten; über beide Bereiche machte er sich Sorgen.

Emma überlegte, dass eine Performanzanalyse von Bens Interaktionsfertigkeiten bei sozialem Austausch ihr ermöglichen würde, die Qualität seiner sozialen Interaktion zu evaluieren und besser zu verstehen. Daher schlug sie Ben vor, das ESI einzusetzen, um eine genauere Vorstellung von seinen Problemen zu bekommen. Ben stimmte zu und arbeitete dann mit Emma zusammen, um festzulegen, bei welchen Aufgaben Emma seine soziale Interaktion am besten beobachten könnte.

Emma begann also mit Phase II der ergotherapeutischen Evaluation, der Performanzanalyse. Gemeinsam mit Ben und dem Arbeitsamt suchte sie nach einer Gelegenheit, Ben in einem natürlichen Setting zu beobachten. Das Arbeitsamt stand in Kontakt mit mehreren Firmen, die Menschen mit Behinderung einstellen. Auf Empfehlung des Arbeitsamtes arrangierte Emma mit einer Firma ein Vorstellungsgespräch für einen Job am Computer. Sowohl Ben als auch Herrn Rossi, der das Interview führen würde, war bewusst, dass Emma auch im Raum sein würde. Sie setzte sich jedoch in den Hintergrund, um so wenig wie möglich zu stören. Es war wichtig, dass Emma Bens soziale Interaktion bei einem echten Interview beobachten konnte, ohne dass sie die soziale Interaktion störte.

Ben stimmte zu, dass Emma ihn auch beim Essen mit zwei Freunden beobachtete, damit sie auch seine Fertigkeiten bei informeller Unterhaltung in der Freizeit untersuchen konnte. Einer der Freunde ist ein Arbeitskollege, die andere Person ist Grace, eine Nachbarin. Ben und seine Freunde treffen sich regelmäßig und essen gemeinsam in einem Restaurant in der Nähe. Ben mag dieses Restaurant besonders, weil es dort ruhig ist. Ben und Emma planten gemeinsam ein Essen mit Bens zwei Freunden in diesem Restaurant, wobei alle damit einverstanden waren, dass Emma an einem Tisch in der Nähe saß und sie unauffällig beobachtete.

5.3 Phase I der ergotherapeutischen Anfangsevaluation dokumentieren

Emmas Dokumentation von Phase I (d.h. der ersten drei Punkte aus Tab. 1 in Kap. 3) steht im Dokumentationsbeispiel 11. Während des Interviews mit Ben, das 25 Minuten dauerte, sammelte Emma Informationen, die sie brauchte, um Ben und seine Sorgen bezüglich seiner Betätigungsperformanz zu verstehen. Wie weit diese Dokumentation ins Detail geht, hängt zum einen davon ab, wie viele Informationen bereits in der Akte der Person stehen (z.B. ist es normalerweise nicht nötig, Informationen zu wiederholen, die dort bereits enthalten sind), und zum andern von der Art und der Form der Dokumentation, die die Ergotherapeutin bevorzugt oder die in diesem Setting üblich ist (z.B. narrativ, Computereinträge in vorgegebene Felder).

Emma wählte die narrative Form. Einerseits versuchte sie, den Bericht kurz zu halten, andererseits wollte sie genügend Informationen festhalten, damit diejenigen, die den Bericht später lesen, ein klares Bild von Ben und seinen Schwierigkeiten haben und verstehen würden, warum Emma die Qualität der sozialen Interaktion in zwei verschiedenen sozialen Kontexten evaluierte.

5.4 Bens Gesamtqualität sozialer Interaktion zusammenfassen

Nachdem die Ergotherapeutin die Person beobachtet und eine Performanzanalyse durchgeführt hat (als Teil der Phase II), muss sie das **Eingangsniveau der Performanz des Klienten dokumentieren – die Performanzqualität der Person, das „Tun", nicht was die Person selbst angibt.** Wie schon in Kapitel 3 angesprochen, ist es ganz wesentlich für die evidenzbasierte Praxis, das Eingangsniveau der Performanz zu dokumentieren, da jede Aussage zum Eingangsbefund einen Referenzpunkt darstellt, sowohl für eine realistische Zielsetzung als auch für das Überprüfen, ob sich die Person den Zielen angenähert, sie erreicht oder sogar übertroffen hat. Die Eingangsqualität sozialer Interaktion kann als eine oder mehrere allgemeine Aussagen dokumentiert werden oder als Serie von spezielleren Aussagen. In diesem Abschnitt werde ich die allgemeine Dokumentation der Eingangsebene besprechen. Zur spezielleren Ausgangsebene komme ich später.

Dokumentationsbeispiel 11: Ben: ESI-Evaluationsbericht – Grund der Verordnung, relevante Anamnese, benannte Stärken und Probleme bei Betätigungsperformanz, Aufgabenperformanz zur weiteren Evaluation

Dokument

ERGOTHERAPEUTISCHE EVALUATION

Name: Ben Sample
Datum der Evaluation: 4. März 2008
Ergotherapeutin: Emma Andersen

Grund der Verordnung

Ben wurde vom Arbeitsamt, das Erwachsene mit Behinderung unterstützt, zur Ergotherapie überwiesen. Ben hatte das Arbeitsamt um Hilfe gebeten, weil er eine neue Stelle suchte, bei der er seine Computerkenntnisse einsetzen konnte. Das Arbeitsamt bat um eine ergotherapeutische Evaluation und um Empfehlungen, wie es Ben bei der Suche nach einer Anstellung unterstützen könnte.

Relevante Anamnese

Ben ist 23 Jahre alt und hat das Asperger Syndrom. Er hat einen Universitätsabschluss in Computerwissenschaften. Er berichtet, dass er mit Auszeichnung bestanden hat, aber „Mühe im Umgang mit anderen Studenten hatte". Derzeit lebt Ben allein in seiner Wohnung und arbeitet in Vollzeit als Auslieferungsfahrer für einen Floristen; er ist unzufrieden in dieser Stelle, weil sie nichts mit seinen Interessen und seiner Ausbildung am Computer zu tun hat. Er spielt gern Golf, aber nur selten. Er gibt an, dass er seine Freizeit meist allein verbringt, allein spazieren geht oder Computerspiele spielt, weil er nicht zu seinen „Kumpels passt". Gern würde er mit Gleichaltrigen Golf spielen, wird aber nie dazu eingeladen. Gelegentlich unterhält er sich mit einem Kollegen und einer Nachbarin, die er als „nicht so nahe" Freunde bezeichnet. Auch sonst sei das Interagieren mit anderen bei der Arbeit ein Problem. Ben hat auch einen älteren Bruder, den er einmal im Monat trifft. Anders als zu seinen Freunden und Kollegen hat Ben eine gute Beziehung zu seinem Bruder und gute soziale Interaktion mit ihm. Ben scheint ein gutes Gefühl sowohl für seine Stärken und Einschränkungen als auch für seine Wünsche in unmittelbarer Zukunft zu haben.

Benannte Stärken und Probleme im Alltag

Ben berichtet, dass seine Stärken die Ausführung von Aufgaben im Zusammenhang mit seinen Fertigkeiten in Mathematik und am Computer sind. Er kann alle persönlichen Alltagsaktivitäten und Haushaltsdinge selbstständig erledigen, weil er dabei nicht mit anderen interagieren muss. Im Gegensatz dazu berichtet Ben von Problemen mit Aufgaben, zu denen soziale Interaktion gehört. Er erzählt, dass er an zwei Vorstellungsgesprächen in großen Computerfirmen teilgenommen hat, „aber beim Interview nicht gut war". Er berichtet auch von Schwierigkeiten bei gemeinsamen Freizeitaktivitäten mit seinen Freunden und in der informellen sozialen Interaktion bei der Arbeit.

Aktivitäten zur weiteren Evaluation

Ben nannte zwei Aufgaben mit sozialer Interaktion als vorrangig zur weiteren Evaluation: a) mit jemandem interagieren im Kontext eines Vorstellungsgesprächs und b) eine Alltagsunterhaltung mit Freunden beim Essen oder bei der Kaffeepause auf der Arbeit führen. Mit der Evaluation sozialer Interaktion wurde Bens Qualität sozialer Interaktion untersucht.

Zur Dokumentation des allgemeinen Eingangsniveaus kann die Ergotherapeutin die nicht-standardisierten Kriterien aus Abschnitt 6.5 verwenden (siehe speziell Abschnitt 6.5.5 zu sozialer Interaktion). Verwendet die Ergotherapeutin das ESI, hält sie ähnliche Informationen auf Seite 1 des ESI-Bewertungsbogens für jede beobachtete soziale Interaktion fest (Dokumentationsbeispiele 12 und 13). War die Gesamtqualität sozialer Interaktion bei beiden sozialen Interaktionen ähnlich, kann die Ergotherapeutin sich entscheiden, beide zu einem einzigen globalen Eingangsbefund zusammenzufassen.

Emma könnte Bens globalen Eingangsbefund zum Beispiel so dokumentiert haben:
Als Ben bei einem Vorstellungsgespräch mit einem ihm unbekannten sozialen Partner und bei Interaktion mit Freunden beim gemeinsamen Essen beobachtet wurde, zeigte er deutlich unangemessene Interaktion. Dies führte zu einer sehr unangenehmen Atmosphäre, die der sozialen Interaktion abträglich war.

5.5 Die sozialen Interaktionen definieren und beschreiben, die Ben effektiv und die er nicht effektiv ausführt

Manchmal genügt es, das globale Eingangsniveau der Performanz zu dokumentieren. Meistens ist es jedoch wünschenswert oder notwendig, den Eingangsbefund weiter abzuklären, indem man ein spezifischeres Eingangsniveau dokumentiert. Noch wichtiger ist es, einen detaillierteren, spezifischen Eingangsbefund zu dokumentieren, der helfen kann, miteinander klientenzentrierte Ziele zu setzen und betätigungsbasierte Intervention zu planen. **Der spezifische Eingangsbefund bezieht sich darauf, zu bestimmen, welche sozialen Interaktionsfertigkeiten effektiv und welche besonders ineffektiv waren.** Diese Informationen stammen aus unserer standardisierten oder nicht-standardisierten Bewertung für jedes soziale Interaktionsitem aus Abschnitt 6.4. Dort gibt es genaue Bewertungskriterien für die Entscheidung, welcher Rohwert für jedes Item erteilt wird (Dokumentationsbeispiele 12 und 13). Genauso wie in dieser Phase bei Bev, überlegt die Ergotherapeutin mit ihrem professionellem Reasoning, was sie bei jedem natürlichen sozialen Austausch beobachtet hat, und entscheidet, welche Items am deutlichsten die problematischen Bereiche widerspiegeln.

Um die Items zu erkennen, die die Problembereiche der Person am besten deutlich machen, fängt die Ergotherapeutin meist mit einer Liste aller sozialen Interaktionsfertigkeiten an, die bei einer oder beiden Beobachtungen als ineffektiv (Wert = 2) oder stark eingeschränkt (Wert = 1) eingestuft wurden. Dann wählt sie daraus bis zu 10 Fertigkeiten aus, die am deutlichsten die geminderte Qualität sozialer Interaktion widerspiegeln.

Dokumentationsbeispiel 12: Ben: ESI-Bewertung für soziale Interaktion – Informationen geben

Dokument

EVALUATION OF SOCIAL INTERACTION – BEWERTUNGSBOGEN (Seite 1)

Name: Ben

Ergotherapeutin: Emma

Geschlecht: X männlich ___ weiblich

Datum der Evaluation: 4. März 2008

Geburtsdatum: 16. Mai 1984 **Alter:** 23

Hauptdiagnose: Asperger Syndrom

Nebendiagnose: ___

Beobachtung Nr.: X 1 ___ 2 ___ 3 ___ 4

Beabsichtigter Zweck sozialer Interaktion:
- ___ Informationen sammeln (GI)
- X Informationen geben (SI)
- ___ Probleme lösen/Entscheidungen treffen (PD)
- ___ Zusammenarbeiten/Produzieren (CP)
- ___ Waren und Dienstleistungen erwerben (AG)
- ___ Sich unterhalten/Small Talk (CS)

Sozialer Interaktionscode S 1-4

Genaue Beschreibung der Aufgabe: Vorstellungsgespräch für eine unterstützte Anstellung

Tageszeit:
___ morgens X nachmittags ___ abends

Vertrautheit mit der physischen Umwelt:
- ___ vertraut
- ___ etwas vertraut
- X nicht vertraut

Grad der erwarteten Struktur:
- ___ viel Struktur
- X entspannte Struktur
- ___ „freie" Struktur

Lärmpegel:
- X ruhig
- ___ mäßig laut
- ___ extrem laut

Anzahl sozialer Partner: 1

Hauptsächlicher soz. Partner: Herr Rossi

Vertrautheit mit dem haupts. sozialen Partner:
- ___ vertraut
- ___ etwas vertraut
- X fremd/nicht vertraut

Status des hauptsächlichen sozialen Partners:
- X Experte/Vorgesetzter/Lehrer/Dienstleister
- ___ Empfänger von Diensten/Kunde
- ___ Freund/Kollege/Mitschüler
- ___ Familienmitglied/Verwandter
- ___ andere Bekannte

Alter des hauptsächlichen sozialen Partners:
- ___ Kind (10 Jahre oder jünger)
- ___ Jugendlicher (11 bis 17 Jahre)
- X Erwachsener (18 bis 64 Jahre)
- ___ älterer Erwachsener (65 Jahre und älter)

Gesamt-Interaktionsqualität des sozialen Partners:
- X angemessen
- ___ fraglich
- ___ leicht unangemessen
- ___ mäßig unangemessen
- ___ deutlich unangemessen

Ebene der Unbeschwertheit der sozialen Situation:
- ___ allgemein unbeschwert
- ___ fraglich
- ___ unangenehm
- X sehr unangenehm

Gesamtqualität sozialer Interaktion der Person:
- ___ angemessen
- ___ fraglich
- ___ leicht unangemessen
- ___ mäßig unangemessen
- X deutlich unangemessen

EVALUATION OF SOCIAL INTERACTION – BEWERTUNGSBOGEN (Seite 2)

ITEM-ROHWERTE

Soziale Interaktion initiieren und beenden

1. begrüßt/beginnt	4 3 (2) 1	antwortet nicht gleich
2. beendet/klinkt sich aus	4 3 (2) 1	hört etwas abrupt auf

Soziale Interaktion produzieren

3. produziert Sprache	(4) 3 2 1	
4. gestikuliert	4 3 2 (1)	keine Gesten
5. spricht fließend	4 3 (2) 1	schnell, ungleichmäßiges Tempo

Soziale Interaktion körperlich unterstützen

6. wendet sich zu	4 3 (2) 1	wendet Körper zu, Gesicht nicht
7. schaut	4 3 2 (1)	kein Blickkontakt
8. platziert sich	(4) 3 2 1	
9. berührt	4 3 (2) 1	Hand schütteln verzögert
10. reguliert	4 3 (2) 1	sich wiederholende Handbewegungen

Inhalt der sozialen Interaktion ausformen

11. stellt Fragen	(4) 3 2 1	
12. antwortet	4 3 (2) 1	zu wenig Einzelheiten
13. legt offen	(4) 3 2 1	
14. drückt Gefühl aus	4 3 2 (1)	keine Gefühle
15. widerspricht	(4) 3 2 1	
16. dankt	4 3 2 (1)	dankt nicht

Fluss der sozialen Interaktion aufrechterhalten

17. leitet über	(4) 3 2 1	
18. reagiert zeitgerecht	(4) 3 2 1	
19. spricht angemessen lange	4 3 2 (1)	zu kurz, Partner bittet um Erläuterung
20. wechselt ab	(4) 3 2 1	

Soziale Interaktion verbal unterstützen

21. passt Sprache an	(4) 3 2 1	
22. klärt	(4) 3 2 1	
23. bestätigt/ermutigt	4 3 (2) 1	ermutigt nicht
24. fühlt sich ein	(4) 3 2 1	

Soziale Interaktion anpassen

25. verfolgt Ziel	(4) 3 2 1	
26. passt Art und Weise an	4 3 2 (1)	verhindert Probleme nicht
27. zieht Nutzen	4 3 2 (1)	Probleme bleiben bestehen

Zusätzliche Kommentare:

Dokumentationsbeispiel 13: Ben: ESI-Bewertung für soziale Interaktion 2 – sich unterhalten/Small Talk

Dokument

EVALUATION OF SOCIAL INTERACTION – BEWERTUNGSBOGEN (Seite 1)

Name: Ben

Ergotherapeutin: Emma

Geschlecht: X männlich ___ weiblich

Datum der Evaluation: 4. März 2008

Geburtsdatum: 16. Mai 1984 **Alter:** 23

Hauptdiagnose: Asperger Syndrom

Nebendiagnose: ___

Beobachtung Nr.: ___ 1 X 2 ___ 3 ___ 4

Beabsichtigter Zweck sozialer Interaktion:
- ___ Informationen sammeln (GI)
- ___ Informationen geben (SI)
- ___ Probleme lösen/Entscheidungen treffen (PD)
- ___ Zusammenarbeiten/Produzieren (CP)
- ___ Waren und Dienstleistungen erwerben (AG)
- X Sich unterhalten/Small Talk (CS)

Sozialer Interaktionscode CS-1

Genaue Beschreibung der Aufgabe: Abendessen mit Freundin und Kollege

Tageszeit:
___ morgens ___ nachmittags X abends

Vertrautheit mit der physischen Umwelt:
- X vertraut
- ___ etwas vertraut
- ___ nicht vertraut

Grad der erwarteten Struktur:
- ___ viel Struktur
- ___ entspannte Struktur
- X „freie" Struktur

Lärmpegel:
- X ruhig
- ___ mäßig laut
- ___ extrem laut

Anzahl sozialer Partner: 2

Hauptsächlicher soz. Partner: Grace

Vertrautheit mit dem haupts. sozialen Partner:
- X vertraut
- ___ etwas vertraut
- ___ fremd/nicht vertraut

Status des hauptsächlichen sozialen Partners:
- ___ Experte/Vorgesetzter/Lehrer/Dienstleister
- ___ Empfänger von Diensten/Kunde
- X Freund/Kollege/Mitschüler
- ___ Familienmitglied/Verwandter
- ___ andere Bekannte

Alter des hauptsächlichen sozialen Partners:
- ___ Kind (10 Jahre oder jünger)
- ___ Jugendlicher (11 bis 17 Jahre)
- X Erwachsener (18 bis 64 Jahre)
- ___ älterer Erwachsener (65 Jahre und älter)

Gesamt-Interaktionsqualität des sozialen Partners:
- ___ angemessen
- ___ fraglich
- ___ leicht unangemessen
- ___ mäßig unangemessen
- X deutlich unangemessen

Ebene der Unbeschwertheit der sozialen Situation:
- ___ allgemein unbeschwert
- ___ fraglich
- ___ unangenehm
- X sehr unangenehm

Gesamtqualität sozialer Interaktion der Person:
- ___ angemessen
- ___ fraglich
- ___ leicht unangemessen
- ___ mäßig unangemessen
- X deutlich unangemessen

EVALUATION OF SOCIAL INTERACTION – BEWERTUNGSBOGEN (Seite 2)

ITEM-ROHWERTE

Soziale Interaktion initiieren und beenden

1. begrüßt/beginnt	④ 3 2 1	
2. beendet/klinkt sich aus	4 3 2 1	nicht zutreffend

Soziale Interaktion produzieren

3. produziert Sprache	④ 3 2 1	
4. gestikuliert	4 3 2 ①	übertriebene Gesten
5. spricht fließend	4 3 ② 1	ungleichmäßiges Tempo

Soziale Interaktion körperlich unterstützen

6. wendet sich zu	4 3 ② 1	wendet Körper zu, Gesicht nicht
7. schaut	4 3 ② 1	sieht runter, weg
8. platziert sich	④ 3 2 1	
9. berührt	④ 3 2 1	
10. reguliert	4 3 ② 1	sich wiederholende Handbewegungen

Inhalt der sozialen Interaktion ausformen

11. stellt Fragen	④ 3 2 1	
12. antwortet	4 3 2 ①	antwortet Partner nicht
13. legt offen	④ 3 2 1	
14. drückt Gefühl aus	4 3 2 ①	kein Gefühl, dann zu viel
15. widerspricht	4 3 2 ①	widerspricht unangemessen verärgert
16. dankt	④ 3 2 1	

Fluss der sozialen Interaktion aufrechterhalten

17. leitet über	4 3 2 ①	geht zu deutlich Irrelevantem über
18. reagiert zeitgerecht	4 3 ② 1	unterbricht den Partner
19. spricht angemessen lange	4 3 ② 1	zu kurze Botschaften
20. wechselt ab	4 3 2 ①	wechselt nicht ab, Partner dominiert

Soziale Interaktion verbal unterstützen

21. passt Sprache an	④ 3 2 1	
22. klärt	④ 3 2 1	
23. bestätigt/ermutigt	4 3 ② 1	manchmal; nickt und lächelt nicht
24. fühlt sich ein	4 3 2 ①	keine unterstützenden Botschaften zum Partner

Soziale Interaktion anpassen

25. verfolgt Ziel	4 3 2 ①	geht zu deutlich Irrelevantem über
26. passt Art und Weise an	4 3 2 ①	verhindert Probleme nicht
27. zieht Nutzen	4 3 2 ①	Probleme bleiben bestehen

Zusätzliche Kommentare:

Zum Beispiel betrachtete Emma Bens Rohwerte und stellte eine Liste mit allen ESI-Items zusammen, die ineffektiv oder stark eingeschränkt waren. Dann suchte sie mit ihrem beruflichen Reasoning heraus, welche Items Bens Ausführungsqualität am meisten beeinflusst hatten, und markierte sie mit Häkchen (✓) (Tab. 9).

Man beachte, dass Emma diejenigen Items markierte, die am meisten die Qualität beeinflussten, nicht einfach alle, die sie mit 1 bewertet hatte. Emma führte sich Bens Ausführung bei jeder sozialen Interaktion in Bezug auf den beabsichtigten Zweck, seine sozialen Partner und das Setting vor Augen. Dann wählte sie diejenigen aus, die am besten seine Probleme bei sozialer Interaktion erfassten. Manchmal hielt sie Items, die sie mit 2 bewertet hatte, für wichtiger als andere, die sie mit 1 bewertet hatte (z.B. Dankt, Geht über). Zum Beispiel hatte sie beim Vorstellungsgespräch Dankt mit 1 bewertet. Ben zeigte aber keine Probleme mit Dankt bei der Unterhaltung während des Essens. Außerdem hatte Emma das Gefühl, dass die Tatsache, dass Ben am Ende des Interviews Herrn Rossi nicht dankte, für Bens hauptsächliche Problembereiche nicht besonders kennzeichnend war.

In dieser Phase wird die Ergotherapeutin mit ihrem professionellen Reasoning wahrscheinlich auch diejenigen sozialen Interaktionsfertigkeiten notieren wollen, die relative Stärken darstellen. Dabei kann es informativ sein, die Performanz in unterschiedlichen Kontexten zu vergleichen (z.B. vertrauter vs. unvertrauter Partner bzw. vertraute vs. unvertraute Umwelt, Qualität des hauptsächlichen sozialen Partners).

Emma bemerkte zum Beispiel, dass Ben in beiden sozialen Situationen eine 4 bei Produziert Sprache, Platziert sich, Fragt, Legt offen, Passt Sprache an und Klärt bekommen hatte. Außerdem stellt sie fest, dass seine Gesamt-Performanzqualität etwas besser war, wenn er mit Herrn Rossi zusammen war, einem Partner mit guten sozialen Interaktionsfertigkeiten. Für folgende Fertigkeiten beurteilte Emma Herrn Rossis soziale Interaktionsqualität als besonders unterstützend: Widerspricht, Leitet über, Wechselt ab und Verfolgt Ziel.

Es war Emma bewusst, dass sie die Unterschiede bei Bens Interaktionsqualität auch vom Standpunkt des negativen Einflusses aus, den die deutlich unangemessene Interaktionsqualität von Grace hatte, hätte betrachten können. Sie argumentierte jedoch, dass sie zum einen bereits mehrere Fertigkeiten herausgefunden hatte, die Ben Schwierigkeiten bereiteten, und zum andern hatte sie dadurch, dass sie die Unterschiede aus einem positiven Blickwinkel darstellte, einen besseren Nachweis für Bens Potenzial, von Ergotherapie zu profitieren.

Tab. 9: Bens soziale Interaktionsfertigkeiten, die ineffektiv (I) oder stark eingeschränkt waren (SE); die mit (✓) gekennzeichneten Items wurden ausgewählt

Informationen geben: Job-Interview			sich unterhalten/Small Talk: Mit Freunden essen		
Begrüßt/Beginnt	I		Gestikuliert	SE	✓
Beendet/Klinkt sich aus	I		Spricht fließend	I	
Gestikuliert	SE	✓	Wendet sich zu	I	
Spricht fließend	I		Schaut	I	✓
Wendet sich zu	I	✓	Reguliert	I	✓
Schaut	SE	✓	Antwortet	SE	✓
Berührt	I		Drückt Gefühl aus	SE	✓
Reguliert	I	✓	Widerspricht	SE	✓
Antwortet	I	✓	Leitet über	SE	
Drückt Gefühl aus	SE	✓	Reagiert zeitgerecht	I	
Dankt	SE		Spricht angemessen lange	I	✓
Spricht angemessen lange	SE	✓	Wechselt ab	SE	✓
Bestätigt/Ermutigt	I		Bestätigt/Ermutigt	SE	
Passt Art und Weise an	SE	✓	Verfolgt Ziel	I	
Zieht Nutzen	SE	✓	Passt Art und Weise an	SE	✓
			Zieht Nutzen	SE	✓

5.6 Bens spezifische Eingangsqualität sozialer Interaktion zusammenfassen

Wenn die Ergotherapeutin die bis zu 10 sozialen Interaktionsitems, die am besten die verringerte Qualität sozialer Interaktion deutlich machen, festgelegt hat, ist der nächste Schritt, **diese Fertigkeiten in drei bis fünf Cluster zu unterteilen, die die miteinander in Verbindung stehenden Verhaltensweisen widerspiegeln.** Die Ergotherapeutin fasst dann das Schlüsselproblem jeden Clusters kurz zusammen. **Diese Zusammenfassungen bilden die Grundlage für die Dokumentation der spezifischen Eingangsqualität sozialer Interaktion dieser Person.**

> Clusterzusammenfassungen müssen so formuliert werden, dass sie beobachtbares Verhalten beschreiben.

Emma bildete zum Beispiel folgende Cluster:

- ***Cluster 1 – Wendet sich zu*** *und* ***Schaut:*** *Ben wendete seinen Körper, aber nicht sein Gesicht dem sozialen Partner zu; und er nahm während des gesamten Interviews und bei der Unterhaltung während des Essens keinen Blickkontakt zu seinen sozialen Partnern auf.*
- ***Cluster 2 – Antwortet, Spricht angemessen lange*** *und* ***Wechselt ab****: Ben antwortete meistens seinen sozialen Partnern mit nur einem oder zwei*

Wörtern, ohne erforderliche Informationen oder Einzelheiten; und während der Unterhaltung beim Essen antwortete er zweimal nicht auf eine Aussage des sozialen Partners. Dies ermöglichte Bens sozialen Partnern, die Unterhaltung zu dominieren.

- ***Cluster 3 – Reguliert*** *und* ***Gestikuliert****: In beiden Situationen machte Ben permanent die gleichen Handbewegungen. Dadurch konnte er mit den Händen nicht gezielt gestikulieren, um seine Informationen während des Interviews zu unterstreichen. Während der Unterhaltung mit seinen Freunden beim Essen machte er entweder überhaupt keine Gesten, oder – zweimal – waren seine Gesten dermaßen übertrieben, dass sie sich deutlich störend auf die soziale Interaktion auswirkten.*
- ***Cluster 4 – Drückt Gefühl aus*** *und* ***Widerspricht****: Während des gesamten Interviews und größtenteils auch während der Unterhaltung drückte Ben keine Gefühle aus. Beim gemeinsamen Essen explodierte er einmal vor Ärger und wurde laut, als er einem seiner sozialen Partner widersprach.*
- ***Cluster 5 – Passt Art und Weise an*** *und* ***Zieht Nutzen****: Ben sah seine Probleme bei sozialer Interaktion nicht voraus und verhinderte sie daher nicht; viele Probleme blieben die ganze Zeit über bestehen.*

Wenn die Ergotherapeutin die Eingangsqualität sozialer Interaktion dokumentiert, muss sie auch den Nutzen bedenken, den Cluster mit den Stärken der Person bei sozialer Interaktion bringen können.

Emma fand, dass es drei weitere Cluster gab, die Bens Stärken wiedergaben. Sie fasste sie folgendermaßen zusammen:

- ***Cluster 1 – Produziert Sprache*** *und* ***Passt Sprache an****: In beiden Situationen mit sozialem Austausch sprach Ben klar und deutlich, und seine Sprache war seinen Partnern und dem sozialen Kontext angemessen.*
- ***Cluster 2 – Reagiert zeitgerecht*** *und* ***Wechselt ab****: In der Interaktion mit einem sozial kompetenten Partner in strukturierterem sozialen Austausch, dem Job-Interview, wechselte Ben zeitgerecht und angemessen mit dem Sprechen ab, ohne seinen Partner zu unterbrechen.*
- ***Cluster 3 – Leitet über*** *und* ***Verfolgt Ziel****: Während des strukturierten Interviews konzentrierte Ben seine Botschaften auf den beabsichtigten Zweck der sozialen Interaktion und auf das jeweilige Thema, ohne zu irrelevanten oder unangemessenen Themen überzugehen.*

Die Aussagen zum spezifischen Eingangsbefund, die Emma aufschrieb, sind beobachtbar. In den meisten Arbeitssettings würden sie daher auch als messbar angesehen. In manchen Settings müsste Emma sie eventuell noch detaillierter beschreiben, damit sie als messbar akzeptiert werden. Hier ein paar Beispiele für detailliertere, beobachtbare und messbare Aussagen:

- Während eines 15-minütigen Job-Interviews und einer 20-minütigen informellen Unterhaltung beim Essen mit zwei Freunden wendete Ben zwar fortwährend den Körper den sozialen Partnern zu, nahm aber bei beiden sozialen Interaktionen keinen Blickkontakt auf.
- Während eines 15-minütigen Job-Interviews und einer 20-minütigen infor-

mellen Unterhaltung beim Essen mit zwei Freunden beantwortete Ben 75% der Fragen und Kommentare seines sozialen Partners mit nur Ein- oder Zweiwortbotschaften, denen Informationen oder Einzelheiten fehlten. Zweimal sandte er auf Botschaften seines sozialen Partners hin überhaupt keine Antwort.

Was auch immer im eigenen Setting gefordert wird – auf jeden Fall muss der **dokumentierte Eingangsbefund beobachtbar und messbar sein**. Dokumentationsbeispiel 14 zeigt Emmas Dokumentation von Bens Eingangsqualität sozialer Interaktion. Dafür verband sie einfach ihre Zusammenfassungen, die den Eingangsbefund beschrieben. Zum Abschluss fügte sie die drei Cluster mit Bens Stärken hinzu, um zu rechtfertigen, dass Ben voraussichtlich von ergotherapeutischer Intervention profitieren würde.

Dokumentationsbeispiel 14: Ben: Bericht der ESI-Evaluation – Eingangsebene sozialer Interaktionsfertigkeiten und Empfehlungen für die ergotherapeutische Intervention

ERGOTHERAPEUTISCHE EVALUATION
(Fortsetzung)

Name: Ben Sample

Ergebnisse der Evaluation sozialer Interaktion

Als Ben bei einem 15-minütigen Vorstellungsgespräch mit einem nicht vertrauten sozialen Partner und bei einer 20-minütigen informellen Unterhaltung mit zwei Freunden beim Essen beobachtet wurde, zeigte er deutlich unangemessene Qualität sozialer Interaktion, die zu einer dem sozialen Austausch abträglichen Atmosphäre führte. Im Einzelnen: Ben wendete seinen Körper, aber nicht sein Gesicht seinen sozialen Partnern zu und nahm während des Interviews und des Essens keinen Blickkontakt zu seinen Partnern auf. Ben antwortete seinen Partnern durchgehend nur mit Ein- oder Zweiwortbotschaften, denen nötige Informationen oder Einzelheiten fehlten, und zweimal reagierte er während der Unterhaltung beim Essen überhaupt nicht auf Botschaften seiner Partner. Dadurch ließ Ben zu, dass seine Freunde die soziale Interaktion beim Essen dominierten. In beiden Situationen machte er permanent die gleichen Handbewegungen. Dadurch nutzte Ben seine Hände nicht für Gesten, um das, was er beim Interview sagte, zu unterstreichen. Während des Essens mit seinen Freunden machte er überhaupt keine Gesten, zweimal jedoch gestikulierte er so übertrieben, dass das den Fortgang der sozialen Interaktion deutlich störte. Während des Interviews und die meiste Zeit bei der Essensunterhaltung zeigte Ben keine Gefühle. Einmal explodierte er bei der Unterhaltung verärgert und schrie einen seiner Freunde an, als er ihm widersprach. Ben sah Probleme sozialer Interaktion nicht voraus und verhinderte sie daher nicht; viele Probleme blieben deshalb in beiden Fällen die ganze Zeit über bestehen. Man sollte aber auch beachten, dass Ben eine Reihe von Stärken im sozialen Austausch zeigte. So sprach er zum Beispiel durchgehend deutlich und verwendete eine Sprache, die für seine sozialen Partner und die Art des sozialen Austauschs angemessen war. Bei der Interaktion mit einem sozial kompetenten Partner in einem strukturierteren Austausch, dem Interview, wechselte Ben sich zeitgerecht und angemessen mit dem Sprechen ab, ohne den Partner zu unterbrechen. Seine Botschaften orientierten sich am beabsichtigten Zweck der Interaktion und am jeweiligen Thema, ohne zu einem irrelevanten oder unangemessenen Thema überzugehen.

Empfehlungen
Ben scheint ein gutes Potenzial zu haben, um von ergotherapeutischer Intervention zu profitieren. Seine hohe Motivation und offensichtliche Einsicht in seine Stärken und Probleme bei sozialer Interaktion lassen erwarten, dass Ben auf seinen relativen Stärken aufbauen kann, um bessere soziale Interaktion zu erlangen, die er bei der Arbeit und bei lockerer sozialer Interaktion mit Freunden und Kollegen braucht.

5.7 Klientenzentrierte Ziele aufgrund der Ergebnisse einer ESI-Beobachtung entwickeln

Hat die Ergotherapeutin weitere Ergotherapie empfohlen, muss sie jetzt mit dem gemeinsamen Prozess beginnen, **klientenzentrierte Ziele zu entwickeln – die vom Klienten erwünschten Ergebnisse der ergotherapeutischen Intervention.** Ziele müssen klientenzentriert sein. Das bedeutet, dass die Person und – sofern angezeigt – weitere aus ihrer Klientenkonstellation diejenigen sein müssen, die die Ziele festlegen. Ziele müssen auch beobachtbar, messbar und erreichbar sein. Die meisten Klienten haben allerdings nicht die Fähigkeit oder finden es schwierig, klar – beobachtbar, messbar und erreichbar – auszudrücken, was sie zu erreichen hoffen. Daher ist es häufig die Ergotherapeutin, die die Ziele aufschreibt. Sie kann sogar aufgrund ihrer Kenntnis des Klienten und seiner von ihm benannten Wünsche mögliche Ziele vorschlagen. Wenn sie Ziele vorschlägt, muss sie sicherstellen, dass der Klient den Vorschlägen zustimmt, ehe sie sie dokumentiert.

Wie schon gesagt, **bietet die dokumentierte Eingangsqualität sozialer Interaktion** im ESI-Bericht der Person (Dokumentationsbeispiel 14) **eine Orientierung, um beobachtbare und messbare Aussagen als Ziele vorzuschlagen.** Wenn die Ergotherapeutin die Ergebnisse, die sie bei der ESI-Evaluation beobachtet hat, mit dem Klienten bespricht, können die Beschreibungen (also jede Cluster-Zusammenfassung oder der globale Eingangsbefund) unserer Meinung nach jeweils zur Basis für ein Ziel werden.

Es liegt auf der Hand, dass der Eingangsbefund auf sinnvolle Weise mit den vom Klienten geäußerten Hoffnungen und Wünschen für die Zukunft in Verbindung gebracht werden muss.

Emma war sich zum Beispiel bewusst, dass Ben einen neuen Job suchte, in dem er seine Fertigkeiten am Computer einsetzen konnte, zu den Kollegen passte und mit ihnen „mehr zusammen machen konnte". Sie wusste auch, dass diese „Ziele" zwar gut den Kontext von Bens Zielen darstellen könnten, aber dass sie noch nicht so formuliert waren, dass sie beobachtbar, messbar und erreichbar waren.

Als Emma sich mit Ben traf und ihm die Ergebnisse des ESI mitteilte, kam sie auch darauf zu sprechen, wie manche Verhaltensweisen wahrscheinlich zu den Schwierigkeiten führten, die Ben hatte, als er sich um einen Job bewarb und sich mit Kollegen unterhielt. Sie führte ein Gespräch mit Ben, in dem beide gemeinsam die dokumentierte Beschreibung von Bens Eingangsqualität sozialer Interaktion erörterten (Dokumentationsbeispiel 14). Dann überlegten sie, welche Fertigkeiten am ehesten die Veränderungen betrafen, die Ben zu erreichen hoffte, um das Gesamtniveau sozialer Intervention zu verbessern.

Der nächste Schritt bestand für Emma und Ben darin, seine Ziele gemeinsam aufzuschreiben. Bens Input war besonders wichtig beim Festlegen des Fokus und des Inhalts seiner Ziele. Emmas Rolle bestand darin, dafür zu sorgen, dass seine Ziele realistisch und so formuliert waren, dass sie beobachtbar und messbar waren. Dafür überdachten die beiden die Anfangsbeobachtung, die Emma ihrem Evaluationsbericht hinzufügte. Dann überlegten sie zum einen, welches Anfangsverhalten für Ben am wichtigsten war, und zum anderen, welches Performanzniveau Ben zu erreichen hoffte und Emma für erreichbar hielt.

Ben war Emma vom Arbeitsamt geschickt worden, damit sie herausfindet, wie Ben am besten unterstützt werden könnte, um einen neuen Arbeitsplatz zu finden; aber Ben und Emma hatten das Gefühl, dass es für Ben eigentlich wichtiger war, sich auf soziale Interaktion bei informellerem Austausch mit Kollegen zu konzentrieren, weil dies für ihn insgesamt schwieriger war als ein Job-Interview. Daher ging es bei den Anfangszielen in erster Linie um informelle Unterhaltung. Ben meinte – und Emma stimmte ihm zu – dass jeglicher Erfolg, den er erringen würde, wenn er seine Fertigkeiten im Umgang mit seinen Freunden „üben" könnte, sich auf die Arbeitswelt auswirken würde. Daher nahm Emma Kontakt zum Mitarbeiter des Arbeitsamtes auf, um sicherzugehen, dass dieser zustimmte. Die von Ben und Emma vereinbarten Ziele finden sich im Dokumentationsbeispiel 15.

5.8 Betätigungsbasierte Intervention entwickeln

Sobald die Ziele festgelegt sind, erarbeitet die Ergotherapeutin mit dem Klienten einen Plan für die ergotherapeutische Intervention, die dem Klienten ermöglicht, die erstellten Ziele zu erreichen. Als Ben und Emma die verschiedenen Möglichkeiten für die Intervention erörterten, empfahl Emma, mit dem Training sozialer Fertigkeiten anzufangen (akquisitorische Betätigung) (siehe Kap. 2, Abb. 8). Emma überlegte, dass restitutive Betätigung (d.h. betätigungsbasierte Intervention mit dem Fokus auf der Entwicklung von personbezogenen Faktoren und Körperfunktionen) nicht nötig war. Emma war auch klar, dass für den Fall, dass Ben doch dieses zugrunde liegende Leistungsvermögen entwickeln müsste, sie auch soziales Training mit Strategien z.B. für Bens Einsicht in sein unangemessenes Verhalten kombinieren könnte.

Schließlich überlegte Emma auch, dass es sinnvoll wäre, mit dem Arbeitsamt und mit möglichen Arbeitgebern zusammenzuarbeiten, um notwendige Anpassungen der sozialen Umwelt an Bens Arbeitsplatz vorzunehmen (adaptive Betätigung). Dies könnte sich sowohl auf seinen jetzigen als auch auf einen künftigen Arbeitsplatz beziehen (Kap. 2, Abb. 9).

Dokumentationsbeispiel 15: Ben: Ziele aus den ESI-Ergebnissen

ERGOTHERAPEUTISCHE EVALUATION
(Fortsetzung)

Name: Ben Sample

Ziele

Während einer 20-minütigen oder längeren sozialen Interaktion (z.B. lockere Unterhaltung mit einem oder zwei Kollegen in der Kaffeepause, Unterhaltung beim Essen mit einem oder zwei Freunden) wird Ben

- sozial angemessenen Blickkontakt mit seinem sozialen Partner in mindestens 50% der Zeit aufnehmen,
- durchgehend auf Kommentare oder Fragen seiner sozialen Partner reagieren,
- in mindestens 50% der Zeit Kommentare abgeben oder Fragen mit angemessenen Informationen oder Einzelheiten beantworten,
- sich wiederholende Handbewegungen nur während höchstens 25% der Zeit zeigen,
- mit sinnvollen Gesten verbale Botschaften unterstreichen und keine übertriebenen Gesten machen, die den sozialen Austausch stören,
- seinem sozialen Partner auf sozial angemessene Weise widersprechen, ohne explosiven Ärger und ohne zu schreien.

Kapitel 6

Motorische und prozessbezogene Fertigkeiten und soziale Interaktionsfertigkeiten

In diesem Kapitel stelle ich Taxonomien **zielgerichteter Aktionen** (Performanzfertigkeiten) vor, die meistens bei Ausführung von Betätigung beobachtet werden können. Die Performanzfertigkeiten im OTIPM werden in drei Taxonomien unterteilt:

- **motorische Fertigkeiten**
- **prozessbezogene Fertigkeiten**
- **soziale Interaktionsfertigkeiten**

So wie ich sie definiere, sind es beobachtbare und zielgerichtete Aktionen – die **kleinsten beobachtbaren Einheiten der Betätigungsperformanz** –, die eine nach der anderen miteinander verbunden werden, wenn wir eine Aufgabenperformanz konstruieren oder zusammenstellen. Wenn wir uns eine Aufgabenperformanz als eine Kette von Aktionen vorstellen, dann ist jede beobachtbare Performanzfertigkeit ein Glied dieser Kette (Abb. 16).

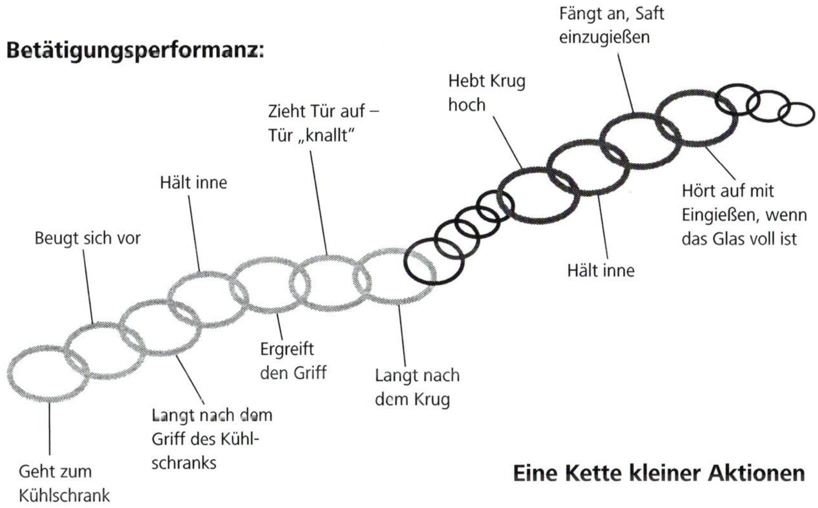

Abb. 16: Performanzfertigkeiten: die kleinsten beobachtbaren Einheiten der Ausführung von Betätigung – Glieder in einer Kette von Aktionen, die ein Glied nach dem anderen ausgeführt werden, indem die Person die gesamte Aufgabenperformanz „konstruiert"

Das bedeutet, dass sich Aufgabenperformanz allmählich entfaltet, indem jede Aktion ausgeführt wird, eine nach der anderen. Wenn wir also Aufgaben ausführen, so führen wir im Verlauf der Aufgabe eine Serie von kleineren, aber beobachtbaren Aktionen aus. Etwas anders ausgedrückt ist jede Aktion beobachtbar als Teil der Aufgabenausführung, niemals jedoch als zugrunde liegendes Leistungsvermögen für jede Aktion.[29] Wenn wir uns zum Beispiel ein Glas Saft aus dem Kühlschrank ho-

29 Inhalt der Fußnote siehe Seite 158.

Dieser Punkt bedarf einer Erklärung, weil durch die Veröffentlichung der 2. Auflage des AOTA Framework (AOTA, 2008) motorische, prozessbezogene und soziale Interaktionsfertigkeiten ersetzt wurden durch a) motorische und Praxisfertigkeiten, b) sensorisch-perzeptive Fertigkeiten, c) Fertigkeiten zur emotionalen Regulierung, d) kognitive Fertigkeiten und e) Kommunikations- und soziale Fertigkeiten. Daraus folgt, dass das neue Framework zurückkehrt zu den zugrunde liegenden Fähigkeiten (Körperfunktionen) und zu Einheiten von Betätigung unter dem Konstrukt „Performanzfertigkeiten". Aber Performanzfertigkeiten beziehen sich auf die kleinsten beobachtbaren Einheiten von Betätigung, niemals auf Körperfunktionen (Fisher, 1998, 2006a, 2006b; Fisher & Griswold, 2009; Fisher & Kielhofner, 1995).

Wenn ich Praxie als Beispiel nehme, wird vielleicht der Unterschied zwischen den kleinsten beobachtbaren Einheiten von Betätigungsperformanz und zugrunde liegenden Körperfunktionen klar. Entwicklungsdyspraxie ist eine Störung der Planung und Ausführung geplanter Aktionen, besonders „betrifft sie die Initiierung, Organisation und Ausführung von Handlung" (Wikipedia, 2009). In der ICF (WHO, 2001) sind Planen und Ausführen von Plänen (b164) und Sequenzieren komplexer Bewegungen (b176) mentale Funktionen. Erst wenn wir zu dem Punkt gehen, an dem wir eine Aufgabe betrachten (z.B. einen Brief schreiben, das Bett machen), kommen wir zur Ebene von beobachtbarer Aktivität und Partizipation in der ICF (z.B. d210, in der ICF eine einzelne Aufgabe ausführen) (siehe auch Tab. 10 im Anhang).

Um zu evaluieren, ob ein Kind dyspraktisch ist, könnten wir es bitten, einen Ball mit zwei Händen zu fangen oder in eine Reihe von Kreisen auf dem Boden zu hüpfen. Wir können das „Planen" nicht beobachten, auch nicht das „Sequenzieren" an sich. Was wir jedoch beobachten können, ist das „Fangen des Balles" und das „Hüpfen in Kreise". Oft kommt es bei einem Kind mit Dyspraxie zu einer Verzögerung, ehe es die Hände um den Ball schließt, um „ihn zu fangen", wodurch es den Ball nicht fängt oder dieser an seine Brust prallt. Wenn dasselbe Kind versucht, in Kreise zu hüpfen, beobachten wir oft, dass das Kind zögert, ehe es das Hüpfen initiiert, eine Pause macht, ehe es in den nächsten Kreis springt, immer schneller zu hüpfen versucht und allmählich auf die Kreise hüpft, statt in sie hinein. Was wir beobachten, ist: verzögerte Fangaktionen, kein Fangen des Balles, verzögertes Initiieren von Hüpfaktionen, unterbrochene Hüpfaktionen, ungleichmäßiges Tempo bei Hüpfaktionen, unkorrektes Fußplatzieren bei Hüpfaktionen. All diese Aktionen können als Performanzfehler angesehen werden, eine Performanzaktion, die „aus der Form" geraten ist (Fisher, 1998). Wenn wir diese Überlegungen überdenken, während wir versuchen, die Ursache zu interpretieren (siehe Kap. 1, Abb. 5 und Anhang), könnten wir zu dem Schluss kommen, dass das Kind Dyspraxie hat. Unsere Interpretation (Dyspraxie) ist nicht das, was wir beobachtet haben, sondern unsere Schlussfolgerung. War es ein sehr junges Kind, hätten wir das Beobachtete vielleicht anders interpretiert – nämlich, dass das Kind altersangemessene Praxie gezeigt hat.

Die Tatsache, dass wir ein und dieselbe Beobachtung verschieden interpretieren können, sollte für uns alle ein Signal sein, dass es einen klaren Unterschied gibt zwischen dem, was wir beobachten, und unserer Interpretation. Jetzt möchte ich noch einen weiteren Punkt zu unseren Überlegungen anführen. Das Kind zu bitten, einen Ball zu fangen oder in Kreise auf dem Boden zu hüpfen, ist keine Betätigung – das Kind war nicht bei der natürlichen Ausführung einer selbst ausgewählten Alltagsaufgabe (z.B. Basketball spielen, Hinkekasten hüpfen). Dieses Kind wurde von einer Ergotherapeutin evaluiert, es hat diese Aktionen ausgeführt, weil es darum gebeten wurde. Um Performanzfertigkeiten zu evaluieren, müssen wir immer die Qualität der Aktionen evaluieren, und zwar im Kontext einer für die Person bedeutungsvollen und zweckdienlichen Aktivität. Um Letzteres geht es mir aber nicht. Mir geht es um die Verwirrung, zu der das neue Framework führt.

len wollen, müssen wir zum Kühlschrank **gehen**, uns nach vorn **beugen** und nach dem Griff **langen**, den Griff **ergreifen** und an ihm ziehen (ihn **bewegen**), um die Tür zu öffnen, aber nicht zu stark, damit die Tür nicht aufspringt (**dosieren**). Dann **langen** wir hinein, **ergreifen** die Saftflasche, **heben** sie an und nehmen sie aus dem Kühlschrank. Dann tragen (**transportieren**) wir sie zum Tisch und setzen sie sanft (**dosiert**) ab. Während wir all diese kleinen Einheiten des Tuns ausführen und mit der Umwelt und den Gegenständen interagieren, müssen wir stabil bleiben (**stabilisieren**) und dürfen nicht stolpern oder fallen. All diese fett gedruckten Wörter sind Beispiele für beobachtbare motorische Fertigkeiten.

Ähnlich können wir auch prozessbezogene Fertigkeiten beobachten. Wenn wir weiter beim Saftholen aus dem Kühlschrank bleiben, erfordert ein effektiver Prozess zum Beispiel, dass wir jede Aktion ohne Pause **initiieren** (z.B. das Gehen zum Kühlschrank initiieren, das Langen nach der Kühlschranktür initiieren). Sobald wir eine Aktion begonnen haben, erfordert effiziente Ausführung, dass wir damit ohne unnötige Pause **fortfahren**. Wir fahren mit dem Langen fort, bis wir den Türgriff ergreifen; wir fahren mit dem Transportieren der Flasche fort, bis wir am Tisch sind. Wir müssen auch unsere Aktionen zur rechten Zeit **beenden**, ohne vorzeitig anzuhalten oder zu lange weiter zu machen. Zum Beispiel beenden wir das Einschenken des Safts, wenn das Glas einigermaßen voll ist und ehe es überläuft. Und schließlich **sequenzieren** wir unsere Aktionen in logischer Reihenfolge, wir öffnen die Flasche, ehe wir den Saft eingießen, nicht danach. Wir müssen ein Glas und die Saftflasche **auswählen**, alles zum Tisch tragen (**sammeln**) und den Arbeitsplatz **organisieren**, sodass die Gegenstände für effektive Ausführung nicht zu dicht zusammen und nicht zu weit auseinander stehen. Ehe wir überhaupt auswählen können, müssen wir nach der Saftflasche im Kühlschrank und dem Glas im Schrank **suchen** und beides **finden**. Wir **verfolgen das Ziel**, wenn wir genau die Aufgabe ausführen, von der wir gesagt haben, dass wir sie ausführen wollen, und wenn wir sie auch genauso ausführen, wie wir es vorher gesagt haben.

Schließlich führen wir auch beobachtbare soziale Interaktionen aus, wenn wir einen sozialen Partner **begrüßen** und mit einer Unterhaltung **beginnen**. Bei der sozialen Interaktion **wenden** wir uns unserem Partner **zu** und **schauen** ihn an. Beim Kommunizieren **produzieren wir Sprache** und **gestikulieren** (schütteln z.B. den Kopf, lächeln). Wir **sprechen fließend, wechseln** uns mit unserem sozialen Partner **ab** und sprechen vernünftig lange (**spricht angemessen lange**), ohne unseren Partner „totzureden" (**reagiert zeitgerecht**) und so weiter.

Die motorischen und prozessbezogenen Fertigkeiten stammen aus dem Assessment of Motor and Process Skills (AMPS) (Fisher, 2006c) und der Schul-Version des Assessment of Motor and Process Skills (School AMPS) (Fisher et al., 2007). Die Entstehung der motorischen und prozessbezogenen Fertigkeiten und deren Definitionen begann zwischen 1987 und 1988 als gemeinsame Arbeit von Gary Kielhofner und mir. Die ersten komplett operationalisierten Definitionen erschienen 1989 in der Forschungsausgabe des AMPS (Fisher, 1989). Seitdem wurden sie in das Model of Human Occupation (Fisher & Kielhofner, 1995; Kielhofner, 2002, 2008), das OTIPM und in die Originalversion des Occupational Therapy Practice Framework (AOTA, 2002) eingebaut. Die Definitionen im Framework stammen aus einer früheren Ausgabe des AMPS (Fisher, 2003). Im OTIPM habe ich die Definitionen modifiziert, sodass sie für informelle Evaluation verwendet werden können.

Von den sozialen Interaktionsfertigkeiten kann man sagen, dass deren Entwicklung mit der Arbeit von Doble und Magill-Evans (1992) begonnen hat. In der nächsten Phase entwickelte Englund (1997; Englund, Bernspång & Fisher, 1995) das Assessment of Social Interaction (ASI), das die ersten Definitionen für 25 soziale Interaktionsitems enthielt. Wie bei den motorischen und prozessbezogenen Fertigkeiten wurde Englunds Taxonomie sozialer Interaktionsfertigkeiten (ebenso wie eine Taxonomie der Kommunikations- und Interaktionsfertigkeiten) in das Model of Human Occupation einbezogen (Fisher & Kielhofner, 1995). Im Jahr 2002 fing ich an, die ASI-Items für das OTIPM zu verfeinern und weiter zu klären (Fisher 2002/2006). Als Teil der Arbeit sah ich mir die Aktionen an, die zum einen unter Kommunikation und zum anderen unter Interpersonaler Interaktion und Beziehungen in der Internationalen Klassifikation der Funktionsfähigkeit, Behinderung und Gesundheit (ICF) (WHO, 2001) aufgeführt waren. Daraus ergab sich, dass mehrere neue Items aufgenommen und andere revidiert wurden. Die daraus resultierenden 27 Items bildeten die Basis für die neue Evaluation sozialer Interaktion (ESI) (Fisher & Griswold, 2009), und diese sozialen Interaktionsfertigkeiten sind auch hier im OTIPM enthalten. Wie bei den motorischen und prozessbezogenen Fertigkeiten habe ich die sozialen Interaktionsfertigkeiten modifiziert, sodass sie für informelle nicht-standardisierte Performanzanalysen verwendet werden können. Wenn die Analysen nach den standardisierten Kriterien in den Handbüchern des AMPS (Fisher, 2006c), des School AMPS (Fisher et al., 2007) und des ESI (Fisher & Griswold, 2009) bewertet werden, werden sie zu standardisierten Performanzanalysen.

6.1 Begründung für das Dokumentieren der Qualität von Betätigungsperformanz

Ergotherapeuten sind es gewohnt, den Eingangsbefund eines Klienten am Grad der Selbstständigkeit zu messen, mit dem der Klient die Aufgabe ausführte. Darum fühlen wir uns mit formalen und informellen Skalen wohl, die den Grad der Unabhängigkeit damit beschreiben, wie viel physische Hilfe oder verbale Hinweise der Klient benötigt, um verschiedene ADL-Aufgaben auszuführen. Dennoch haben sich viele Ergotherapeuten frustriert über solche Skalen geäußert, weil **ergotherapeutische Intervention eigentlich darauf ausgerichtet ist, die Qualität bei der Ausführung von Alltagsaufgaben zu verbessern – und nicht ausschließlich die Selbstständigkeit**. Ergotherapeuten bedenken auch das Ausmaß an körperlicher Anstrengung, Effizienz und Sicherheit. Wenn sie Aufgabenausführung evaluieren, die auch mit sozialer Interaktion einhergeht, beziehen sie auch deren Angemessenheit mit ein. Und schließlich müssen wir auch unbedingt berücksichtigen, wie der Klient selbst seine Zufriedenheit mit der Ausführung relevanter Betätigungen einschätzt.

Daher ist es wichtig, dass wir unsere Beschreibung der Ausführung einer Alltagsaufgabe unseres Klienten nicht nur auf den Grad seiner Selbstständigkeit beschränken. Viele Klienten erreichen verbesserte Kompetenz bei Alltagsaufgaben, die aber nicht zum Tragen kommt bzw. dokumentiert wird, wenn das einzige Kriterium, auf das wir hin evaluieren, die Selbstständigkeit ist. Oft sehen wir erheblich weniger körperliche Anstrengung, signifikant höhere Effizienz oder deutlich sicherere Ausführung, selbst wenn der Hilfebedarf im Grunde unverändert bleibt. Bei anderen Klienten sehen wir keine Verbesserung der Ausführung, aber sie sind zufriedener mit dem, was sie tun können.

Deshalb wäre es empfehlenswert, dass Ergotherapeuten bei der Dokumentation der Ausführung von Alltagsaufgaben eines Klienten sechs qualitative Kontinua benutzen. Die sechs Kontinua geben den Grad an von:

- **körperlicher Anstrengung**, die für die Aufgabenausführung benötigt wird;
- **Effizienz**, mit der der Klient Alltagsaufgaben ausführt (d.h. das beobachtete Ausmaß von Desorganisiertheit oder unerwünschter Nutzung von Zeit, Raum oder Gegenständen);
- **Sicherheit** bei Alltagsaufgaben (d.h. die beobachtete Gefahr einer Verletzung oder von Beschädigung der Umwelt);
- **Selbstständigkeit** (d.h. der Bedarf an Hilfe oder verbaler Unterstützung);
- **sozialer Angemessenheit** bei Aufgaben, bei denen soziale Interaktion dazugehört (d.h. beobachtbare Störung, Unbehagen, Unreife oder Unbeholfenheit, die gezeigt oder verursacht wurden);
- **Zufriedenheit** (d.h. geäußerte Zufriedenheit mit der Ausführung von Alltagsaufgaben).[30]

Ehe ich die sechs Kontinua vorstelle (siehe Abschnitt 6.5), möchte ich auf die Bedenken eingehen, die einige Ergotherapeuten gegenüber der qualitativen Art von Dokumentation der Performanz eines Klienten mithilfe solcher Skalen, wie ich sie unten darstelle, geäußert haben. Zwei Punkte sind mir dabei wichtig:

1. **Es besteht allgemein die falsche Auffassung, dass Bewertungsskalen, die die Ausführung von Alltagsaufgaben eines Klienten nach dem Grad seiner Selbstständigkeit beschreiben, objektiv sind.** Egal, ob der Grad der Selbstständigkeit (oder des Hilfebedarfs) beschrieben wird anhand der Art von Hilfe (bereitstehend, verbal, physisch), anhand des Ausmaßes an Hilfe (minimal, mäßig, maximal) oder anhand der Häufigkeit der Hilfe (10%, 25% oder 50% der Zeit) – alle diese Skalen basieren auf der **subjektiven Beurteilung** desjenigen, der die Bewertung vornimmt. Wir können zwar argumentieren, dass wir beobachten und dokumentieren können, dass

30 Die Ergotherapeutin möchte diese vorgeschlagene Liste vielleicht noch ergänzen. Ergotherapeuten, die mit Klienten arbeiten, die Schmerzen haben oder leicht ermüden, würden vielleicht die Zufriedenheitsskala adaptieren für Schmerz oder Ermüdung.

eine Person während 10% der Zeit bereitstehende Hilfe erhalten hat, aber wir müssen fragen: „Wer hat beurteilt, dass der Klient Hilfe brauchte?" Eine andere Therapeutin hätte vielleicht gedacht, dass der Klient die Hilfe nicht brauchte. Und wieder eine andere Therapeutin könnte meinen, dass der Klient minimale physische Hilfe brauchte, und sie hätte es besser gefunden, wenn er in 25% der Zeit Hilfe bekommen hätte.

Praktisch **ist jede Bewertungsskala subjektiv, die sich auf professionelle Beurteilung der ADL-Performanz eines Klienten stützt.** Da der Einsatz von Skalen, die den Grad an Selbstständigkeit wiedergeben, üblich ist und allgemein als „objektiv" akzeptiert wird, könnte es sein, **dass wir aus unserer Vertrautheit mit dem Bewerten der Selbstständigkeit eines Klienten und aus der allgemein üblichen Anwendung dieser subjektiven Skalen geschlossen haben, dass sie objektiv seien.**

2. **Obwohl Ergotherapeuten und Angehörige anderer Berufe manchmal Bedenken wegen der subjektiven professionellen (Experten-) Beurteilung der Ausführung von Alltagsaufgaben eines Klienten äußern, sind dennoch Urteile von Experten allgemein üblich.** Es existiert sogar der Nachweis, dass **die Interrater-Reliabilität von Expertenbeurteilung hoch ist** (Shay et al., 1991; Weiler, Chiriboga & Black, 1994; Whelihan, Lesher, Kleban & Granick, 1984).

Ich finde es deshalb zwingend erforderlich, dass Ergotherapeuten

- erkennen, dass alle Beurteilungen qualitativ sind,
- erkennen, dass unsere Beurteilungen nicht weniger gültig oder zuverlässig sind als die anderer Berufsgruppen oder als die durch ADL-Skalen zur Selbstständigkeit erhaltene Beurteilung,
- sich für die Notwendigkeit einsetzen, die **Qualität bei der Ausführung von Alltagsaufgaben klarer zu dokumentieren mit messbarem, beobachtbarem Eingangsbefund, Zielen und Ergebnissen.**

In den folgenden Abschnitten stelle ich Taxonomien für motorische, prozessbezogene und soziale Interaktionsfertigkeiten vor (mit den zugehörigen Codes für Aktivitäten und Partizipation der ICF, WHO, 2001), die sich als hilfreich bei der Evaluation und Dokumentation der Qualität von Betätigungsperformanz erwiesen haben.

6.2 Motorische Fertigkeiten

Beobachtete Aktionen, die die Qualität der Betätigungsperformanz abbilden, wenn eine Person mit Gegenständen der Aufgabe interagiert und diese und sich selbst innerhalb der Aufgabenumwelt bewegt.

Maria beobachtete motorische Fertigkeiten bei der Ausführung einer natürlichen und relevanten Alltagsaufgabe, als sie sah, wie Lars nach einem Glas ***langte****, das Glas* ***ergriff*** *und es vom Tisch* ***hob****. Sie beobachtete ebenfalls motorische Fertigkeiten, als sie sah, wie er das Messer* ***manipulierte****, als er es neu in seiner Hand positionierte und seinen Griff veränderte, ehe er die Butter auf das Brot strich. Und schließlich beobachtete sie motorische Fertigkeiten, als er das Messer über das Brot* ***bewegte*** *und dabei so stark aufdrückte (****dosierte****), dass das Brot zerbröselte.*

6.2.1 Körperposition

STABILISIERT – behält eine aufrecht sitzende oder stehende Position bei, während er sich in der Aufgabenumwelt bewegt oder mit Gegenständen der Aufgabe so interagiert, dass es keinen Nachweis für **momentanes** Abstützen (oder Verlust des Gleichgewichts) gibt, das sich auf die Aufgabenausführung auswirkt (**d4153, d4154**).

Als Beispiel für ineffektive Fertigkeit gilt die Beobachtung, dass die Person

- kurzzeitig stolpert, während sie geht oder mit Gegenständen interagiert,
- sich kurzzeitig auf externem Halt abstützt, während sie mit Gegenständen interagiert, oder
- beim Ausführen der Aufgabe während des Gehens Hilfsmittel (z.B. Handstock, Rollator) benutzt.

RICHTET AUF – behält eine aufrecht sitzende oder stehende Position bei, sodass es keinen Nachweis für **ständiges** Abstützen, Anlehnen oder Verlust des Gleichgewichts gibt, der sich auf die Aufgabenausführung auswirkt (**d4153, d4154**).

Als Beispiel für ineffektive Fertigkeit gilt die Beobachtung, dass die Person

- sich ständig zur Seite lehnt, ständig abstützt oder ständig vornübergebeugt steht, wenn sie mit Gegenständen der Aufgabe interagiert.

POSITIONIERT – positioniert Körper, Arme oder den Rollstuhl in Beziehung zu Gegenständen der Aufgabe (d.h. nicht zu nah und nicht zu weit weg) so, wie es für effiziente Armbewegungen bei der Aufgabenausführung erforderlich ist (kein entsprechender ICF-Code).

Als Beispiel für ineffektive Fertigkeit gilt die Beobachtung, dass die Person

- ungeeignete Körper- oder Armpositionen verwendet, wenn sie Gegenstände der Aufgabe aufhebt („Ellbogen hoch"), oder
- den Rollstuhl zu weit weg von der Arbeitsfläche positioniert, sodass es das Langen nach oder Platzieren von Werkzeug und Material behindert.

6.2.2 Gegenstände erreichen und halten

LANGT NACH – streckt den Arm aus und beugt, sofern erforderlich, den Rumpf, um Gegenstände außerhalb der Reichweite effektiv zu ergreifen oder zu platzieren; dazu gehört auch, geschickt eine Greifhilfe zum Erreichen von Gegenständen zu benutzen (**d4452**).
Als Beispiel für ineffektive Fertigkeit gilt die Beobachtung, dass die Person

- erhöhte Anstrengung zeigt, wenn sie nach Gegenständen langt oder sie platziert.

BEUGT – beugt, rotiert oder dreht aktiv den Körper in Richtung der Aufgabe so, wie es angemessen ist, wenn sie etwas vom Boden aufhebt oder sich auf einen Stuhl oder das Bett setzt (**d4105, d4104**).
Als Beispiel für ineffektive Fertigkeit gilt die Beobachtung, dass die Person

- erhöhte Anstrengung oder Steifheit zeigt, wenn sie sich beugt, um Gegenstände zu erreichen, oder
- erhöhte Anstrengung oder Steifheit zeigt, wenn sie sich beugt, um sich zu setzen.

ERGREIFT/HÄLT – ergreift Gegenstände der Aufgabe oder klemmt sie so ein, dass der Gegenstand nicht rutscht (z.B. aus den Fingern oder aus der Hand der Person, zwischen seinen Zähnen heraus) (**d4400, d4401**).
Als Beispiel für ineffektive Fertigkeit gilt die Beobachtung, dass die Person

- von einem Gegenstand abrutscht („grip slip"), den sie in der Hand oder zwischen zwei Körperteilen (z.B. zwischen den Knien) hält.

MANIPULIERT – verwendet geschickte Muster zum Halten und Loslassen, isolierte Bewegungen und koordinierte Manipulationsmuster innerhalb einer Hand bei der Interaktion mit kleinen Gegenständen (z.B. Schwierigkeiten mit den Knöpfen beim Zuknöpfen, Schwierigkeiten mit isolierten Fingerbewegungen beim Öffnen und Schließen der Schere) (**d4402**).
Als Beispiel für ineffektive Fertigkeit gilt die Beobachtung, dass die Person

- verminderte Geschicklichkeit hat oder beim Manipulieren von Gegenständen fummelt (z.B. Messer, Bleistift).

KOORDINIERT – verwendet zwei oder mehr Körperteile zusammen, um Gegenstände zu stabilisieren und zu manipulieren, z.B. hält das Papier mit der einen Hand und schneidet mit der Schere in der anderen Hand, oder hält ein Gefäß zwischen den Knien, während sie den Deckel entfernt (kein entsprechender ICF-Code; **nicht** zu verwechseln mit dem Code für personbezogene Faktoren und Körperfunktionen **b7602**).
Als Beispiel für ineffektive Fertigkeit gilt die Beobachtung, dass die Person

- abrutscht („grip slip") oder mit Gegenständen fummelt, wenn sie zwei Hände benutzt, oder
- einen „grip slip" hat, dass also der mit einer Hand stabilisierte Gegenstand (z.B. Brot, Papier) rutscht, während sie mit einem anderen Körperteil mit dem Gegenstand interagiert (z.B. Butter verstreichen, mit der Schere schneiden).

6.2.3 Sich selbst und Gegenstände bewegen

BEWEGT – zieht oder schiebt Gegenstände auf einer Fläche entlang, zieht, um eine Tür oder Schubladen zu öffnen, oder schiebt, um sie zu schließen, oder schiebt an den Rädern, um den Rollstuhl anzutreiben (**d4450, d4451**).

Als Beispiel für ineffektive Fertigkeit gilt die Beobachtung, dass die Person

- instabil wird oder sich auf externem Halt abstützen muss, wenn sie Türen oder Schubladen öffnet,
- erhöhte Anstrengung zeigt, wenn sie Gegenstände schiebt oder zieht (z.B. ein Buch über den Tisch schiebt, den Ärmel über den Arm zieht), oder
- erhöhte Anstrengung zeigt, wenn sie den Rollstuhl antreibt.

HEBT – hebt einen Gegenstand hoch, hebt einen Gegenstand von einer Stelle an eine andere, aber ohne dabei von einer Stelle zu einer anderen zu gehen oder sich fortzubewegen (**d4300**).

Als Beispiel für ineffektive Fertigkeit gilt die Beobachtung, dass die Person

- beide Hände benutzt, um einen kleinen oder sehr leichten Gegenstand hochzuheben,
- erhöhte Anstrengung zum Heben eines Gegenstandes braucht oder
- Objekte zieht, die normalerweise gehoben werden.

GEHT – geht auf ebener Fläche und ändert die Richtung, ohne mit den Füßen zu schlurfen, zu torkeln, sich abzustützen und ohne Hilfsmittel (z.B. Handstock, Gehgestell, Rollstuhl) zu benutzen und ohne Instabilität bei der Ausführung der Aufgabe (**d450**, besonders **d4500**).

Als Beispiel für ineffektive Fertigkeit gilt die Beobachtung, dass die Person

- etwas unsicher geht oder sich an der Arbeitsfläche oder an Möbelstücken festhält, um beim Gehen stabil zu bleiben,
- bei der gesamten Aufgabe einen Rollstuhl benutzt oder
- beim Ausführen der Aufgabe während des Gehens Hilfsmittel (z.B. Handstock, Rollator) benutzt.

TRANSPORTIERT – trägt Gegenstände von einer Stelle zur anderen, während sie geht, sich im Rollstuhl bewegt oder ein Gehgestell benutzt (**d4301, d4302, d4303, d4304**).

Als Beispiel für ineffektive Fertigkeit gilt die Beobachtung, dass die Person

- instabil ist, wenn sie Gegenstände transportiert,
- Gegenstände zieht oder schiebt, die normalerweise transportiert werden, oder
- Schwierigkeiten hat, Gegenstände im Rollstuhl zu transportieren.

DOSIERT – reguliert oder stuft die Kraft, die Geschwindigkeit oder das Ausmaß der Bewegung beim Interagieren mit Gegenständen ab (z.B. nicht zu wenig, nicht zu viel – Gegenstände nicht zerdrücken, einen Gegenstand beim Ablegen nicht auf den Tisch knallen; eine Tür mit so viel Kraft schieben, dass sie schließt) (kein entsprechender ICF-Code; **nicht** zu verwechseln mit den Codes für personbezogene Faktoren und Körperfunktionen **b760** oder **b765**).
Als Beispiel für ineffektive Fertigkeit gilt die Beobachtung, dass die Person

- zu viel Druck ausübt, sodass ein Gegenstand zerdrückt wird,
- zu wenig Kraft ausübt, sodass die Tür nicht schließt,
- Gegenstände mit Wucht auf die Arbeitsfläche knallt, wenn sie sie dort platziert, oder
- zu weit oder zu schnell nach etwas langt, sodass der Gegenstand umgestoßen wird oder auf den Boden fällt.

BEWEGT FLIESSEND – verwendet gleichmäßige und fließende Arm- und Handgelenksbewegungen beim Interagieren mit Gegenständen (kein entsprechender ICF-Code; **nicht** zu verwechseln mit den Codes für personbezogene Faktoren und Körperfunktionen **b760** oder **b765**).
Als Beispiel für ineffektive Fertigkeit gilt die Beobachtung, dass die Person

- ruckartige oder steife Arm- oder Handgelenksbewegungen verwendet, wenn sie mit Gegenständen interagiert.

6.2.4 Ausführung aufrechterhalten

HÄLT DURCH – macht weiter und stellt die Aufgabe fertig, ohne **ersichtlichen** Nachweis physischer Ermüdung, ohne Erholungspausen oder Anhalten, um Atem zu schöpfen (kein entsprechender ICF-Code; **nicht** zu verwechseln mit dem Code für personbezogene Faktoren und Körperfunktionen **b445**, da der Fokus bei Hält durch nicht auf zugrunde liegender Atem- oder kardiovaskulärer Kapazität liegt).
Als Beispiel für ineffektive Fertigkeit gilt die Beobachtung, dass die Person

- wegen physischer Ermüdung eine Pause macht,
- während der Aufgabe kurzatmig ist oder
- bei der Aufgabe mühsam atmet.

HÄLT TEMPO – behält durchgehend ein gleichmäßiges und effektives Tempo während aller Aktionen und Schritte der gesamten Aufgabe bei (**d2100, d2101, d2200, d2201, d2302**).
Als Beispiel für ineffektive Fertigkeit gilt die Beobachtung, dass die Person

- zu schnell vorgeht,
- zu langsam vorgeht oder
- ungleichmäßiges Tempo zeigt.

(**Zur Beachtung:** Hält Tempo ist sowohl eine motorische als auch eine prozessbezogene Fertigkeit, aber wir bewerten es nur einmal auf der Basis, wie schnell die Person die Aufgabe insgesamt ausführt.)

6.3 Prozessbezogene Fertigkeiten

Beobachtete Aktionen, die die Qualität der Betätigungsausführung darstellen, wenn eine Person

- **Werkzeug und Material für eine Aufgabe auswählt, damit interagiert und es benutzt,**
- **einzelne Aktionen und Schritte ausführt und**
- **die Ausführung modifiziert, falls Probleme auftreten.**

Maria beobachtete prozessbezogene Fertigkeiten bei der Ausführung einer natürlichen und relevanten Alltagsaufgabe, als sie sah, wie Lars Butter und Vollkornbrot ***auswählte*** *und wie er eine Pause machte, ehe er das Butteraufstreichen* ***initiierte****. Sie beobachtete ebenfalls eine prozessbezogene Fertigkeit, als sie sah, wie er ohne weitere Pausen mit dem Streichen* ***fortfuhr****.*

6.3.1 *Ausführung aufrechterhalten*

HÄLT TEMPO – behält durchgehend ein gleichmäßiges und effektives Tempo während aller Aktionen und Schritte der gesamten Aufgabe bei (**d2100, d2101, d2200, d2201, d2302**).

Als Beispiel für ineffektive Fertigkeit gilt die Beobachtung, dass die Person

- zu schnell vorgeht,
- zu langsam vorgeht oder
- ungleichmäßiges Tempo zeigt.

(**Zur Beachtung:** Hält Tempo ist sowohl eine motorische als auch eine prozessbezogene Fertigkeit, aber wir bewerten es nur einmal auf der Basis, wie schnell die Person die Aufgabe insgesamt ausführt.)

HÄLT FOKUS – behält den Fokus der Aufgabenausführung insofern bei, als die Person nicht von dem, was sie tut, wegsieht (z.B. zu einem hörbaren oder sichtbaren Reiz von außen) und dadurch das Fortschreiten der Aufgabe unterbricht (**d160**).

Als Beispiel für ineffektive Fertigkeit gilt die Beobachtung, dass die Person

- von dem, was sie tut, wegsieht und dies das Fortschreiten der Aufgabe stört.

VERFOLGT ZIEL – verwendet zielgerichtete Aufgabenaktionen, die darauf ausgerichtet sind, eine vorgegebene (d.h. die ursprünglich vereinbarte oder von jemand anders vorgegebene) Aufgabe auszuführen und fertigzustellen und vereinbartes Werkzeug und Material zu benutzen (z.B. gebrühten Kaffee zu kochen, keinen löslichen Kaffee, wenn der Klient vorher gesagt hat, dass er gebrühten Kaffee machen will; Sätze mit dem Bleistift schreiben, nicht mit dem Filzstift, wenn der Lehrer vorgegeben hat, dass die Schüler mit Bleistift schreiben sollen); dazu gehört **nicht** das Aufräumen der Gegenstände (vielleicht **d210**, aber **d210** ist vager, weil dazu nur das Ausführen und Abschließen einer Aufgabe gehört).

Als Beispiel für ineffektive Fertigkeit gilt die Beobachtung, dass die Person

- eine Aufgabe anders ausführt als vorgegeben (z.B. einen Salat macht, dabei aber eine vorgegebene Zutat auslässt; nicht alle Formen der vorgegebenen Seite im Arbeitsheft anmalt) oder
- die Aufgabe mit anderem Material fertigstellt (z.B. löslichen Kaffee macht statt des vorgegebenen gebrühten; mit Filzstiften anmalt, wenn Wachskreiden vorgegeben waren).

6.3.2 Wissen anwenden

WÄHLT AUS – wählt notwendiges Werkzeug und Material und dessen Art und Anzahl für die Aufgabe aus; dazu gehört, dass dasjenige ausgewählt wird, das vor Beginn der Ausführung von der Person festgelegt wurde (kein entsprechender ICF-Code, aber das Auswählen der für die Aufgabe benötigten Gegenstände kann als undefiniertes Element von **d210** angesehen werden).
Als Beispiel für ineffektive Fertigkeit gilt die Beobachtung, dass die Person

- falsche Dinge aussucht,
- zu viele oder
- keine Dinge aussucht.

VERWENDET – verwendet Werkzeug und Material zum einen so, wie sie gedacht sind (z.B. verwendet ein Messer zum Schneiden oder Verstreichen, aber nicht zum Umrühren; verwendet einen Bleistiftspitzer zum Spitzen eines Bleistifts, aber nicht für eine Wachskreide), und zum anderen auf vernünftige Weise (auch in Bezug auf Hygiene) entsprechend ihren intrinsischen Eigenschaften und der Verfügbarkeit (bzw. Nicht-Verfügbarkeit) anderer Gegenstände (kein entsprechender ICF-Code, aber für die Aufgabe benötigte Gegenstände angemessen zu verwenden, kann als ein undefiniertes Element von **d210** angesehen werden).
Als Beispiel für ineffektive Fertigkeit gilt die Beobachtung, dass die Person

- einen Gegenstand für einen nicht angemessenen Zweck verwendet (z.B. Rasierwasser zum Zähneputzen) oder
- einen Gegenstand der Aufgabe unhygienisch benutzt (z.B. das Messer sauber ableckt und es dann zurück ins Marmeladenglas steckt).

HANDHABT – unterstützt, stabilisiert und hält Werkzeug und Material auf angemessene Weise und schützt dadurch beides vor Schaden, Rutschen, Bewegung und Herunterfallen (kein entsprechender ICF-Code, aber für die Aufgabe benötigte Gegenstände angemessen zu handhaben, kann als ein undefiniertes Element von **d210** angesehen werden).
Als Beispiel für ineffektive Fertigkeit gilt die Beobachtung, dass die Person

- einen Gegenstand verzögert stabilisiert,
- Gegenstände unbeholfen hält oder
- zulässt, dass ein Gegenstand kippt oder herunterfällt, weil er nicht angemessen unterstützt wurde.

FRAGT – sucht benötigte verbale oder schriftliche Informationen durch Fragenstellen oder Lesen der Angaben oder Aufschriften; fragt nicht nach Informationen in Situationen, in denen die Person bereits voll mit der Aufgabe und der Umwelt vertraut gemacht wurde und so direkt vorher die Antwort erhalten hatte (z.B. fragt nicht, wo Werkzeug und Material sind, nachdem sie unmittelbar vorher alles selbst dorthin gelegt hatte, wo sie es haben wollte); bezieht sich **nicht** auf Erbitten von Hilfe (**d166** [Informationen oder Aufschrift lesen]; Fragenstellen hat keinen entsprechenden ICF-Code, kann aber als ein undefiniertes Element von **d350** angesehen werden).
Als Beispiel für ineffektive Fertigkeit gilt die Beobachtung, dass die Person

- Fragen zu Informationen stellt, die vor Beginn der Ausführung diskutiert und klargestellt wurden, oder
- verzögert die schriftlichen Informationen liest.

6.3.3 Zeitliche Organisation

BEGINNT – beginnt ohne zu zögern die **nächste Aktion**; dazu gehört **nicht**, dass die Aktion oder der Schritt abgeschlossen werden muss (**d210**, aber **d210** betont das Beginnen der Gesamtaufgabe, nicht aber die einzelnen Aktionen oder Schritte, die zusammen die Aufgabe bilden).
Als Beispiel für ineffektive Fertigkeit gilt die Beobachtung, dass die Person

- innehält, ehe sie mit der nächsten Aktion oder dem nächsten Schritt der Aufgabe beginnt.

FÜHRT FORT – führt einzelne fortlaufende Aktionen oder Serien von Schritten fort (z.B. Karotten in Scheiben schneiden, Radier-Aktionen beim Entfernen von Fehlern, Schreiben eines Wortes bei einer Briefschreibe-Aktion) ohne Unterbrechung oder Innehalten, sodass, sobald eine Aktion oder ein Schritt begonnen wurde, die Person fortfährt, bis die Aktion oder der Schritt fertig ist (kein entsprechender ICF-Code, aber eine fortgeführte Aktion ohne Unterbrechung kann als Komponente von Fortführen einer Aufgabe angesehen werden, **d210**, oder als Teil des Ausführens einfacher oder komplexer, koordinierter Aktionen von integrierten oder komplexen Aufgaben, **d220**).
Als Beispiel für ineffektive Fertigkeit gilt die Beobachtung, dass die Person

- eine Abfolge von Aktionen oder einen Schritt beginnt und dann innehält, ehe sie die Aktion oder den Schritt fertigstellt, oder
- eine Abfolge von Aktionen oder einen Schritt beginnt, aufhört und etwas anderes macht, dann zurückkehrt und die begonnenen Aktionen/Schritte ausführt.

SEQUENZIERT – führt Schritte in effektiver oder logischer Reihenfolge zu effizienter Nutzung von Zeit und Energie aus, ohne Zufälligkeit oder mangelnde Logik der Abfolge oder ohne unangemessene Wiederholung von Schritten (kein entsprechender ICF-Code, aber Schritte einer Aufgabe in eine Reihenfolge zu bringen, kann als Komponente von Fortführen einer Aufgabe angesehen werden, **d210**, oder als Teil des Ausführens einfacher oder komplexer, koordinierter Aktionen von integrierten oder komplexen Aufgaben, **d220**).

Als Beispiel für ineffektive Fertigkeit gilt die Beobachtung, dass die Person

- Schritte in einer Abfolge ausführt, die deutlich „seltsam“ oder unlogisch ist (z.B. eine komplizierte Figur ausschneidet und sie danach anmalt, wodurch das Papier zerknittert; erst eine Bluse anzieht und dann die Unterwäsche).

BEENDET – bringt einzelne Aktionen oder Schritte zu Ende, ohne unangemessenes Beharren (d.h. die Aktion oder den Schritt über das hinaus fortführt, was nötig oder erforderlich ist) oder vorzeitiges Beenden (d.h. mit der Ausführung der Aktion oder des Schrittes aufhört, ehe sie/er fertig ist); Aufräumen gehört **nicht** dazu (kein entsprechender ICF-Code, aber einzelne Aktionen oder Schritte zu beenden, kann als Komponente von Fortführen einer Aufgabe angesehen werden, **d210**, oder als Teil des Ausführens einfacher oder komplexer, koordinierter Aktionen von integrierten oder komplexen Aufgaben, **d220**).
Als Beispiel für ineffektive Fertigkeit gilt die Beobachtung, dass die Person

- eine Aktion zu lange ausführt (z.B. den Kleber immer wieder auf dem Papier verstreicht) oder
- mit einer Aktion zu früh aufhört (z.B. die Mayonnaise nicht gründlich mit dem Thunfisch vermischt).

6.3.4 Raum und Gegenstände organisieren

SUCHT/FINDET – sucht und findet Werkzeug und Material auf logische Weise, sowohl in als auch außerhalb der unmittelbaren Umgebung; dazu gehört auch, nicht zu fragen, wo Werkzeug und Material sind, ehe danach gesucht wurde, sofern die Person bereits vor Beginn der Aufgabe wusste, wo Werkzeug und Material sind (kein entsprechender ICF-Code, aber nach Gegenständen zu suchen und sie zu finden, kann als Komponente von Vorbereitung und Organisation von Material angesehen werden, **d210**).
Als Beispiel für ineffektive Fertigkeit gilt die Beobachtung, dass die Person

- an mehr als einer Stelle nachsieht, ehe sie den Gegenstand findet, oder
- jemanden fragt, wo Gegenstände der Aufgabe sind, ehe sie nachsieht, obwohl sie bereits vor Beginn der Aufgabe wusste, wo Werkzeug und Material sind.

SAMMELT – holt alles benötigte oder falsch weggelegte Werkzeug und Material; holt zusammengehöriges Material und Werkzeug zum gleichen Arbeitsplatz; und hebt/fegt auf und ersetzt verschüttetes, heruntergefallenes oder verlegtes Material (kein entsprechender ICF-Code, aber Gegenstände zusammenzusuchen, kann als Komponente von Vorbereitung und Organisation von Material angesehen werden, **d210**).
Als Beispiel für ineffektive Fertigkeit gilt die Beobachtung, dass die Person

- ähnliche Gegenstände nicht an einem Arbeitsplatz sammelt oder
- verzögert Verschüttetes aufwischt oder Gegenstände, die herunter gefallen sind, aufhebt.

ORGANISIERT – positioniert oder arrangiert räumlich Werkzeug und Material entweder an einem Arbeitsplatz oder an mehreren angemessenen Arbeitsplätzen ordentlich und logisch, um leichtes Arbeiten zu ermöglichen (z.B. der Arbeitsplatz ist nicht zu weit ausgedehnt und nicht überfüllt); dazu gehört auch, Kleidung räumlich zum Anziehen oder Bügeln zu ordnen (kein entsprechender ICF-Code, aber Gegenstände an einem oder mehreren Arbeitsplätzen zu organisieren, kann als Komponente von Organisation von Raum und Material angesehen werden, **d210**).
Als Beispiel für ineffektive Fertigkeit gilt die Beobachtung, dass die Person

- einen Arbeitsplatz hat, der zu voll ist,
- Gegenstände der Aufgabe zu weit verstreut an zwei oder mehr Arbeitsplätzen hat oder
- Schwierigkeiten hat, Kleidung so zu arrangieren, dass sie sie anziehen kann.

RÄUMT AUF – bringt Werkzeug und Material an angemessene Stellen zurück; bringt unmittelbaren Arbeitsplatz (Arbeitsplätze) wieder in den ursprünglichen Zustand (z.B. die Oberfläche sauber wischt, Werkzeug und Material in Schränke oder Schubladen räumt); verschließt Behälter, sofern angemessen, und speichert eine Arbeit am Computer vor dem Schließen des Programms (kein entsprechender ICF-Code, aber Gegenstände angemessen wegzuräumen, kann als Komponente von Organisation von Raum und Material angesehen werden, **d210**).
Als Beispiel für ineffektive Fertigkeit gilt die Beobachtung, dass die Person

- Werkzeug und Material nicht wegräumt, wenn sie fertig ist,
- Verschüttetes nicht aufwischt und heruntergefallene Gegenstände nicht aufhebt oder
- eine offene Schublade nicht schließt.

NAVIGIERT – modifiziert das Muster von Arm-, Körper- und Rollstuhlbewegungen, um Gegenstände zu umgehen, denen man bei Bewegen im Raum begegnet, sodass unerwünschter Kontakt mit Hindernissen (z.B. umwerfen, anstoßen) vermieden wird; dazu gehört auch, Gegenstände festzuhalten und mit ihnen Hindernisse zu umgehen (kein entsprechender ICF Code, aber den Körper oder Körperteile um Hindernisse zu navigieren, kann als undefiniertes Element angesehen werden, **d210**). (**Zur Beachtung:** Navigiert sollte als Fertigkeit, sich selbst im Raum zu organisieren, angesehen werden, nicht als Mobilitätsfertigkeit.)
Als Beispiel für ineffektive Fertigkeit gilt die Beobachtung, dass die Person

- ihren Körper oder ihre Hand an einem Gegenstand der Aufgabe stößt oder
- mit dem Rollstuhl gegen Möbel oder die Wand stößt.

6.3.5 Ausführung anpassen

BEMERKT/REAGIERT – reagiert angemessen auf nonverbale, aufgabenbezogene Hinweise, die Rückmeldung zum Fortschritt einer Aufgabe geben (z.B. ein Gegenstand, der rollt; ein Gerät, das aufheizt; eine Flüssigkeit, die tropft); reagiert angemessen auf die räumliche Anordnung von Gegenständen zueinander (z.B. Ausrichtung von zu stapelnden Gegenständen, Ausrichtung von Zahlen auf einer Seite) sowie auf Schranktüren oder Schubladen, die während der Aufgabe offen gelassen wurden. Bemerkt es und reagiert, sofern angezeigt, effektiv und effizient (kein entsprechender ICF-Code; bemerken und auf aufgabenbezogene Hinweise zu reagieren, bezieht sich auf das Modifizieren der eigenen Ausführung, um Fehler zu verhindern oder zu korrigieren, eventuell ein undefiniertes Element in **d2**).
Als Beispiel für ineffektive Fertigkeit gilt die Beobachtung, dass die Person

- nicht auf ein Gerät reagiert, das nicht funktioniert (z.B. das Bügeleisen heizt nicht, der Staubsauger saugt nicht),
- eine tropfende oder überlaufende Flüssigkeit nicht bemerkt/darauf nicht reagiert oder
- nicht bemerkt/nicht darauf reagiert, dass Zahlenkolonnen auf dem Blatt Papier nicht ausgerichtet sind.

PASST GEGEBENHEITEN AN – verändert die Arbeitsumwelt in der Erwartung oder als Reaktion auf entstehende Probleme; sieht Probleme voraus und reagiert effektiv auf sie, indem sie etwas zwischen den Arbeitsplätzen verändert, entweder an einen neuen Platz geht oder Werkzeug und Material hinzufügt oder wegnimmt; oder sie verändert etwas in der Umwelt (z.B. einen Hahn zu- oder aufdreht, die Temperatur höher oder niedriger stellt) (kein entsprechender ICF-Code; Anpassen durch Veränderung der Arbeitsumwelt bezieht sich auf das Modifizieren der eigenen Ausführung, um Fehler zu verhindern oder zu korrigieren, eventuell ein undefiniertes Anpassungselement in **d2**).
Als Beispiel für ineffektive Fertigkeit gilt die Beobachtung, dass die Person

- verzögert Gegenstände zu einem neuen Arbeitsplatz bringt, um Probleme zu bewältigen,
- wiederholt unnötig Schalter an- und abstellt, die Lautstärke des Radios reguliert oder den Schalter am Herd bedient oder
- elektrische Geräte verzögert ein- oder ausschaltet.

PASST ART UND WEISE AN – modifiziert Aktionen oder die Lage von Gegenständen am Arbeitsplatz in Erwartung von oder als Reaktion auf Probleme, die entstehen könnten; sieht Probleme effektiv voraus oder reagiert effektiv darauf, indem sie die Methode ändert, mit der sie eine Aktionssequenz ausführt; die Art und Weise ändert, mit der sie Werkzeug und Material handhabt, das bereits am Arbeitsplatz vorhanden ist; um Hilfe bittet, sofern es angemessen oder nötig ist (kein entsprechender ICF-Code; Anpassen durch Veränderung und wie man mit Gegenständen interagiert, bezieht sich auf Modifizieren der eigenen Ausführung, um Fehler zu verhindern oder zu korrigieren, eventuell ein undefiniertes Anpassungselement in **d2**).
Als Beispiel für ineffektive Fertigkeit gilt die Beobachtung, dass die Person

- verzögert die Art und Weise ändert, wie sie mit Gegenständen umgeht, um ein Problem zu korrigieren, oder
- nicht ihre Aktionen verändert, um ein Problem bei irgendeiner anderen Fertigkeit zu verhindern.

ZIEHT NUTZEN – sieht voraus und verhindert, dass unerwünschte Umstände oder Probleme auftreten oder fortbestehen; dazu gehört, angemessen auf verbale Hinweise zu reagieren, um Fehler zu korrigieren (kein entsprechender ICF-Code; etwas so zu nutzen, dass Probleme sich bei der Ausführung nicht wiederholen oder bestehen bleiben, bezieht sich auf Modifizieren der eigenen Ausführung, um Fehler zu verhindern oder zu korrigieren, eventuell ein undefiniertes Anpassungselement in **d2**).
Als Beispiel für ineffektive Fertigkeit gilt die Beobachtung, dass die Person

- Ausführungsprobleme zeigt, die sich wiederholen oder bestehen bleiben,
- eine Aktion oder einen Schritt ohne erkennbaren Grund wiederholt (z.B. ein Problem korrigiert) – und dies das Fortschreiten der Aufgabe verzögert – oder
- verzögert auf verbale Hinweise angemessen reagiert.

6.4 Soziale Interaktionsfertigkeiten

Beobachtete Aktionen, die die Qualität von Betätigungsperformanz darstellen, wenn die Person mit anderen bei der Ausführung einer Aufgabe mit sozialer Interaktion kommuniziert und interagiert.

*James sah soziale Interaktionsfertigkeiten, als er beobachtete, wie Jennifer ihren sozialen Partner **anschaute** und sich ihm **zuwendete**. Er beobachtete ebenfalls soziale Interaktionsfertigkeiten, als Jennifer **gestikulierte** und **Sprache produzierte**. Schließlich beobachtete er eine soziale Interaktionsfertigkeit, als er sah, wie Jennifer ihren sozialen Partner unterbrach (**zeitgerecht reagieren**).*

6.4.1 Soziale Interaktion initiieren und beenden

BEGRÜSST/BEGINNT – verwendet für den sozialen Kontext angemessene Strategien, um den sozialen Partner zu begrüßen und die Interaktion mit ihm zu beginnen; dazu gehört, die Aufmerksamkeit des sozialen Partners durch Stellen einer Frage oder durch eine Begrüßung oder einleitende Phrase zu erlangen, um die soziale Interaktion zu beginnen (z.B. „Hallo", „Entschuldigung", „Kann ich kurz stören?"); dazu gehört ebenfalls, auf die Ankunft oder den Gruß eines sozialen Partners zu reagieren (**d3500**).
Als Beispiel für ineffektive Fertigkeit gilt die Beobachtung, dass die Person

- sozial unangemessene Methoden verwendet, um die Aufmerksamkeit des sozialen Partners zu erlangen,
- eine soziale Interaktion ohne eine vorherige Begrüßung initiiert, wenn ein Gruß angezeigt gewesen wäre, oder
- auf die Initiierung einer sozialen Interaktion eines sozialen Partners unangemessen reagiert.

BEENDET/KLINKT SICH AUS – beendet eine Unterhaltung oder soziale Interaktion mit üblichen Abschlussworten, bringt das Thema der Diskussion zum Abschluss und klinkt sich aus oder verabschiedet sich mit angemessenen Phrasen oder Zeremonien, wie es für den Kontext und den Grad der Vertrautheit mit dem sozialen Partner angemessen ist; dazu gehört auch die Fähigkeit, verbale und nonverbale Botschaften zu senden, dass eine Beendigung erwünscht ist, und dann mit angemessenen Strategien den Abschluss der Unterhaltung oder sozialen Interaktion zu einem angemessenen Ende zu bringen (**d3502**).
Als Beispiel für ineffektive Fertigkeit gilt die Beobachtung, dass die Person

- zögert, die soziale Interaktion zu beenden, indem sie die Unterhaltung unnötig in die Länge zieht,
- die soziale Interaktion etwas abrupt beendet oder
- die soziale Interaktion so beendet, dass dem sozialen Partner nicht klar ist, dass die Interaktion zu Ende ist.

6.4.2 Soziale Interaktion produzieren

PRODUZIERT SPRACHE – produziert gesprochene, signalisierte Botschaften oder unterstützte Kommunikation (d.h. vom Computer hergestellt) mit richtiger Bedeutung; dazu gehört klar artikuliertes Sprechen, das hörbar ist und in dem sozialen Kontext Bedeutung hat (**d330, d340, d3601, d3350**).
Als Beispiel für ineffektive Fertigkeit gilt die Beobachtung, dass die Person

- Sprache produziert, die kaum hörbar oder nicht klar artikuliert ist, oder
- schlecht artikulierte Signale produziert.

GESTIKULIERT – verwendet sozial angemessene Gesten, um eine Botschaft zu senden oder zu unterstützen (z.B. den Kopf schütteln, die Stirn runzeln, lächeln, mit der Hand winken), um dem sozialen Partner Signale zu senden (**d3350**).
Als Beispiel für ineffektive Fertigkeit gilt die Beobachtung, dass die Person

- Gesten verwendet, die für den sozialen Kontext nicht relevant sind,
- Gesten verwendet, deren Bedeutung in diesem sozialen Kontext unklar bleibt,
- verzögerte oder übertriebene Gesten sendet oder
- dem sozialen Partner gegenüber sozial unangemessene Gesten macht.

SPRICHT FLIESSEND – spricht fließend und fortlaufend mit gleichmäßigem Fluss (nicht zu schnell, nicht zu langsam); dazu gehört, **während** des Sprechens, Signalisierens oder durch computerunterstützte Sprache ohne Pausen oder Verzögerung zu sprechen (kein entsprechender ICF-Code; **nicht** mit den Codes **b3300** oder **b3301** zu personbezogenen Faktoren und Körperfunktionen zu verwechseln).
Als Beispiel für ineffektive Fertigkeit gilt die Beobachtung, dass die Person

- zögernd spricht (z.B. mit kurzen Pausen, stottert),
- monoton spricht,
- zu schnell oder zu langsam spricht oder
- in ungleichmäßigem Tempo spricht (manchmal schnell, manchmal langsam).

6.4.3 Soziale Interaktion körperlich unterstützen

WENDET SICH ZU – positioniert sich aktiv oder wendet den Körper und das Gesicht seinem sozialen Partner oder der Person zu, die spricht (kein entsprechender ICF-Code).
Als Beispiel für ineffektive Fertigkeit gilt die Beobachtung, dass die Person

- nicht ihrem sozialen Partner den Körper bzw. das Gesicht zuwendet,
- das Gesicht verzögert dem sozialen Partner zuwendet oder
- sich vom sozialen Partner abwendet.

SCHAUT – nimmt mit dem sozialen Partner entspannt Blickkontakt auf; dazu gehört, den Blickkontakt bezüglich Häufigkeit und Dauer dem des sozialen Partners anzupassen (kein entsprechender ICF-Code).
Als Beispiel für ineffektive Fertigkeit gilt die Beobachtung, dass die Person
- beim Interagieren nach unten oder weg vom sozialen Partner sieht,
- verzögert den sozialen Partner anschaut oder
- den Blickkontakt zu lange oder zu kurz aufrechterhält.

PLATZIERT SICH – platziert sich bei der Interaktion in angemessener Entfernung vom sozialen Partner und so, wie für den sozialen Kontext und den Grad der Vertrautheit miteinander angemessen; bedeutet, den persönlichen Raum seines sozialen Partners nach dessen Hinweis zu respektieren und den Abstand an die Art der sozialen Interaktion und den Grad der Vertrautheit anzupassen (**d7204**).
Als Beispiel für ineffektive Fertigkeit gilt die Beobachtung, dass die Person
- sich (auch ihre Hände oder Füße) zu nah zum sozialen Partner platziert oder
- sich zu weit entfernt von ihm platziert.

BERÜHRT – reagiert auf oder berührt selbst den sozialen Partner oder nimmt körperlichen Kontakt so auf, wie es sozial angemessen ist (**d7105**).
Als Beispiel für ineffektive Fertigkeit gilt die Beobachtung, dass die Person
- wiederholt den sozialen Partner anstößt, berührt oder tritt,
- vermeidet, den sozialen Partner zu berühren oder von ihm berührt zu werden, wenn es sozial angemessen und kulturell relevant und natürlich ist (z.B. sich von der Berührung zurückzieht), oder
- den sozialen Partner in einem Ausmaß und in einer Art berührt, die unangemessen für diesen Kontext oder für die Beziehung zwischen ihnen ist (z.B. einen unvertrauten sozialen Partner umarmt).

REGULIERT – steuert Impulse und Verhalten, die nicht Teil der Kommunikation und nicht angemessen für die soziale Situation sind; dazu gehört, Körperhaltungen anzunehmen, die für die Art der Interaktion und den Grad der Vertrautheit mit dem Partner angemessen sind (**d7202**).
Als Beispiel für ineffektive Fertigkeit gilt die Beobachtung, dass die Person
- wiederholt Hand- oder Körperbewegungen zeigt (z.B. die Hände ringt, mit den Fingern trommelt, mit dem Kugelschreiber klickt, Kaugummi kaut),
- eine Stellung einnimmt, die sexuell provoziert,
- sich auf dem Stuhl lümmelt oder halb auf dem Tisch liegt,
- sich wiederholenden Unsinn redet (z.B. „ta, ta, ta" oder Phrasen wie „weiß nicht, weiß nicht, weiß nicht") oder
- flucht oder mit sehr lauter Stimme spricht.

6.4.4 Inhalt der sozialen Interaktion ausformen

STELLT FRAGEN – fragt nach relevanten Fakten oder Informationen oder stellt Fragen, die den beabsichtigten Zweck der Interaktion unterstützen (z.B. Fragen zu sozial relevanten Informationen wie zur Meinung des Partners, zu dessen Interessen oder Bedürfnissen stellt; Fragen stellt, die zur Erledigung der Aufgabe notwendig sind (kein entsprechender ICF-Code).
Als Beispiel für ineffektive Fertigkeit gilt die Beobachtung, dass die Person

- um unangemessene persönliche Informationen bittet,
- Fragen stellt, obwohl die Informationen bekannt oder gerade erklärt worden sind,
- irrelevante Fragen stellt oder
- verzögert fragt.

ANTWORTET – hält die Unterhaltung am Laufen durch Beantwortung von Fragen und Kommentare, die für den sozialen Kontext angemessen sind; dazu gehört, Informationen zu geben oder eine Meinung zu äußern, wenn darum gebeten wird; auch eine relevante Antwort auf eine Entschuldigung des sozialen Partners oder Feedback auf dessen Wunsch hin zu geben oder weitere Ausführungen zu den gerade diskutierten Themen (**d3501**).
Als Beispiel für ineffektive Fertigkeit gilt die Beobachtung, dass die Person

- mit zu viel oder zu wenig Einzelheiten antwortet,
- irrelevant antwortet,
- eine indirekte oder ausweichende Botschaft sendet oder
- nicht auf eine Frage, einen Kommentar, eine Entschuldigung oder Rückmeldung antwortet, die sie vom sozialen Partner bekommen hat.

LEGT OFFEN – teilt Informationen, Meinungen und Gefühle über sich selbst oder andere in für den Kontext und die Vertrautheit mit dem Partner angemessener Weise mit; das bedeutet, dass die Mitteilung auf einer Ebene stattfindet, die der Offenheit des sozialen Partners entspricht, sofern diese ebenfalls angemessen ist; dazu gehört – wenn sozial angemessen – persönliche Informationen allmählich, Schritt für Schritt, offen zu legen, sodass es zur Offenlegung des Partners passt (**d710**).
Als Beispiel für ineffektive Fertigkeit gilt die Beobachtung, dass die Person

- persönliche Informationen oder Meinungen offenlegt, die für die Situation und den Grad an Vertrautheit mit dem Partner unangemessen sind,
- etwas unangemessene persönliche Informationen über andere offenlegt,
- zu viele persönliche Informationen zu schnell offenlegt,
- negative oder herabsetzende Gefühle über sich selbst oder andere äußert oder
- überhöhte Meinung von sich selbst äußert (z.B. angeben).

DRÜCKT GEFÜHL AUS – zeigt Affekt und Gefühl, passend zum Kontext und zum Grad der Vertrautheit mit dem Partner, auf sozial akzeptable Weise; dazu gehört, sein Gefühl durch den Gesichtsausdruck oder die Stimme so auszudrücken, dass es zur gesendeten Botschaft passt; ebenfalls dazu gehört, sowohl als Zuhörer als auch als Sprechender Gefühl auszudrücken (**d7202**).
Als Beispiel für ineffektive Fertigkeit gilt die Beobachtung, dass die Person

- lächelt oder kichert, wenn sie aufgeregt oder unsicher ist, oder auch ohne erkennbaren Grund,
- Gefühle ausdrückt, die nicht zur gesprochenen Botschaft passen (z.B. im Gespräch über den Kummer eines anderen lächelt),
- sarkastisch oder in einem Ton spricht, der nicht zur gesendeten Botschaft passt, oder
- kaum Gefühl zeigt.

WIDERSPRICHT – drückt Meinungsunterschiede sozial angemessen und für den Kontext und die Vertrautheit mit dem Partner angemessen aus (**d7103**).
Als Beispiel für ineffektive Fertigkeit gilt die Beobachtung, dass die Person

- die vom sozialen Partner geäußerte Meinung verteidigend oder streitlustig kommentiert,
- nicht auf den Vorschlag des Partners (z.B. „Sollen wir es so versuchen?") oder auf dessen Meinung (z.B. „Ich finde, wir sollten ihm eine zweite Chance geben.") reagiert oder
- durch Jammern ausdrückt, dass sie anderer Meinung ist.

DANKT – bestätigt mit angemessenen Worten, Phrasen, Gesten und Zeremonien den Erhalt von Dienstleistungen, Angeboten, Geschenken oder Komplimenten; dazu gehört, Dankbarkeit auszudrücken für Großzügigkeit oder Freundlichkeit des sozialen Partners oder gebräuchliche Höflichkeit bei wirtschaftlichen Transaktionen von Waren oder Dienstleistungen zu zeigen (kein entsprechender ICF-Code).
Als Beispiel für ineffektive Fertigkeit gilt die Beobachtung, dass die Person

- mit sozial unangemessenen Methoden Dankbarkeit ausdrückt oder sich bedankt,
- sarkastisch „danke" sagt oder
- sich nicht bedankt, wenn es sozial angezeigt wäre.

6.4.5 Fluss der sozialen Interaktion aufrechterhalten

LEITET ÜBER – leitet fließend die Unterhaltung zu einem ähnlichen Thema über oder wechselt das Thema, ohne die Unterhaltung zu stören (**d3501**).
Als Beispiel für ineffektive Fertigkeit gilt die Beobachtung, dass die Person

- abrupt zu einem neuen Thema übergeht, das für die fortlaufende Unterhaltung und den beabsichtigten Zweck der sozialen Interaktion irrelevant ist,
- auf demselben oder einem früheren Thema beharrt, nachdem die Unterhaltung sich einem neuen zugewandt hat, oder
- wiederholt die gleiche Frage stellt, was den Übergang zu einem neuen Thema behindert.

REAGIERT ZEITGERECHT – antwortet auf soziale Botschaften ohne Verzug oder ohne den sozialen Partner zu unterbrechen (kein entsprechender ICF-Code).
Als Beispiel für ineffektive Fertigkeit gilt die Beobachtung, dass die Person

- den sozialen Partner unterbricht, ehe dieser seine Botschaft beendet hat,
- die Frage des sozialen Partners beantwortet, ehe dieser die Frage zu Ende gestellt hat,
- verspätet auf die Botschaft des sozialen Partners reagiert oder verspätet reagiert, wenn sie an der Reihe ist zu sprechen, oder
- nicht auf eine Frage oder einen Kommentar des Partners antwortet.

SPRICHT ANGEMESSEN LANGE – spricht mit jeweils angemessener Zeitdauer, wie es dem sozialen Partner und dem Kontext entspricht; dazu gehört auch, je nach Situation und Komplexität der Botschaft, anzupassen, wie lange man spricht, wenn man an der Reihe ist (kein entsprechender ICF-Code).
Als Beispiel für ineffektive Fertigkeit gilt die Beobachtung, dass die Person

- ihre Botschaft über das hinaus verlängert, was nötig ist, um die erwünschte Information zu übermitteln,
- kurze Ein- oder Zweiwortbotschaften sendet, der soziale Kontext aber längere erwarten lässt, oder
- eine Botschaft nicht beendet, sodass diese „in der Luft hängen bleibt" und die Qualität sozialer Interaktion stört.

WECHSELT AB – wechselt ab und lässt dem sozialen Partner die Freiheit zu sprechen, wenn er möchte; dazu gehört, Hinweise oder Botschaften zu senden, die signalisieren, wer an der Reihe ist, eine Botschaft zu senden; ebenfalls dazu gehört, nicht zuzulassen, dass man von anderen dominiert wird (**d3501**).
Als Beispiel für ineffektive Fertigkeit gilt die Beobachtung, dass die Person

- die soziale Interaktion dominiert,
- sich vom sozialen Partner dominieren lässt,
- mehrere Fragen in rascher Folge stellt, ohne eine Antwort abzuwarten, oder
- einen Vorschlag unterbreitet und dann die Unterhaltung weiterführt, ohne eine Antwort abzuwarten.

6.4.6 Soziale Interaktion verbal unterstützen

PASST SPRACHE AN – benutzt eine Stimmlage, einen Dialekt oder eine Sprachebene, die der Situation, den Fähigkeiten und dem Verständnis des sozialen Partners angemessen ist; das bedeutet, die Sprachebene zu variieren entsprechend der Art der sozialen Interaktion (z.B. formale Sprache vs. lockere Unterhaltung), der Sprachebene des sozialen Partners (z.B. die eines Kindes vs. eines Erwachsenen, einen Dialekt oder Jargon benutzen) und des beabsichtigten Zwecks der sozialen Interaktion sowie des Grads der Vertrautheit mit dem sozialen Partner (kein entsprechender ICF-Code).
Als Beispiel für ineffektive Fertigkeit gilt die Beobachtung, dass die Person

- mit einem erwachsenen sozialen Partner kindliche Sprache oder typische Teenagersprache verwendet,
- Wörter benutzt, die zu einfach oder zu gebildet für Alter und Status des Partners sind,
- Slang oder Jargon verwendet,
- mit einem erwachsenen Partner mit hoher kindlicher Stimme spricht oder
- dem sozialen Partner weinerlich antwortet.

KLÄRT – sorgt auf eine Weise, die dem sozialen Kontext und dem Grad an Vertrautheit mit dem sozialen Partner angemessen ist, dafür, dass der Partner der Unterhaltung oder der sozialen Interaktion folgen kann; dazu gehört, zu erkennen, wenn der Partner eine Botschaft nicht versteht, und dann angemessen zu reagieren durch Erklären oder Erläutern (kein entsprechender ICF-Code).
Als Beispiel für ineffektive Fertigkeit gilt die Beobachtung, dass die Person

- unnötig etwas klärt (erklärt z.B. einige Botschaften, die schon klar waren und deren Erhalt der Partner schon bestätigt hatte),
- nicht mit Erklären reagiert, wenn der Partner eine Botschaft gesandt hat, dass er eine Erklärung braucht (z.B. den Partner um Erklärung bittet, mit dem Gesichtsausdruck Verwirrung anzeigt), oder
- sich unnötig rückversichert, ob der Partner verstanden hat (z.B. wiederholt nachfragt „Verstehst du?", „Verstehst du?").

BESTÄTIGT/ERMUTIGT – bestätigt Erhalt von Botschaften oder ermutigt sozialen Partner, die Interaktion fortzuführen, durch Nicken, Gesichtsausdruck (z.B. Lächeln), Gestikulieren oder durch verbale Ermutigung (z.B. „Mhm", „gute Idee") (kein entsprechender ICF-Code).
Als Beispiel für ineffektive Fertigkeit gilt die Beobachtung, dass die Person

- nickt oder lächelt, obwohl keine Botschaften gesendet wurden, oder
- dem Partner keine Botschaft sendet, um ihn zu ermutigen, die soziale Interaktion fortzuführen, obwohl es sozial angezeigt ist.

FÜHLT SICH EIN – drückt dem sozialen Partner gegenüber seine unterstützende Einstellung durch Zustimmung, Empathie oder Ausdruck von Verständnis für dessen Gefühle und Erfahrungen aus; dazu gehören Gesten des Mitgefühls (z.B. umarmen, dem Partner auf den Rücken klopfen), die für den Kontext und den Grad an Vertrautheit mit dem Partner angemessen sind (kein entsprechender ICF-Code).
Als Beispiel für ineffektive Fertigkeit gilt die Beobachtung, dass die Person

- dem sozialen Partner keine Botschaft als Unterstützung für dessen Gefühle und Erfahrungen sendet (trotz impliziter Botschaften des Partners mit Bitten um Unterstützung), wenn der Bedarf für eine solche Botschaft eindeutig angezeigt war, oder
- zögert, eine Botschaft als Unterstützung für die Erfahrungen und Gefühle des Partners zu senden.

6.4.7 Soziale Interaktion anpassen

(**Zur Beachtung:** Die folgenden Fertigkeiten gründen sich auf bereits vorgestellte prozessbezogene Fertigkeiten, wurden aber modifiziert für die Evaluation von Aufgaben mit sozialer Interaktion.)

VERFOLGT ZIEL – verwendet zielgerichtete soziale Interaktionen, die sich darauf konzentrieren, den beabsichtigten Zweck der sozialen Interaktion auszuführen oder zu erfüllen (kein entsprechender ICF-Code).
Als Beispiel für ineffektive Fertigkeit gilt die Beobachtung, dass die Person

- sich in eine soziale Interaktion begibt, die einen anderen Zweck beabsichtigt, als ursprünglich angegeben (z.B. in Small Talk abgleitet, statt eine Problemlöseaufgabe zu bearbeiten; ab und zu spielt, statt an einem Projekt mitzuarbeiten),
- eine soziale Interaktion mit einer anderen Person beginnt, die nicht zur beabsichtigten Interaktion gehört (z.B. telefoniert),
- Fragen stellt oder Kommentare abgibt, die für die beabsichtigte Interaktion irrelevant sind, oder
- zu einem neuen Thema übergeht, das für die fortlaufende Unterhaltung und den beabsichtigten Zweck der Interaktion ziemlich irrelevant ist und den beabsichtigten Zweck stört.

PASST ART UND WEISE AN – modifiziert die soziale Interaktion in Erwartung von oder als Reaktion auf Probleme, die entstehen könnten; dazu gehört, sich zu entschuldigen, wenn es sozial angezeigt ist. Die Person sieht Probleme effektiv voraus oder reagiert effektiv darauf, indem sie die Art und Weise ändert, mit der sie interagiert, oder indem sie um Hilfe bittet, sofern es angemessen oder nötig ist (kein entsprechender ICF-Code).
Als Beispiel für ineffektive Fertigkeit gilt die Beobachtung, dass die Person

- um Hilfe bittet, die unangemessen oder nicht nötig ist,
- verzögert um Hilfe bittet,
- verzögert eine Entschuldigung äußert, wenn sie z.B. versehentlich aufgestoßen hat, oder
- ein sonstiges Defizit sozialer Interaktion zeigt.

ZIEHT NUTZEN – sieht voraus und verhindert, dass unerwünschte Umstände oder Probleme der sozialen Interaktion geschehen oder fortbestehen; dazu gehört, angemessen auf verbale Hinweise zur Korrektur unangemessener sozialer Interaktion zu reagieren (kein entsprechender ICF-Code).
Als Beispiel für ineffektive Fertigkeit gilt die Beobachtung, dass die Person

- unnötig Wörter oder Sätze wiederholt,
- zögert, ehe sie auf verbale Hinweise angemessen reagiert und dadurch den Fortgang der sozialen Interaktion unterbricht, oder
- Defizite bei sozialer Interaktion zeigt, die fortbestehen oder mehrfach auftreten.

6.5 Nicht-standardisierte Bewertungskriterien

6.5.1 Betätigungsperformanz – Anstrengung

Unsere Beurteilung, ob das Ausmaß der Anstrengung einer Person erhöht ist, beruht auf dem Ausmaß von **beobachteter körperlicher Anstrengung, Ungeschicklichkeit oder Ermüdung,** das die Person während der Ausführung von Alltagsaufgaben zeigt. Diese Einschätzung ergibt sich in erster Linie aus der Performanz der Person bei den **motorischen Fertigkeiten**, die sich während der Aufgabenausführung gezeigt haben.

Zunahme der Anstrengung – körperliche Anstrengung, Ungeschicklichkeit oder Ermüdung

Keine Zunahme:	Die Person zeigte **keine** körperliche Anstrengung, Ungeschicklichkeit oder Ermüdung
Minimal:	Die Person zeigte **leichte** körperliche Anstrengung, Ungeschicklichkeit oder Ermüdung
Mäßig:	Die Person zeigte **mäßige** körperliche Anstrengung, Ungeschicklichkeit oder Ermüdung
Deutlich:	Die Person zeigte **erhebliche** körperliche Anstrengung, Ungeschicklichkeit oder Ermüdung; oder sie begann mit einer Aufgabe, war aber **nicht in der Lage, diese zu Ende zu führen**

6.5.2 Betätigungsperformanz – Effizienz

Unsere Beurteilung der Gesamt-Effizienz einer Person beruht auf dem **beobachteten Ausmaß von Desorganisiertheit oder unangemessener Nutzung von Zeit, Raum oder Gegenständen**, das die Person während der Ausführung zeigte. Diese Einschätzung ergibt sich in erster Linie aus der Performanz der Person bei den **prozessbezogenen Fertigkeiten**, die sich während der Aufgabenausführung gezeigt haben.

Minderung der Effizienz – Desorganisiertheit oder unerwünschte Nutzung von Zeit, Raum oder Gegenständen

Effizient:	Die Person zeigte **keine** Desorganisiertheit oder unerwünschte Nutzung von Zeit, Raum oder Gegenständen
Minimal:	Die Person zeigte **geringfügige** Desorganisiertheit oder unerwünschte Nutzung von Zeit, Raum oder Gegenständen
Mäßig:	Die Person zeigte **mäßige** Desorganisiertheit oder unerwünschte Nutzung von Zeit, Raum oder Gegenständen
Deutlich:	Die Person zeigte ein **erhebliches** Ausmaß an Desorganisiertheit oder unerwünschter Nutzung von Zeit, Raum oder Gegenständen; **oder** sie begann mit einer Aufgabe, war aber **nicht in der Lage, diese zu Ende zu führen**

6.5.3 Betätigungsperformanz – Sicherheit

Unsere Beurteilung der Sicherheit einer Person während der Aufgabenausführung beruht auf dem Ausmaß der **beobachteten Gefahr, sich selbst zu verletzen oder der Umwelt Schaden zuzufügen,** das sie bei Aufgabenausführung gezeigt hat. In diese Einschätzung werden alle **motorischen und prozessbezogenen Fertigkeiten** einbezogen. Allerdings berücksichtigen wir nur das, was wir während der Aufgabe auch tatsächlich als unsichere Performanz beobachtet haben. Wir gründen unsere Bewertung nicht auf unserer Annahme, was in der Zukunft **passieren könnte.** Dies bedeutet jedoch nicht, dass die Ergotherapeutin nicht auch die folgenden Kriterien verwenden könnte, um die **Gesamtebene** der Sicherheit zu beurteilen.

Minderung der Sicherheit – Gefahr, sich zu verletzen oder der Umwelt Schaden zuzufügen

Sicher:	Die Person ließ **keine** Gefahr erkennen, sich zu verletzen oder der Umwelt Schaden zuzufügen
Minimal:	Die Person ließ **geringe** Gefahr erkennen, sich zu verletzen oder der Umwelt Schaden zuzufügen
Mäßig:	Die Person ließ **mäßige** Gefahr erkennen, sich zu verletzen oder der Umwelt Schaden zuzufügen
Deutlich:	Die Person ließ **erhebliche** Gefahr erkennen, sich zu verletzen oder der Umwelt Schaden zuzufügen; **während der Aufgabenausführung ergab sich unmittelbar Gefahr**, sich zu verletzen oder der Umwelt Schaden zuzufügen; **oder** die Person begann mit einer Aufgabe, war aber **nicht in der Lage, sie sicher zu Ende zu führen**

6.5.4 Betätigungsperformanz – Notwendigkeit erhaltener Hilfe oder Unterstützung

Unsere Beurteilung der **beobachteten** physischen oder verbalen Hilfe, die eine Person während der Aufgabenausführung erhält, gründet sich auf die **Häufigkeit der Hilfe** (z.B. wie oft die Ergotherapeutin Hilfe leistete) und nicht so sehr auf deren Intensität (d.h. den Grad körperlicher Anstrengung, den die Ergotherapeutin bei der Hilfe ausübte). Alle **motorischen, prozessbezogenen und sozialen Interaktionsfertigkeiten** werden in die Beurteilung einbezogen.

Unabhängig:	Die Person erhielt **keine** physische oder verbale Hilfe
Gelegentlich:	Die Person erhielt **gelegentlich oder unregelmäßig** physische oder verbale Hilfe
Häufig:	Die Person erhielt **häufig** verbale oder physische Hilfe
Durchgehend:	Die Person erhielt **ständig** verbale oder physische Hilfe; **oder** die Person begann mit einer Aufgabe, war aber **nicht in der Lage, sie ohne ständige Hilfe zu Ende zu führen**

6.5.5 Betätigungsperformanz – Soziale Angemessenheit

Unsere Beurteilung der Gesamtebene sozialer Angemessenheit beruht auf dem Ausmaß von **beobachteter sozialer Unreife oder Störung, Unbehagen oder Ungeschicklichkeit**, das während einer Ausführung mit sozialer Interaktion mit anderen gezeigt oder verursacht wurde. Alle **motorischen, prozessbezogenen und sozialen Interaktionsfertigkeiten** werden in die Beurteilung einbezogen. Dieses Urteil ergeht hauptsächlich aufgrund der sozialen Interaktionsfertigkeiten, die sich bei Interaktion gezeigt haben. Solche Aufgaben können auf Alltagstätigkeiten bezogen sein, auf die Arbeit, Spiel oder Freizeit, und sie können sozialer Art sein oder auch nicht.

Mangel an sozialer Angemessenheit – Unterbrechung, Störung, Unreife sozialer Interaktion

Angemessen:	Die Person zeigte **keine** Unreife oder zeigte oder verursachte keine Unterbrechung oder Störung der sozialen Interaktion
Minimal:	Die Person zeigte etwas Unreife oder zeigte oder verursachte **leichte** Unterbrechung oder Störung der sozialen Interaktion
Mäßig:	Die Person zeigte mäßige Unreife oder zeigte oder verursachte **mäßige** Unterbrechung oder Störung der sozialen Interaktion
Deutlich:	Die Person zeigte deutliche Unreife oder zeigte oder verursachte **erhebliche** Unterbrechung oder Störung der sozialen Interaktion; **oder** die Person begann mit einer Aufgabe, war aber **nicht in der Lage, die Aufgabe mit sozialer Interaktion zu Ende zu führen**

6.5.6 Betätigungsperformanz – Zufriedenheit

Unsere Beurteilung der Gesamtebene der **Zufriedenheit mit Betätigungsperformanz** der Person gründet sich auf den Äußerungen der Person. Das Urteil stützt sich in erster Linie auf die eigene Einschätzung der Person, aber es könnte auch die Einschätzung anderer aus ihrer Konstellation berücksichtigt werden.

Eingeschränkte Zufriedenheit – Äußerung von Unzufriedenheit

Zufrieden:	Die Person äußerte **keine** Unzufriedenheit oder äußerte Zufriedenheit
Minimal:	Die Person äußerte etwas oder **leichte** Unzufriedenheit
Mäßig:	Die Person äußerte moderate oder **mäßige** Unzufriedenheit
Deutlich:	Die Person äußerte deutliche oder **erhebliche** Unzufriedenheit; **oder** sie begann mit einer Aufgabe, **beendete sie aber nicht wegen extremer Unzufriedenheit**

Literatur

American Occupational Therapy Association (1993). Position paper: Purposeful activity. American Journal of Occupational Therapy, 47, 1081-1082.

American Occupational Therapy Association (2002). Occupational therapy practice framework: Domain and process. American Journal of Occupational Therapy, 56, 609-639.

American Occupational Therapy Association (2005). Occupational therapy code of ethics (2005). Retrieved September 3, 2007 from http://www.aota.org/Practioners/Ethics/Docs/Standards/38527.aspx.

American Occupational Therapy Association (2008). Occupational therapy practice framework: Domain and process (2nd ed.). American Journal of Occupational Therapy, 62, 625-683.

Benedict, R. H. B., Harris, A. E., Markow, T., McCormick, J. A., Nuechterlein, K. H., & Asarnow, R. F. (1994). Effects of attention training on information processing in schizophrenia. Schizophrenia Bulletin, 20, 537-546.

Bernspång, B., Asplund, K., Eriksson, S., & Fugl-Meyer, A. R. (1987). Motor and perceptual impairments in acute stroke patients: Effects on self-care ability. Stroke, 18, 1081-1086.

Bowen, R. E. (1996). The Issue Is – Should occupational therapy adopt a consumer-based model of service delivery? American Journal of Occupational Therapy, 50, 899-902.

Bracciano, A. G. (2008). In M. V. Radomski, & C. A. Trombly Latham (Eds.), Occupational therapy for physical dysfunction (6th ed.) (pp. 542-571). Philadelphia: Lippincott Williams & Wilkins.

Bruce, M. A., & Borg, B. (2002). Psychosocial occupational therapy: Core for occupation-based practice (3nd ed.). Thorofare, NJ: Slack.

Canadian Association of Occupational Therapists. (1997). Enabling occupation: An occupational therapy perspective. Ottawa, ON: CAOT Publications ACE.

Canadian Association of Occupational Therapists. (2002). Enabling occupation: An occupational therapy perspective (revised ed.). Ottawa, ON: CAOT Publications ACE.

Christiansen, C., & Baum, C. (1997). Person-environment occupational performance: A conceptual model for practice. In C. H. Christiansen, & C. M. Baum, (Eds.), Occupational therapy: Enabling function and well-being (2nd ed., pp. 47-70). Thorofare NJ: Slack.

Clark, F. P. (1917). The beneficial effects of work therapy for the insane. Modern Hospital, 8, 392-393.

Connolly, K., & Dalgleish, M. (1989). The emergence of a tool-using skill in infancy. Developmental Psychology, 25, 894-912.

Crepeau, E. B., & Schell, B. A. B. (2009). Analyzing occupational and activity. In E. B. Crepeau, E. S. Cohn, & B. A. B. Schell (Eds.), Willard & Spackman's occupational therapy (11th ed., pp. 359-373). Philadelphia: Lippincott Williams & Wilkins.

Doble, S. E., & Magill-Evans, J. (1992). A model of social interaction to guide occupational therapy practice. Canadian Journal of Occupational Therapy, 59, 141-150.

Dunn, W., Brown, C., & McGuigan, A. (1994). The ecology of human performance: A framework for considering the effect of the context. American Journal of Occupational Therapy, 48, 595-607.

Dunton, W. R. (1928). Prescribing occupational therapy. Springfield: Charles C. Thomas.

Einhorn, S. (2003). Den sjunde dagen [The seventh day]. Stockholm: MånPocket.

Englund, B. (1997). BSI: Bedömning av social interaktion (Version 2). [ASI: Assessment of Social Interaction]. Unpublished test manual, Umeå University, Sweden.

Englund, B., Bernspång, B., & Fisher, A. G. (1995). Development of an instrument for assessment of social interaction skills in occupational therapy. Scandinavian Journal of Occupational Therapy, 2, 17-23.

Fearing, V. G., & Clark, J. (Eds.) (2000). Individuals in context: A practical guide to client-centered practice. Thorofare, NJ: Slack.

Fetters, L., & Kluzik, J. (1996). The effects of neurodevelopmental treatment versus practice on the reaching of children with spastic cerebral palsy. Physical Therapy, 76, 346-358.

Fisher, A. G. (1989). Assessment of Motor and Process Skills (Research ed.), unpublished test manual.

Fisher, A. G. (1994). Functional assessment and occupation: Critical issues for occupational therapy. New Zealand Journal of Occupational Therapy, 45(2), 13-19.

Fisher, A. G. (1997). An expanded rehabilitative model of practice. In A. G. Fisher, Assessment of Motor and Process Skills (2nd ed., pp. 73-86). Fort Collins, CO: Three Star Press.

Fisher, A. G. (1998). Uniting practice and theory in an occupational framework, 1998 Eleanor Clarke Slagle Lecture. American Journal of Occupational Therapy, 52, 509-521.

Fisher, A. G. (2002/2006). Occupational Therapy Intervention Process Model: A model for planning and implementing top-down, client-centered, and occupation-based occupational therapy, unpublished manuscript.

Fisher, A. G. (2003). Assessment of Motor and Process Skills. Vol. 1: Development, Standardization, and Administration Manual (5th ed.). Fort Collins, CO: Three Star Press.

Fisher, A. G. (2006a). Assessment of Motor and Process Skills. Vol. 1: Development, Standardization, and Administration Manual (6th ed.). Fort Collins, CO: Three Star Press.

Fisher, A. G. (2006b). Overview of performance skills and client factors. In H. M. Pendleton, & W. Schultz-Krohn (Eds.), Pedretti's occupational therapy: Practice skills for physical dysfunction (6th ed., pp. 372-402). St. Louis, MO: Mosby Elsevier.

Fisher, A. G. (2006c). Assessment of Motor and Process Skills. Vol. 2: User Manual (6th ed.). Fort Collins, CO: Three Star Press.

Fisher, A. G., Atler, K., & Potts, A. (2007). Effectiveness of occupational therapy with frail community living older adults. Scandinavian Journal of Occupational Therapy, 14, 240-249.

Fisher, A. G., Bryze, K., Hume, V, & Griswold, L. A. (2007). School AMPS: School Version of the Assessment of Motor and Process Skills (2nd ed.). Fort Collins, CO: Three Star Press.

Fisher, A. G., & Griswold, L. A. (2009). Evaluation of Social Interaction. Fort Collins, CO: Three Star Press.

Fisher, A. G., & Kielhofner, G. (1995). Skill in occupational performance. In G. Kielhofner, A model of human occupation: Theory and application (2nd ed., pp. 113-137). Baltimore: Williams & Wilkins.

Fisher, A. G., & Nyman, A. (2007). OTIPM: En model för ett professionellt resonemang som främjar bästa praxis i arbetsterapi (FOU-rapport 2007) [OTIPM: A model for professional reasoning that promotes best practice in occupational therapy]. Nacka, Sweden: Förbundet Sveriges Arbetsterapeuter.

Flinn, N. A., Jackson, J., Gray, J. M., & Zemke, R. (2008). Optimizing abilities and capacities: Range of motion, strength, and endurance. In M. V. Radomski, & C. A. Trombly Latham (Eds.), Occupational therapy for physical dysfunction (6th ed.) (pp. 573-597). Philadelphia: Lippincott Williams & Wilkins.

Flinn, N. A., & Radomski, M. V. (2008). Learning. In M. V. Radomski, & C. A. Trombly Latham (Eds.), Occupational therapy for physical dysfunction (6th ed.) (pp. 382-401). Philadelphia: Lippincott Williams & Wilkins.

Flinn, N. A., Trombly Latham, C. A., & Podolski, C. R. (2008). Assessing abilities and capacities: Range of motion, strength, and endurance. In M. V. Radomski, & C. A. Trombly Latham (Eds.), Occupational therapy for physical dysfunction (6th ed.) (pp. 91-185). Philadelphia: Lippincott Williams & Wilkins.

Fortmeier, S., & Thanning, G. (1998). Historien om Ole som råker ut för en olycka med sin surfbräda [The story of Ole who has an accident with his surfboard]. In S. Fortmeier, & G. Thanning, Sett med patientens ögon [Seen with the patient's eyes] (pp. 20-28). Lund, Sweden: Studentlitteratur.

Förbundet Sveriges Arbetsterapeuter (2004). FSAs kvalitetspolicy [FSA's Quality Policy]. Retrieved October 20, 2008 from http://www.fsa.akademikerhuset.se

Förbundet Sveriges Arbetsterapeuter (2005). Etisk kod: Berördas rättigheter [Ethical code: Rights of the concerned]. Retrieved September 5, 2007 from http://www.fsa.akademikerhuset.se.

Greene, D. P., & Roberts, S. L. (2005). Kinesiology: Movement in the context of activity (2nd ed.). St. Louis: Mosby.

Gritzer, G., & Arluke, A. (1985). The making of rehabilitation. Berkeley: University of California Press.

Hagedorn, R. (1995). Occupational therapy: Perspectives and processes. Edinburgh, Scotland: Churchill Livingstone.

Hagedorn, R. (1997). Foundations for practice in occupational therapy (2nd ed.). New York: Churchill Livingstone.

Haugen, J. B., & Mathiowetz, V. (1995). Contemporary task-oriented approach. In C. A. Trombly (Ed.), Occupational therapy for physical dysfunction (4th ed.) (pp. 510-527). Baltimore: Williams & Wilkins.

Hutzler, Y., Chacham, A., Bergman, U., & Szeinberg, A. (1998). Effects of a movement and swimming program on vital capacity and water orientation skills of children with cerebral palsy. Developmental Medicine and Child Neurology, 40, 176-181.

Hällgren, M., & Kottorp, A. (2005). Effects of occupational therapy program in activities of daily living and awareness of disability in persons with intellectual disabilities. Australian Occupational Therapy Journal, 52, 350-359.

Individuals with Disabilities Education Improvement Act of 2004, Pub. L. No. 108-446, 20 U.S.C., 1400 et seq.

Jongbloed, L., Brighton, C., & Stacey, S. (1988). Factors associated with independent meal preparation, self-care and mobility in CVA clients. Canadian Journal of Occupational Therapy, 55, 259-263.

Judge, J. O., Schechtman, K., Cress, E., & the FICSIT Group (1996). The relationship between physical performance measures and independence in instrumental activities of daily living. Journal of the American Geriatrics Society, 44, 1332-1341.

Kaplan, B. J., Polatajko, H. J., Wilson, B. N., & Faris, P. D. (1993). Reexamination of sensory integration treatment: A combination of two efficacy studies. Journal of Learning Disabilities, 26, 342-347.

Kerr, T. (1999, February 8). Motivation in rehab: Getting – and keeping – your patients interested. Advance for Occupational Therapists, 15, 24-25.

Kielhofner, G. (1997). Conceptual Foundations of Occupational Therapy (2nd ed.). Philadelphia: F. A. Davis.

Kielhofner, G. (2002). A model of human occupation: Theory and application (3rd ed.). Philadelphia: Lippincott Williams & Wilkins.

Kielhofner, G. (2008). A model of human occupation: Theory and application (4th ed.). Philadelphia: Lippincott Williams & Wilkins.

Kielhofner, G., & Fisher, A. G. (1991). The mind-brain-body relationships. In A. G. Fisher, E. A. Murray, & A. C. Bundy (Eds.), Sensory integration: Theory and practice (pp. 27-45). Philadelphia: F. A. Davis.

Kottorp, A., Hällgren, M., Bernspång, B., & Fisher, A. G. (2003). Client-centred occupational therapy for persons with mental retardation: Implementation of an intervention programme in activities of daily living tasks. Scandinavian Journal of Occupational Therapy, 10, 51-60.

Law, M., Baptiste, S., Carswell, A., McColl, M. A., Polatajko, H., & Pollock, N. (2005). Canadian Occupational Performance Measure (4th ed.). Toronto, Ontario: Canadian Association of Occupational Therapists.

Law, M., Russell, D., Pollock, N., Rosenbaum, P., Walter, S., & King, G. (1997). A comparison of intensive neurodevelopmental therapy plus casting and a regular occupational therapy program for children with cerebral palsy. Developmental Medicine and Child Neurology, 39, 664-670.

Letts, S., Law, M., Rigby, P., Cooper, B., Stewart, S., & Strong, S. (1994). Person-environment assessments in occupational therapy. American Journal of Occupational Therapy, 48, 608-618.

Lichtenberg, P. A., & Nanna, M. (1994). The role of cognition in predicting activities of daily living and ambulation functioning in the oldest-old rehabilitation patients. Rehabilitation Psychology, 39, 251-262.

Lindstrom, P. R., & Westropp, J. (1999, March). Renewed energy following an epiphany at Annual Conference. Gerontology Special Interest Quarterly, 22(1), 1-3.

Llorens, L. A (1993). Activity analysis: Agreement between participants and observers on perceived factors in occupation components. Occupational Therapy Journal of Research, 13, 198-211.

Ma, H., Trombly, C. A, & Robinson-Podolski, C. (1999). The effect of context on skill acquisition and transfer. American Journal of Occupational Therapy, 53, 138-144.

Mathiowetz, V., & Wade, M. G. (1995). Task constraints and functional motor performance of individuals with and without multiple sclerosis. Ecological Psychology, 7, 99-123.

Merriam-Webster (1996). Merriam-Webster's collegiate dictionary (10th ed.). Springfield, MA: Author.

Mosey, A. C. (1981). Occupational therapy: Configuration of a profession. New York: Raven Press.

Mosey, A. C. (1986). Psychosocial components of occupational therapy. New York: Raven Press.

Munkholm, M. (2008, July). Evaluating the effectiveness of a school-based occupational therapy program in Sweden. Paper presented at the 2008 International Assessment of Motor and Process Skills (AMPS) Symposium: Measuring, Planning, and Implementing Occupation-based Programs. Halifax, Nova Scotia, Canada.

Nakayama, H., Jørgensen, H. S., Raaschou, H. 0., & Olsen, T. S. (1994). Compensation in recovery of upper extremity function after stroke: The Copenhagen Stroke Study. Archives of Physical Medicine and Rehabilitation, 75, 852-857.

Neistadt, M. E. (1992). Occupational therapy treatments for constructional deficits. American Journal of Occupational Therapy, 46, 141-148.

Neistadt, M. E. (1995). Methods of assessing patients' priorities: A survey of adult physical dysfunction settings. American Journal of Occupational Therapy, 49, 428-436.

Occupational therapy in the general hospital (1917). Modern Hospital, 8, 425-427.

Oxford English Dictionary (2nd. ed.). (1989). Oxford: Clarendon Press.

Pedretti, L. W., & Zoltan, B. (1990). Occupational therapy: Practice skills for physical dysfunction (3rd ed.). Philadelphia: Mosby.

Pincus, T., Callahan, L. F., Brooks, R. H., Fuchs, H. A., Olsen, N. J., & Kaye, J. J. (1989). Self-report questionnaire scores in rheumatoid arthritis compared with traditional physical, radiographic, and laboratory measures. Annals of Internal Medicine, 110, 259-266.

Piper, W. (1930). Little engine that could. New York: Platt & Munk.

Price, P. (2009). The therapeutic relationship. In E. B. Crepeau, E. S. Cohn, & B. A. B. Schell (Eds.), Willard & Spackman's occupational therapy (11th ed.) (pp. 328-341). Philadelphia: Lippincott Williams & Wilkins.

Quiroga, V. A. M. (1995). Occupational therapy: The first 30 years, 1900 to 1930. Bethesda, MD. American Occupational Therapy Association.

Reed, B. R., Jagust, W. J., & Seab, J. P. (1989). Mental status as a predictor of daily function in progressive dementia. Gerontologist, 29, 804-807.

Reed, K. L., & Sanderson, S. N. (1999). Concepts of occupational therapy (4th ed.). Philadelphia: Lippincott Williams & Wilkins.

Rogers, C. (1951). Client-centered therapy: Its current practice, implications and theory. London: Constable.

Shay, K. A., Duke, L. W., Conboy, T., Harrell, L. E., Callaway, R., & Folks, D. G. (1991). The clinical validity of the Mattis Dementia Rating Scale in staging Alzheimer's dementia. Journal of Geriatric Psychiatry and Neurology, 4, 18-25.

Skurla, E., Rogers, J. C., & Sunderland, T. (1988). Direct assessment of activities of daily living in Alzheimer's disease: A controlled study. Journal of the American Geriatrics Society, 36, 97-103.

Teri, L., Borson, S., Kiyak, H. A., & Yamagishi, M. (1989). Behavioral disturbance, cognitive dysfunction, and functional skill: Prevalence and relationship in Alzheimer's disease. Journal of the American Geriatrics Society, 37, 109-116.

Three Star Press (2005). Assessment of Motor and Process Skills computer-scoring program. Fort Collins, CO: Author.

Tickle-Degnen, L. (2008). Therapeutic rapport. In M. V. Radomsky, & C. A. Trombly (Eds.), Occupational therapy for physical dysfunction (6th ed.) (pp. 402-419). Philadelphia: Lippincott Williams & Wilkins.

Törnqvist, K., & Sonn, U. (2001). ADL-Taxonomi: En bedömning av aktivitetsförmåga [ADL Taxonomy: An evaluation of ADL ability]. Nacka, Sweden: Förbundet Sveriges Arbetsterapeuter.

Trombly, C. (1993). The Issue Is – Anticipating the future: Assessment of occupational function. American Journal of Occupational Therapy, 47, 253-257.

Trombly, C. A. (1995a). Occupation: Purposefulness and meaningfulness as therapeutic mechanisms, 1995 Eleanor Clarke Slagle Lecture. American Journal of Occupational Therapy, 49, 960-972.

Trombly, C. A. (1995b). Purposeful activity. In C. A. Trombly (Ed.), Occupational therapy for physical dysfunction (4th ed.) (pp. 237-253). Baltimore: Williams & Wilkins.

Trombly, C. A. (1995c). Retraining basic and instrumental activities of daily living. In C. A. Trombly (Ed.), Occupational therapy for physical dysfunction (4th ed.) (pp. 289-318). Baltimore: Williams & Wilkins.

Trombly, C. A. (1995d). Theoretical foundations for practice. In C. A. Trombly (Ed.), Occupational therapy for physical dysfunction (4th ed.) (pp. 15-27). Baltimore: Williams & Wilkins.

Trombly Latham, C. A. (2008a). Conceptual foundations of practice. In M. V. Radomski, & C. A. Trombly Latham (Eds.), Occupational therapy for physical dysfunction (6th ed.) (pp. 1-20). Philadelphia: Lippincott Williams & Wilkins.

Trombly Latham, C. A. (2008b). Occupation as therapy: Selection, gradation, analysis, and adaption. In M. V. Radomski, & C. A. Trombly Latham (Eds.), Occupational therapy for physical dysfunction (6th ed.) (pp. 358-401). Philadelphia: Lippincott Williams & Wilkins.

Trombly Latham, C. A. (2008c). Occupation: Philosophy and concepts. In M. V. Radomski & C. A. Trombly Latham (Eds.), Occupational therapy for physical dysfunction (6th ed.) (pp. 339-357). Philadelphia: Lippincott Williams & Wilkins.

Upham, E. G. (1917). Some principles of occupational therapy. Modern Hospital, 8, 409-413.

Watson, D. E. (1997). Task analysis: An occupational performance approach. Bethesda, MD: American Occupational Therapy Association.

Weiler, P. G., Chiriboga, D. A., & Black, S. A. (1994). Comparison of mental status tests: Implication for Alzheimer's patients and their caregivers. Journal of Gerontology, 49, S44-51.

Whelihan, W. M., Lesher, E. L., Kleban, M. H., & Granick, S. (1984). Mental status and memory assessment as predictors of dementia. Journal of Gerontology, 39, 572-576.

Wikipedia (2009). Developmental dyspraxia. Retrieved March 6, 2009 from http://en.wikipedia.org/wiki/Developmental_ dyspraxia.

World Health Organization (2001). International classification of functioning, disability and health: ICF. Geneva: Author.

Wu, C., Trombly, C. A., Lin, K., & Tickle-Degnen, L. (2000). A kinematic study of contextual effects on reaching performance in persons with and without stroke: Influences of object availability. Archives of Physical Medicine and Rehabilitation, 81, 95-101.

Anhang

A.1 Beziehung zwischen dem ergotherapeutischen Framework und der ICF

Mit der Vorstellung des ersten Occupational Therapy Framework (Framework) (AOTA, 2002) hat es zunehmend Diskussionen zur Beziehung zwischen dem Framework und der ICF (WHO, 2001) gegeben. Damit verbunden war fortwährende Verwirrung in Bezug auf motorische, prozessbezogene und soziale Interaktionsfertigkeiten, wie in Kapitel 6 zusammengefasst. Trotz des Bemühens, Performanzfertigkeiten als kleinste beobachtbare Einheiten von Betätigungsperformanz darzustellen – und nicht von personbezogenen Faktoren und Körperfunktionen –, beschreiben viele Autoren sie weiterhin, als ob es sich um personbezogene Faktoren und Körperfunktionen handele. Meine Hoffnung ist, dass durch das Hinzufügen der ICF-Codes zu den Fertigkeiten in Kapitel 6 sich diese Verwirrung auflöst. In dem Versuch, den Unterschied zwischen personbezogenen Faktoren und Körperfunktionen aus der ICF einerseits und den Performanzfertigkeiten im OTIPM andererseits klarzumachen, wird ihre Beziehung zueinander in Tabelle 10 aufgezeigt. An anderer Stelle habe ich die Beziehung zwischen Ausführungsfertigkeiten, dem Framework und der ICF im Einzelnen ausgeführt (Fisher, 2006b).

Tab. 10: Beziehung zwischen dem ergotherapeutischen Framework (AOTA, 2002) (*kursiv*) und der

Aktivitäten und Partizipation		
Performanz in Betätigungsbereichen	**Aktivitäten: Aufgabenperformanz**	**Performanzfertigkeiten: kleinste beobachtbare Einheiten von Aufgabenperformanz**
Selbstversorgung, Kap. 5 *Persönliche ADL (PADL)*	Kleidung anziehen Zähne putzen Eine Mahlzeit essen	**Allgemeine Aufgaben u. Anforderungen, Kap. 2** *Prozessbezogene Fertigkeiten* ▪ Das richtige Hemd wählen ▪ Kreiden und Papier zum Tisch tragen ▪ Papiere auf dem Schreibtisch organisieren ▪ Beginnen, den Tennisschläger zu schwingen
Häusliches Leben, Kap. 6 *Instrumentelle ADL (IADL)*	Ein Glas Saft und eine Schüssel Getreideflocken zubereiten Wäsche falten Einkaufen	**Mobilität, Kap. 4** *Motorische Fertigkeiten* ▪ Ein Hemd hochheben ▪ Nach der Zahnbürste langen ▪ Den Tennisschläger fest ergreifen ▪ Eine zweite Runde laufen
Hauptlebensbereiche, Kap. 8 *Bildung, Arbeit* ▪ Bildung ▪ Arbeit & Arbeitsstelle ▪ Wirtschaftliches Leben	Eine Geschichte schreiben Ein Bild anmalen Einen Merkzettel tippen Ein Einstellungsgespräch führen	**Kommunikation, Kap. 3 und allgemeine interpersonelle Interaktionen, Kap. 7** *Soziale Interaktionsfertigkeiten* ▪ Einen Partner begrüßen, Unterhaltung beginnen ▪ Sich einem Partner zuwenden und ihn anschauen ▪ Sich mit Partner abwechseln ▪ Fragen relevant beantworten
Gemeinschaft, soziales und bürgerliches Leben, Kap. 9 *Spiel, Freizeit* ▪ Gemeinschaftliches Leben ▪ Erholung und Freizeit ▪ Religion und Spiritualität ▪ Politisches Leben	Baseball spielen Einen Pullover stricken Beeren oder Pilze im Wald sammeln	**Lernen und Wissen anwenden, Kap. 1** ▪ Ein Tennisspiel ansehen ▪ Einen Vortrag anhören ▪ Ein Buch lesen ▪ Lernen, Messer und Gabel zu manipulieren
Bestimmte interpersonelle Beziehungen, Kap. 7 *Soziale Partizipation* ▪ Formal und informell ▪ Familie ▪ Sehr persönlich	Mit dem Arbeitgeber interagieren und ihm berichten Sich mit Freunden auf einer Party unterhalten Sich um ein Kind kümmern	

Internationalen Klassifikation von Funktionsfähigkeit, Behinderung und Gesundheit ICF (WHO, 2001) (fett)

<table>
<tr><th colspan="3">Personbezogene Faktoren, Körperfunktionen und Körperstrukturen (Klientenfaktoren)</th><th>Kontextfaktoren</th></tr>
<tr><th colspan="2">Personbezogene Faktoren und Körperfunktionen</th><th rowspan="2">Körperstrukturen</th><th rowspan="2">Kontext</th></tr>
<tr><th>Zugrunde liegende Fähigkeit</th><th>Performanzkomponente</th></tr>
<tr><td>Sich erinnern
Einen Plan entwickeln
Aufmerksamkeit beibehalten
Sich seiner Fähigkeiten bewusst sein
Eigene Stimmung regulieren</td><td>Mental, Kap. 1
■ Gedächtnis
■ Kognition
■ Wahrnehmung
■ Aufmerksamkeit halten
■ Selbstvertrauen
■ Einsicht
■ Motivation
■ Gefühle</td><td>Hirn und Rückenmark</td><td rowspan="6">Personbezogene Faktoren
■ Persönlich
■ Alter und Lebensabschnitt (zeitlich)
■ Rasse/Ethnizität
■ Geschlecht
■ Soziokultureller Hintergrund
■ Bildungshintergrund
■ Persönlichkeit/Charakter
■ Gewohnheiten und Rollen

Umweltfaktoren
■ Produkte und Technologien
□ Physisch: Gegenstände, Werkzeug, Geräte

■ Natürliche Umwelt und Veränderungen durch Menschen
□ Physisch: Gebäude und natürliches Gelände
□ Raum und Settings
□ Umweltmerkmale
□ Tag/Nacht-Rhythmus (zeitlich)

■ Unterstützung und Beziehungen
□ Sozial
□ Familie
□ Gesundheitsberufe

■ Ansichten, Systeme und Regeln
□ kulturell</td></tr>
<tr><td>Ausdauernd sein
Den Arm heben und nach etwas langen</td><td>Kardiovaskulär und respiratorisch, Kap. 4
■ Übungstoleranz
■ Aerobic-Kapazität</td><td>Herz, Lunge</td></tr>
<tr><td>Die Faust schließen
Koordinierte Bewegungen ausführen
In normalem Gangmuster gehen</td><td>Neuro-muskulo-skelettal /Bewegung, Kap. 7
■ Beweglichkeit der Gelenke
■ Muskelkraft
■ Muskeltonus (Spannung)
■ Steuerung bewusster Bewegungen
■ Gangmuster</td><td>Knochen, Gelenke, Muskeln und Bänder</td></tr>
<tr><td>Sehen
Schmecken</td><td>Sensorisch/Schmerz, Kap. 2
■ Sehschärfe
■ Geräuschunterscheidung</td><td>Auge und Ohr</td></tr>
<tr><td>Fließende Sprache produzieren
Beißen</td><td>Sprache und Sprechen, Kap. 3
■ Stimme produzieren
■ Flüssigkeit des Sprechens</td><td>Nase, Mund, Rachen und Kehlkopf</td></tr>
<tr><td>Kauen</td><td>Andere Körpersysteme und Haut, Kap. 5, 6, 8</td><td>Magen, Drüsen, Nieren, Haar</td></tr>
</table>

A.2 Ein ergotherapeutisches Programm, aufgebaut auf dem OTIPM

In Nordschweden haben Ergotherapeuten aus dem Västerbotten County Council (VLL) ein allgemeines ergotherapeutisches Programm mit dem OTIPM entwickelt. Ein ergotherapeutisches Programm ist eine Beschreibung der Vorgehensweise bei Evaluation, Intervention und Re-Evaluation für eine Gruppe von Patienten (FSA, 2004). Genauer gesagt, bietet ein ergotherapeutisches Programm den Ergotherapeuten eine Struktur, die systematisches Arbeiten sicherstellt. Das Programm muss dabei sicherstellen, **dass keine der entwickelten Strukturen so rigide ist, dass sie flexible, klientenzentrierte Ergotherapieprogramme ausschließen würde, die die Bedürfnisse unserer individuellen Klienten erfüllen.**

Wenn man ergotherapeutische Programme entwickelt, sollen sie auf vorhandener Evidenz und auf Praxismodellen aufbauen – idealerweise auf betätigungsbasierten Modellen. Es sollten also spezifische Verfahren für Evaluation, Intervention und Re-Evaluation ausgewählt werden, entsprechend dem Nachweis, welche am effektivsten für die spezielle Klientengruppe sind. Falls dazu in der Literatur nichts zu finden ist, kann der Nachweis aus der systematischen Evaluation von Programmergebnissen kommen.

> Gut gestaltete ergotherapeutische Programme bieten die Grundlagen, systematische Strategien für die Dokumentation zu entwickeln, einschließlich des messbaren Eingangsbefundes, der Ziele und Ergebnisse.

Systematische Dokumentation ermöglicht der Ergotherapeutin, zu messbaren Ergebnissen zu kommen, die zu Qualitätssicherung und evidenzbasierter Praxis genutzt werden können. Dies wiederum kann den notwendigen Nachweis erbringen, derzeitige Verfahren des Programms beizubehalten oder zu verwerfen.

Die Hauptpersonen bei der Entwicklung des ergotherapeutischen Programms waren eine Arbeitsgruppe und eine Referenzgruppe. Die Personen der **Arbeitsgruppe** waren: Christer Larsson (Leiterin der Programmentwicklung im VLL), Agneta Carlsson, Marina Lycksell-Isaksson, Catrine Nygren, Pia Björk und Anne Fisher. Die **Referenzgruppe** bestand aus der Arbeitsgruppe sowie folgenden Personen: Jenny Larsson, Lena Eliasson, Anita Englund, Eva Enarsson, Lena Nygård, Birgitta Bernspång und Gunilla Bergh. Gemeinsam repräsentierten sie verschiedene klinische Settings und Klientengruppen sowie das akademische ergotherapeutische Ausbildungsprogramm. Das allgemeine Ergotherapieprogramm wurde in einem Konsensprozess entwickelt, zu dem auch noch andere Ergotherapeuten aus dem beruflichen Umfeld der Gruppenmitglieder ihren Input beisteuerten.

Dieses allgemeine Ergotherapieprogramm, das von der Ergotherapeutengruppe entwickelt wurde, soll anderen ermöglichen, ein spezifisches Programm für ein Setting oder für bestimmte Klientengruppen zu erstellen. Darum **kann das allgemeine Programm auf den nächsten Seiten kopiert, verändert oder auf jegliche**

Weise genutzt werden, die Ergotherapeuten hilft, die Qualität ihrer Dienstleistung sicherzustellen. Dabei ist wichtig, dass das spezifische Programm, das auf diesem basierend entwickelt wird, angibt, welche Dienste die Ergotherapeutin anbieten wird und wie die Ergotherapeutin die einzelnen Phasen implementiert. Phasen, die nicht Teil des ergotherapeutischen Angebots in einem bestimmten Setting sind, müssen weggelassen werden.

Das Programm ist in Tabelle 11 dargestellt. Dort gibt es zwei Ebenen der „Was"-Spalte, die die Phasen des Interventionsprozesses widerspiegeln. Die „Wie"-Spalte zeigt genauer, wie wir praktisch vorgehen sollen. Ebenfalls enthalten ist Folgendes:

1. **Zu beantwortende Fragen** – Fragen, die die Ergotherapeutin sich selbst stellen kann. Sie sollen das Reasoning leiten. Diese Fragen sollten nicht dem Klienten gestellt werden.

2. **Es hat zu tun mit** – weitere Klarstellung; wenn nötig hinzugefügt, um zu erklären, was wir in dieser Phase tun sollen.

3. **Einige Beispiele für Instrumente** – repräsentative Beispiele für standardisierte und nicht-standardisierte Methoden, die Ergotherapeuten benutzen können.

Der ergotherapeutische Prozess, der die Programmbeschreibung begleitet (Abb. 17 bis 19), erklärt weiter, was in jeder Phase im Prozess dokumentiert werden soll. Die **größeren rechteckigen Textfelder** (z.B. über Ergotherapie informieren) stellen dar, was die Ergotherapeutin tun muss. Die spezifischen Einzelheiten dazu sollen in der ergotherapeutischen Programmbeschreibung dokumentiert werden (z.B. Tab. 11; dieses Programm ist allerdings noch allgemein und muss modifiziert werden, um für ein spezielles Praxissetting und eine Klientengruppe zu passen). Die **kleineren dunklen Quadrate** geben an, dass es etwas zu dokumentieren gibt, und der **Text unter diesen Quadraten** zeigt an, was dokumentiert werden soll.

Ergotherapieprozess

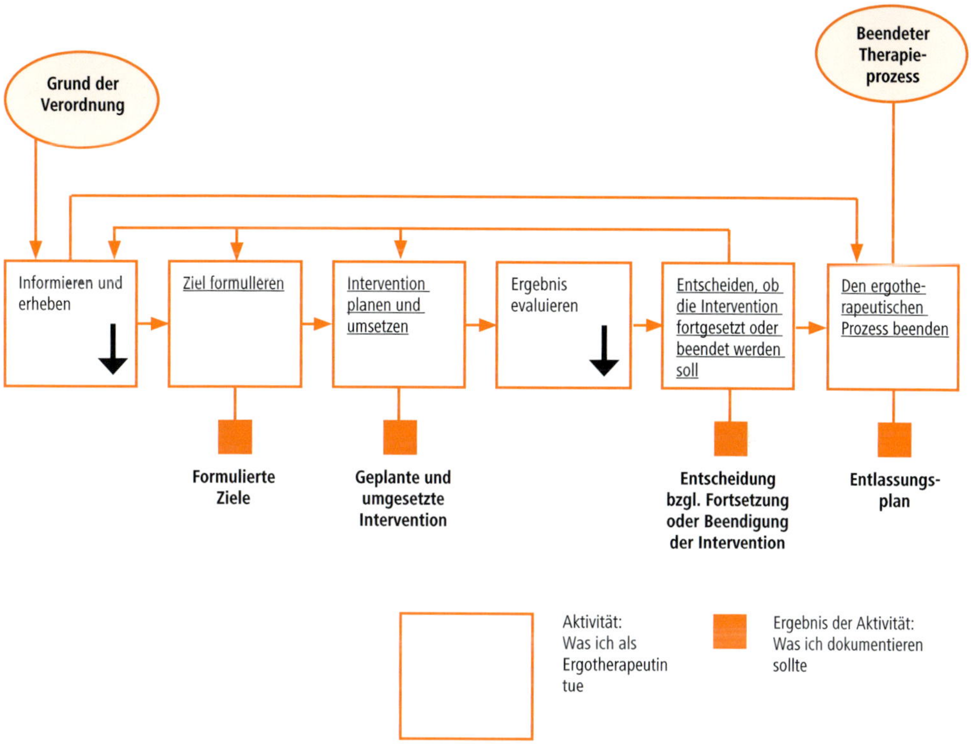

Unterstrichen: Verbindung zum vorherigen Text

↓ Link zu weiteren Seiten in diesem Dokument

Allgemeines Ergotherapieprogramm für den Västerbotten County Council, 23.01.2008

Abb. 17: Schematische Darstellung des Ergotherapieprozesses, zeigt Aktivitäten (was die Ergotherapeutin tun soll) und Ergebnisse (was dokumentiert werden soll). Die dicken schwarzen Pfeile geben Verbindungen zu Abb. 18 und 19 an, die diese Phasen detaillierter zeigen.

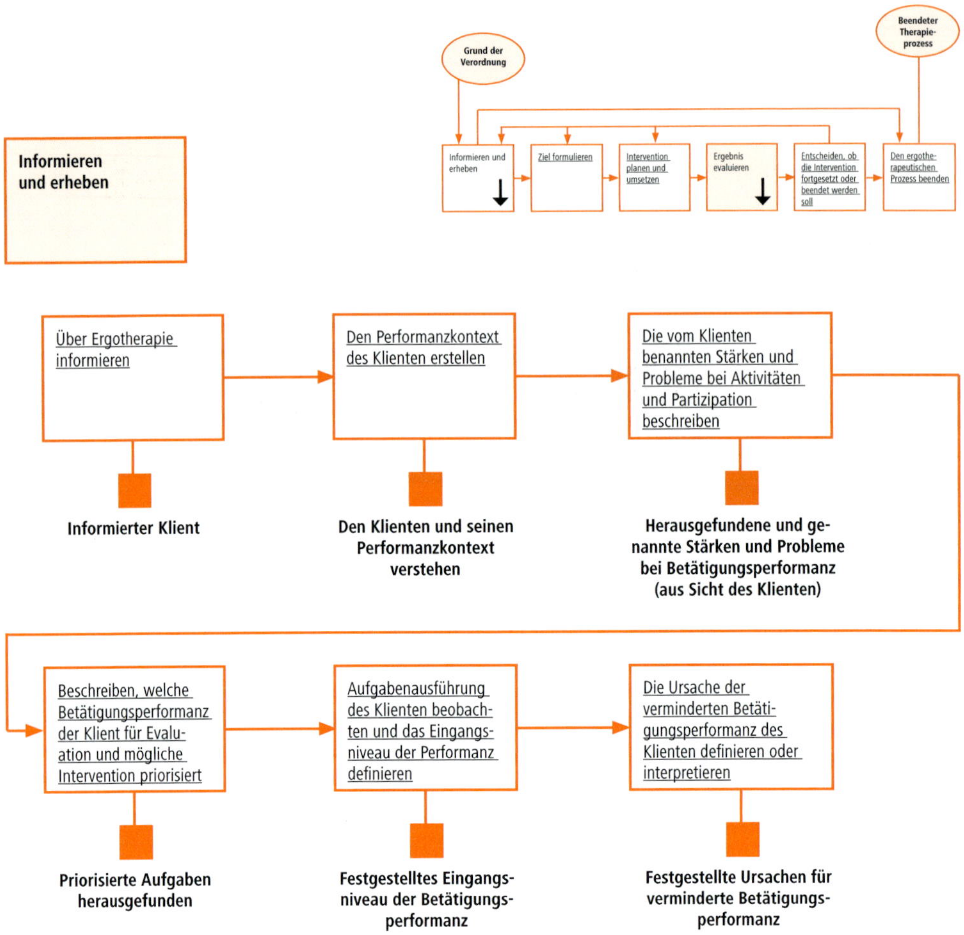

Unterstrichen: Verbindung zum vorherigen Text

Allgemeines Ergotherapieprogramm für den Västerbotten County Council, 23.01.2008

Abb. 18: Schematische Darstellung der Phase *Informieren und Erheben* (Evaluation) des Ergotherapieprozesses. Abb. 17 ist oben abgebildet, um nachzuvollziehen, wohin diese Phase im Gesamtprozess gehört.

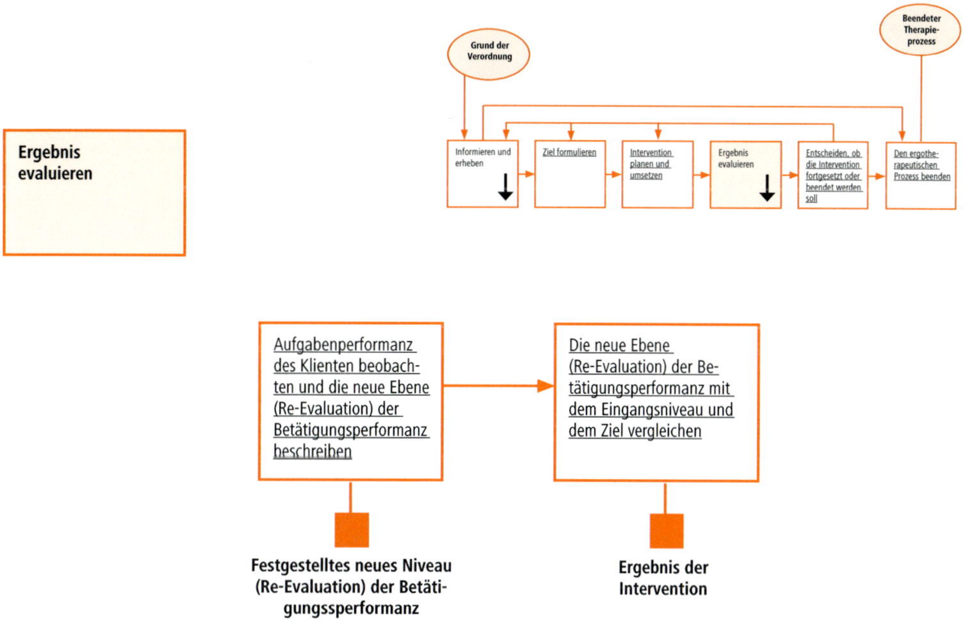

Unterstrichen: Verbindung zum vorherigen Text

Allgemeines Ergotherapieprogramm für den Västerbotten County Council, 23.01.2008

Abb. 19: Schematische Darstellung der Phase *Ergebnis evaluieren* (Re-Evaluation) des Ergotherapieprozesses. Abb. 17 ist oben abgebildet, um nachzuvollziehen, wohin diese Phase im Gesamtprozess gehört.

Tab. 11: Ein allgemeines Ergotherapieprogramm, aufgebaut auf dem OTIPM

Was	Was	Wie
Informieren und erheben	Über Ergotherapie informieren	Mündliche oder schriftliche Darstellung für den Klienten (z.B. Person, Klientenkonstellation) in den eigenen Worten der Ergotherapeutin ■ Zu beantwortende Fragen: □ Ist der Klient informiert darüber: – Was Ergotherapie ist? – Was unser Fokus an diesem Arbeitsplatz/dieser Abteilung ist? – Was unsere besondere Rolle ist?
Informieren und erheben	Den Performanzkontext des Klienten erstellen	Interview mit dem Klienten (also mit der Person oder anderen in ihrer Klientenkonstellation) oder mit Mitgliedern anderer Berufsgruppen und Durchsicht vorhandener Dokumentation ■ Zu beantwortende Fragen: □ Wer ist der Klient? □ Was sind die Bedürfnisse des Klienten? □ Welche Aufgaben möchte oder muss der Klient ausführen? □ In welchem Umfeld? ■ Es hat zu tun mit: □ Dem Herausfinden der Aspekte folgender Dimensionen, die die Ausführung von Alltagsaufgaben unterstützen und einschränken: – Personbezogene Faktoren (z.B. Ziele, Werte, Gewohnheiten, Interessen, Rollen, erster Eindruck physischer und psychischer Körperfunktionen) – Die physische Umwelt – Die soziale Umwelt (z.B. Menschen, Qualität der Beziehungen, Zusammenarbeit mit anderen) – Institutionelle/kulturelle Faktoren (z.B. wirtschaftliche Situation, gemeinsame Werte, Regeln/Bestimmungen, Normen) ■ Einige Beispiele für Instrumente: □ Dokumentierter interner Interviewleitfaden □ School Function Assessment (SFA)

Was	Was	Wie
Informieren und erheben	Die vom Klienten benannten Stärken und Probleme mit Aktivitäten und Partizipation (Betätigungsperformanz) beschreiben	Interview mit dem Klienten (also mit der Person oder anderen in ihrer Klientenkonstellation) ■ Zu beantwortende Fragen: □ Welche Aufgaben empfindet der Klient als Stärken und Unterstützung seiner Lebensrollen? □ Welche Aufgaben empfindet der Klient als Probleme oder Einschränkungen seiner Lebensrollen? ■ Einige Beispiele für Instrumente: □ Dokumentierter interner Interviewleitfaden □ ADL Taxonomie □ Canadian Occupational Performance Measure (COPM) □ Occupational Self Assessment (OSA) **Zur Beachtung:** Die Dokumentation von Unterstützung und Einschränkung bei personbezogenen Faktoren oder der Umwelt wird oben besprochen.
Informieren und erheben	Beschreiben, welche Betätigungsperformanz der Klient für Evaluation und mögliche Intervention priorisiert	Interview mit dem Klienten (also mit der Person selbst oder anderen in ihrer Klientenkonstellation) ■ Zu beantwortende Frage: □ Welche Aufgabenperformanz priorisiert der Klient? ■ Einige Beispiele für Instrumente: □ Dokumentierter interner Interviewleitfaden □ ADL Taxonomy □ Canadian Occupational Performance Measure (COPM) □ Occupational Self Assessment (OSA)

Was	Was	Wie
Informieren und erheben	Die Aufgabenausführung des Klienten beobachten und den Eingangsbefund der Betätigungsperformanz definieren	Beobachtung der Ausführung solcher Aufgaben, die der Klient (also die Person oder andere in ihrer Klientenkonstellation) priorisiert hat, oder, wenn Beobachtung nicht möglich ist, ein Interview bezüglich der Ausführungsqualität führen ■ Zu beantwortende Frage: □ Wie ist die Qualität der Ausführung von priorisierten Aufgaben? ■ Es hat zu tun mit: □ Evaluation der globalen Performanzqualität oder der Qualität der kleinsten beobachtbaren Einheiten von Betätigungsperformanz (z.B. motorische, prozessbezogene Fertigkeiten, soziale Interaktionsfertigkeiten) □ Beschreiben und Definieren (aufgrund der Evaluation durch die Ergotherapeutin) der Aktionen der Performanz, die als effektiv und als nicht effektiv beobachtet wurden (z.B. zeitlich/räumlich ineffizient, körperlich anstrengend, benötigte Hilfe, nicht sicher, sozial unangemessen) oder die der Klient als unbefriedigend, schmerzhaft etc. bezeichnet hat. ■ Einige Beispiele für Instrumente: □ Dokumentierter interner Interviewleitfaden □ Assessment of Motor and Process Skills (AMPS) □ School Version of the Assessment of Motor and Process Skills (School AMPS) □ Evaluation of Social Interaction (ESI) □ Assessment of Communication and Interaction Skills (ACIS) Eingangsniveau der Betätigungsperformanz definieren ■ Ein Eingangsbefund ist eine messbare/beobachtbare Beschreibung davon: □ Welche Aufgabe der Klient ausgeführt hat □ Mit welcher Qualität oder Unterstützung/Hilfe der Klient die Aufgabe ausgeführt hat **Zur Beachtung:** Nicht die Worte ‚Problem' oder ‚Schwierigkeit' in der Definition des Eingangsbefundes benutzen. Beispiele für Eingangsbefund: *„Während der Beobachtung bei der Zubereitung einer gekochten Mahlzeit (Huhn, gekochte Kartoffeln, Brokkoli, Soße und ein Getränk) brauchte er mehrere Hinweise. Er machte 10-mal kurz Pause, er benutzte 4 Arbeitsplätze und zeigte leichte physische Ungeschicklichkeit."* *„Sie brauchte körperliche Unterstützung von zwei Personen, um in das Badezimmer und vom Rollstuhl auf die Toilette zu kommen. Sie brauchte körperliche Unterstützung von einer Person, um ihre Kleidung aus- und wieder anzuziehen und sich abzuwischen. Sowohl sie als auch ihr Mann waren unzufrieden damit, dass sie Hilfe von anderen brauchte."*

Was	Was	Wie
Informieren und erheben	Die Ursache für verminderte Betätigungs-performanz des Klienten definieren oder interpretieren	Analyse der zugrunde liegenden Körperfunktionen, personbezogenen oder Umweltfaktoren, die die Betätigungsperformanz des Klienten einschränken ■ Zu beantwortende Frage: □ Was sind die möglichen Ursachen? – Personbezogene Faktoren (z.B. Ziele, Werte, Gewohnheiten, Interessen, Rollen, erster Eindruck physischer und psychischer Körperfunktionen) – Die physische Umwelt – Die soziale Umwelt (z.B. Menschen, Qualität der Beziehungen, Zusammenarbeit mit anderen) – Institutionelle/kulturelle Faktoren (z.B. wirtschaftliche Situation, gemeinsame Werte, Regeln/Bestimmungen, Normen) ■ Es hat zu tun mit: □ Berücksichtigen der Informationen, die gesammelt wurden, als der Performanzkontext des Klienten erstellt wurde □ Sich die Beobachtung der Performanz des Klienten in Erinnerung rufen und eine Aktivitätsanalyse durchführen, um die Ursachen herauszufinden □ Durchführen weiterer Evaluationen mit Instrumenten oder Interview □ Einholen von Informationen aus der Evaluation anderer Berufsgruppen ■ Einige Beispiele für Instrumente: □ ADL-focused Occupation-based Neurobehavioral Evaluation (A-ONE) □ Assessment of Awareness of Disability (AAD) □ Occupational Performance History Interview (OPHI-II) □ Housing Enabler □ Goniometer □ Grip-It □ Test of Visual Perceptive Skills (TVPS), Sehtest □ Mini-Mental State Exam (MMSE)

Was	Was	Wie
Ziel formulieren		In Zusammenarbeit mit dem Klienten (also mit der Person selbst oder anderen in ihrer Klientenkonstellation) das Ziel des Klienten formulieren ■ Ein Ziel ist eine messbare/beobachtbare Beschreibung davon: □ Welche Aufgabe der Klient ausführen können möchte □ Mit welcher Qualität oder Unterstützung/Hilfe der Klient die Aufgabe ausführen können wird □ Wann der Klient fähig sein wird, die Aufgabe auszuführen **Zur Beachtung:** Nicht die Worte ‚Problem' oder ‚Schwierigkeit' in der Definition eines Ziels benutzen. ■ Es hat zu tun mit: □ Formulierung des Ziels aufgrund der Aufgaben, die der Klient priorisiert □ Eine Beschreibung erstellen, die sich nach der vom Klienten erwünschten Qualität der Ausführung richtet: – Zeitliche/räumliche Effizienz – Körperliche Anstrengung – Bedarf an Hilfe – Sicherheit – Soziale Angemessenheit – Zufriedenheit oder – Schmerz Beispiele für Ziele: *„Er wird selbstständig eine warme Mahlzeit kochen, ohne kleine Pausen und an nur einem Arbeitsplatz (z.B. gebackener Lachs, gekochte Kartoffeln, Salat und Getränk); er wird weiterhin leichte körperliche Ungeschicklichkeit zeigen."* *„Sie wird mit Unterstützung ihres Ehemannes den Toilettengang so erledigen, dass sowohl sie selbst als auch ihr Mann zufrieden sind."*

Was	Was	Wie
Intervention planen und umsetzen		Mit dem Klienten (also mit der Person selbst oder anderen in ihrer Klientenkonstellation) zusammenarbeiten, um verschiedene Alternativen für die Intervention und vorhandene Nachweise herauszufinden ■ Zu beantwortende Fragen: □ Welche Möglichkeiten existieren für die Intervention? □ Für welche Interventionen gibt es Nachweise? □ Welche Interventionen schlägt der Klient vor? Ein Modell für die Intervention wählen: ■ Kompensatorisches Modell mit folgenden Interventionen: □ Anwendung von Hilfsmitteln und Techniken □ Alternative Methoden der Ausführung lernen □ Die physische Umwelt modifizieren □ Die soziale Umwelt modifizieren □ Informieren und der Person oder anderen aus Ihrer Konstellation Beratung in Bezug auf oben Genanntes anbieten ■ Modell zum Training von Betätigungsfertigkeiten (akquisitorisches Modell) □ Frühere Fertigkeiten wieder erlangen oder neue entwickeln, um die Aufgaben so wie früher (oder so wie andere) auszuführen, ohne kompensatorische Strategien. Die Intervention konzentriert sich direkt auf Betätigungsperformanz, mit oder ohne Abstufung oder Modifizierung der Schwierigkeit oder der Komplexität der Aufgabe □ Informieren und der Person oder anderen aus ihrer Konstellation Beratung in Bezug auf oben Genanntes anbieten ■ Modell zum Training von personbezogenen Faktoren oder Körperfunktionen (restitutives Modell) □ Frühere personbezogene Faktoren oder Körperfunktionen wieder herstellen oder neu entwickeln □ Informieren und der Person oder anderen aus ihrer Konstellation Beratung in Bezug auf oben Genanntes anbieten **Zur Beachtung:** Selbst wenn dieses Modell ausgewählt wird, bleiben die Ziele des Klienten betätigungsfokussiert und Interventionen werden hauptsächlich betätigungsbasiert umgesetzt. ■ Schulungsmodell (edukatives Modell) □ Gruppen über Betätigung informieren und schulen □ Seminare/Vorträge/Workshops für Klientengruppen □ Seminare/Vorträge/Workshops für die Familie oder Betreuer □ Seminare/Vorträge/Workshops für Pflegepersonal ■ Zu beantwortende Fragen: □ Wie ist der Interventionsplan? □ Welche Intervention wurde bereits umgesetzt?

Was	Was	Wie
Ergebnis evaluieren	Die Aufgaben-performanz des Klienten beobachten und das neue Niveau der Betätigungs-performanz (Re-Evaluation) beschreiben	Beobachtung der Ausführung derjenigen Aufgaben, die der Klient (also die Person selbst oder andere in ihrer Klientenkonstellation) priorisiert hat, oder, falls Beobachtung nicht möglich ist, ein Interview zur Ausführungsqualität führen ■ Zu beantwortende Frage: □ Wie ist die Performanzqualität der priorisierten Aufgaben? ■ Es hat zu tun mit: □ Evaluation der globalen Qualität der Ausführung oder der Qualität der kleinsten beobachtbaren Einheiten von Betätigungsperformanz (z.B. motorische, prozessbezogene, soziale Interaktionsfertigkeiten) □ Aufgrund der Evaluation durch die Ergotherapeutin diejenigen Aktionen der Performanz beschreiben und definieren, die als effektiv und die als nicht effektiv beobachtet wurden (z.B. zeitlich/räumlich ineffizient, körperlich anstrengend, benötigte Hilfe, nicht sicher, sozial unangemessen) oder die der Klient als unbefriedigend, schmerzhaft etc. bezeichnet hat ■ Einige Beispiele für Instrumente: □ Dokumentierter interner Interviewleitfaden □ Assessment of Motor and Process Skills (AMPS) □ School Version of the Assessment of Motor and Process Skills (School AMPS) □ Evaluation of Social Interaction (ESI) □ Assessment of Communication and Interaction Skills (ACIS) Das neue Niveau (Re-Evaluation) der Betätigungsperformanz definieren ■ Das neue Niveau (Re-Evaluation) der Betätigungsperformanz ist eine messbare/beobachtbare Beschreibung davon: □ Welche Aufgabe der Klient ausführte □ Mit welcher Qualität oder Unterstützung/Hilfe der Klient die Aufgabe ausführte **Zur Beachtung:** Nicht die Worte ‚Problem' oder ‚Schwierigkeit' in der Definition eines neuen Performanzniveaus (Re-Evaluation) benutzen. Beispiele für ein neues Performanzniveau (Re-Evaluation) sind: *„Er berichtet, dass er eine warme Mahlzeit kochen kann (Huhn, gekochte Kartoffeln, Brokkoli, Soße und ein Getränk). Gelegentlich braucht er immer noch verbale Hilfe. Er macht nur zwei- bis dreimal eine kurze Pause und organisiert Werkzeug und Material an nur einem Arbeitsplatz. Wie erwartet, zeigt er weiterhin leichte körperliche Ungeschicklichkeit."* *„Sie ist mit physischer Unterstützung ihres Ehemannes in der Lage, vom Rollstuhl oder Bett auf den Nachtstuhl überzuwechseln und in das Badezimmer zu kommen. Sie braucht weiterhin Hilfe des Ehemannes mit der Kleidung und beim Abwischen. Ihr Ehemann ist unzufrieden, weil er jetzt Rückenschmerzen hat."*

Was	Was	Wie
Ergebnis evaluieren	Das neue Performanzniveau (Re-Evaluation) mit dem Eingangsbefund und Ziel vergleichen	Zusammen mit dem Klienten (also mit der Person selbst oder anderen in ihrer Klientenkonstellation) das Ergebnis evaluieren ■ Zu beantwortende Fragen: □ Welche Unterschiede gibt es zwischen dem Eingangsbefund und dem neuen Performanzniveau (Re-Evaluation)? □ Welche Unterschiede gibt es zwischen dem Ziel und dem neuen Performanzniveau (Re-Evaluation)? □ Inwieweit wurde das Ziel erreicht? □ Wenn das Ziel nicht erreicht wurde – warum nicht? ■ Ergebnisbeispiele: □ *„Er erreichte sein Ziel teilweise."* Oder □ *„Er erreichte sein Ziel nicht."* □ *„Sie erreichte ihr Ziel teilweise; ihr Ehemann schätzte seine physischen Fähigkeiten falsch ein."* Oder □ *„Sie hat ihr Ziel nicht erreicht; ihr Ehemann schätzte seine physischen Fähigkeiten falsch ein."*
Entscheiden, ob die Intervention fortgesetzt oder beendet werden soll		Zusammen mit dem Klienten (also mit der Person selbst oder anderen in ihrer Klientenkonstellation) entscheiden, ob die Intervention fortgesetzt oder beendet wird ■ Zu beantwortende Frage □ Welche Alternative wird gewählt? – Zurückgehen zum Schritt „Informieren und erheben" – Ein neues Ziel formulieren – Das derzeitige Ziel (Ziele) beibehalten und neue Intervention auswählen oder mit derzeitiger Intervention fortfahren – Den ergotherapeutischen Prozess beenden
Den ergotherapeutischen Prozess beenden		Zusammen mit dem Klienten (also mit der Person selbst oder anderen in ihrer Klientenkonstellation) entscheiden, ob weitere ergotherapeutische Interventionen empfohlen werden sollen ■ Zu beantwortende Fragen: □ Wo wird weitere Ergotherapie umgesetzt werden? □ Worin besteht der Sinn weiterer Ergotherapie? □ Wenn Zusammenarbeit mit anderen notwendig ist – mit wem?

A.3 Vokabeln zum OTIPM Deutsch/Englisch

deutsch	englisch
adaptiv	adaptive
Aktion (kleinste Einheit einer beobachtbaren Aufgabenausführung)	action
akquisitorisch	acquisitional
hier: allein leben	live in the community
allgemein	global
Anfangserhebung	initial evaluation
Anfangsevaluation	initial evaluation
Annahme	assumption
Arbeitsamt (sonst auch: Sozialdienst)	community agency
Arbeitsfläche	counter
Aufgabe	task
Aufgabenanalyse	task analysis
ausführen	perform
Ausführung	performance
Ausführungsqualität	quality of task performance, quality of performance
Ausmaß	level, degree
Bedeutung	meaning
Bedeutung und Zweck	meaning and purpose
bedeutungsvoll sein, Bedeutung haben	meaningful, to be
beratend	consultative
beratende Zusammenarbeit	collaborative consultation
Beratung	consultation
berufliche Basis	philosophical base
berufliches Fundament	philosophical base
Besserung	remediation
Betätigung	occupation
betätigungsbasiert	occupation-based
betätigungsfokussiert	occupation-focused
betätigungszentriert	occupation-centred (occupation-centered)
Betreuer (z.B. aus der Pflege, Angehörige[r])	caregiver
Beziehung	relationship
Clusterzusammenfassung	cluster summary statements
Dienstleister	service extender
Dimension, gesellschaftliche	societal dimension
Dringlichkeitsrangfolge, Priorität	priority

deutsch	englisch
Ebene	level
Edukation, Schulung	education
einbeziehen, Eingebundensein (ICF)	engagement
Eingangsbefund	baseline, baseline status, baseline statements
Eingangsniveau der Performanz	baseline level of performance
Eingangsqualität der Betätigungsperformanz	baseline quality of occupational performance
Einschränkung	limitation
erstellen, umsetzen, aufbauen	establish
Erstverordnung	initial referral
Fähigkeit	capacity, ability
Fertigkeit	skill
festlegen, feststellen	determine
Gesamt-	global
geschickt	skilled
global	global
Grad	level
Haushaltshilfe	homemaker
Helferin (nicht ausgebildete Laienperson)	home health aide
in eine Rangfolge bringen	prioritize
Job-Interview	job interview
Kernergebnisse	main findings
Kleiderschrank (begehbarer)	closet
Klientenbeispiel (dies erscheint klientenzentrierter als das üblichere „Fallbeispiel")	case example
kompensatorisch	compensatory
konstruiert, künstlich	contrived
Leistungsvermögen	capability
mechanisches Üben	rote practice/exercise
Nachtstuhl	commode
Niveau	level
partnerschaftliche Zusammenarbeit	collaborative relationship
Performanz/Ausführung	performance
Performanzanalyse	performance analysis
Performanzniveau	performance level
Performanzprobleme	problems of occupational performance
Performanzqualität	quality of task performance, quality of performance
primäre Person (eigentlich: Person, die um Ergotherapie ersucht oder der sie verordnet wurde)	person who seeks/was referred to occupational therapy

deutsch	englisch
priorisieren	prioritize
Prioritäten setzen	prioritize
prozessgeleitet	process-driven
restitutiv	restorative
Schulung, Edukation	education
selbst benannt	(self) reported
Selbstständigkeit	independence
Sorge, Befürchtung	concern
störend	disruptive
Tagesablauf	schedule
theoriegeleitet	theory-driven
therapeutische Beziehung	therapeutic rapport
Umwelt	environment
Verlaufsbericht	progress note, progress report
Verordnung, Überweisung	referral
Vorstellungsgespräch, Job-Interview	job interview
Wechselbeziehung (in diesem Zusammenhang)	transaction
Wiederherstellung	restoration
Wohlbefinden	wellness
Ziel (konkret festgelegtes)	objective
Ziel (übergeordnetes)	goal
zusammenarbeitend	collaborative
Zusammenfassung des Eingangsbefundes	summary baseline statement
Zweck	purpose
zweckdienlich, zweckgerichtet	purposeful

A.4 Vokabeln zum OTIPM Englisch/Deutsch

englisch	deutsch
ability	Fähigkeit
adaptive	adaptiv
action	Aktion (kleinste Einheit einer beobachtbaren Aufgabenausführung)
acquisitional	akquisitorisch
assumption	Annahme
baseline level of performance	Eingangsniveau der Performanz
baseline quality of occupational performance	Eingangsqualität der Betätigungsperformanz
baseline status	Eingangsbefund
baseline, baseline statements	Eingangsbefund
capability	Leistungsvermögen
capacity	Fähigkeit
caregiver	Betreuer (z.B. aus der Pflege, Angehörige[r])
case example	Klientenbeispiel (dies erscheint klientenzentrierter als das üblichere „Fallbeispiel")
closet	(begehbarer) Kleiderschrank
cluster summary statements	Clusterzusammenfassung
collaborative	zusammenarbeitend
collaborative consultation	beratende Zusammenarbeit
collaborative relationship	partnerschaftliche Zusammenarbeit
compensatory	kompensatorisch
commode	Nachtstuhl
community agency	Sozialdienst, in diesem Fall Arbeitsamt
concern	Sorge, Befürchtung
consultation	Beratung
consultative	beratend
contrived	konstruiert, künstlich
counter	Arbeitsfläche
degree	Ausmaß
determine	festlegen, feststellen
disruptive	störend
education	Schulung, Edukation
engagement	einbeziehen, Eingebundensein (ICF)
environment	Umwelt
establish	erstellen, umsetzen, aufbauen
global	Gesamt-, global, allgemein

englisch	deutsch
goal	(übergeordnetes) Ziel
home health aide	Helferin (nicht ausgebildete Laienperson)
homemaker	Haushaltshilfe
independence	Selbstständigkeit
initial evaluation	Anfangserhebung, Anfangsevaluation
initial referral	Erstverordnung
job interview	Vorstellungsgespräch, Job-Interview
level	Grad, Ausmaß, Ebene, Niveau
limitation	Einschränkung
live in the community	allein leben
main findings	Kernergebnisse
meaning	Bedeutung
meaning and purpose	Bedeutung und Zweck
meaningful, to be	bedeutungsvoll sein, Bedeutung haben
objective	(konkret festgelegtes) Ziel
occupation	Betätigung
occupation-centred (occupation-centered)	betätigungszentriert
occupation-based	betätigungsbasiert
occupation-focused	betätigungsfokussiert
perform	ausführen
performance	Performanz/Ausführung
performance analysis	Performanzanalyse
performance level	Performanzniveau
person who seeks/was referred to occupational therapy	primäre Person (eigentlich: Person, die um Ergotherapie ersucht oder der sie verordnet wurde)
philosophical base	berufliche Basis, berufliches Fundament
prioritize	priorisieren, in eine Rangfolge bringen, Prioritäten setzen
priority	Dringlichkeitsrangfolge, Priorität
problems of occupational performance	Performanzprobleme
process-driven	prozessgeleitet
progress note, progress report	Verlaufsbericht
purpose	Zweck
purposeful	zweckdienlich, zweckgerichtet
quality of task performance, quality of performance	Performanzqualität, Ausführungsqualität
reasoning	Reasoning
referral	Verordnung, Überweisung
relationship	Beziehung

englisch	deutsch
remediation	Besserung
restoration	Wiederherstellung
restorative	restitutiv
rote practice/exercise	mechanisches Üben
schedule	Tagesablauf
self reported	selbst benannt
service extender	Dienstleister
skill	Fertigkeit
skilled	geschickt
societal dimension	gesellschaftliche Dimension
summary baseline statement	Zusammenfassung des Eingangsbefundes
task	Aufgabe
task analysis	Aufgabenanalyse
theory-driven	theoriegeleitet
therapeutic rapport	therapeutische Beziehung
transaction	hier: Wechselbeziehung
wellness	Wohlbefinden

Abb. 5a: Occupational Therapy Intervention Process Model (OTIPM)
(Modell des ergotherapeutischen Interventionsprozesses)

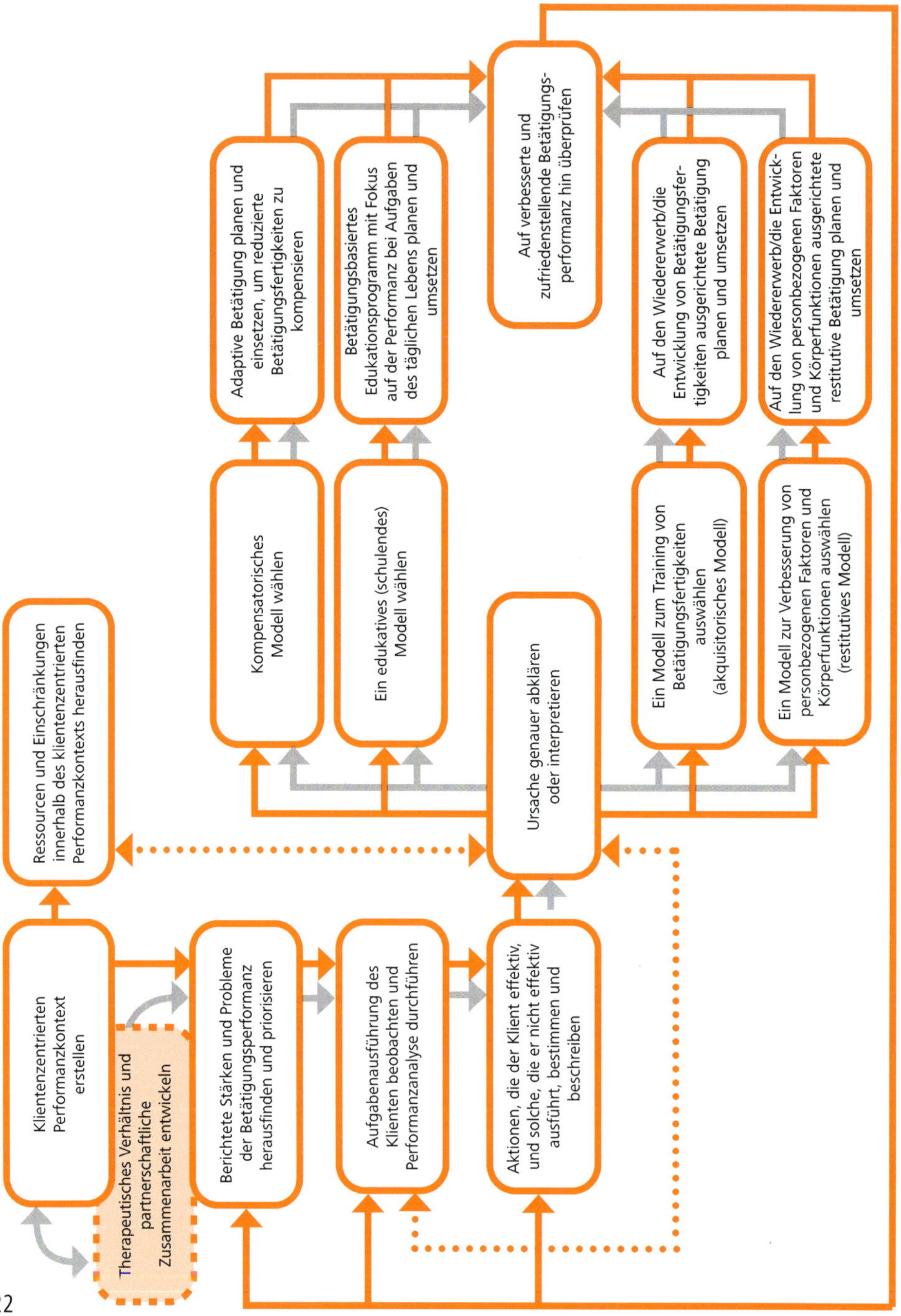

Abb. 5b: Übernommen aus Fisher, A. G. (2009). Occupational Therapy Intervention Process Model: A model for planning and implementing top-down, client-centered, and occupation-based interventions. (Ein Modell zur Planung und Umsetzung von top-down, klientenzentrierter und betätigungsbasierter Intervention) (offizielle Übersetzung angenommen Juni 2013)

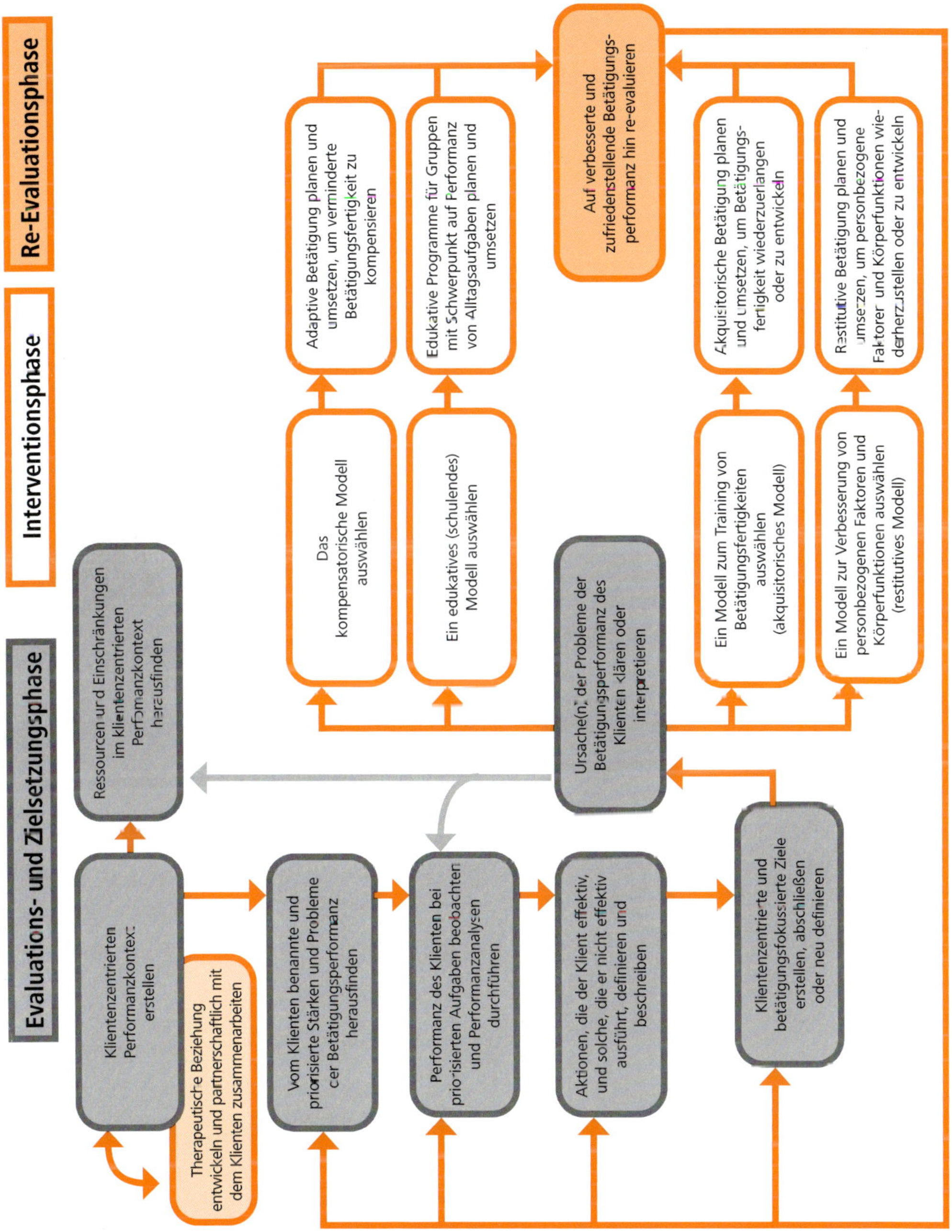